全国高等中医药院校创新教材

相 对 穴

Complementary Acupuncture Points

（供针灸推拿学、中医学类、中西医临床医学、康复治疗学等专业用）

主　审　石学敏

主　编　杨志新（承德医学院）

副主编　马铁明（辽宁中医药大学）

王欣君（南京中医药大学）

严兴科（甘肃中医药大学）

佘延芬（河北中医学院）

陈泽林（天津中医药大学）

高希言（河南中医药大学）

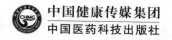

中国健康传媒集团

中国医药科技出版社

内容提要

本教材为全国高等中医药院校创新教材。书中绪言全面介绍了相对穴的定义和特点，阐述相对穴理论体系的构建、对外传播和交流，归纳了相对穴的基本内容和学习方法；上篇相对穴概论，重点论述了相对穴理论基础、相对穴的应用特点和作用；中篇相对穴各论，分别较详细论述了上肢部、下肢部、头面部、躯干部，相对穴单穴与配穴的取穴、主治特点、操作和应用；下篇相对穴应用，重点论述了相对穴配穴处方原则以及各科常见病的相对穴治疗。本教材适应本科层次知识结构及实际需要，并适当兼顾研究生、住院医师规范化培训的学习需求，同时亦可作为医疗人员的重要参考用书。

图书在版编目（CIP）数据

相对穴 / 杨志新主编 . —北京：中国医药科技出版社，2022.3

全国高等中医药院校创新教材

ISBN 978-7-5214-3060-8

Ⅰ. ①相…　Ⅱ. ①杨…　Ⅲ. ①针灸疗法－穴位－中医学院－教材　Ⅳ. ① R224.2

中国版本图书馆 CIP 数据核字（2022）第 016249 号

美术编辑　陈君杞
版式设计　南博文化

出版　**中国健康传媒集团** │ 中国医药科技出版社
地址　北京市海淀区文慧园北路甲 22 号
邮编　100082
电话　发行：010-62227427　邮购：010-62236938
网址　www.cmstp.com
规格　889×1194mm $^1/_{16}$
印张　16 $^1/_2$
字数　445 千字
版次　2022 年 3 月第 1 版
印次　2022 年 3 月第 1 次印刷
印刷　北京市密东印刷有限公司
经销　全国各地新华书店
书号　ISBN 978-7-5214-3060-8
定价　49.00 元

版权所有　盗版必究

举报电话：010-62228771

本社图书如存在印装质量问题请与本社联系调换

获取新书信息、投稿、
为图书纠错，请扫码
联系我们。

编委会

主　审　石学敏

主　编　杨志新（承德医学院）

副主编　马铁明（辽宁中医药大学）

　　　　　王欣君（南京中医药大学）

　　　　　严兴科（甘肃中医药大学）

　　　　　佘延芬（河北中医学院）

　　　　　陈泽林（天津中医药大学）

　　　　　高希言（河南中医药大学）

编　委（按姓氏笔画排序）

　　　　　马玉侠（山东中医药大学）

　　　　　马良宵（北京中医药大学）

　　　　　马睿杰（浙江中医药大学）

　　　　　王瑞辉（陕西中医药大学）

　　　　　付　勇（江西中医药大学）

　　　　　冯　麟（贵州中医药大学）

　　　　　师　帅（黑龙江中医药大学）

　　　　　朱　英（广西中医药大学）

　　　　　孙睿睿（成都中医药大学）

李　铁（长春中医药大学）

杨　路（南方医科大学）

杨丽美（宁夏医科大学）

杨宗保（厦门大学医学院）

杨茜云（湖南中医药大学）

吴子建（安徽中医药大学）

辛思源（承德医学院）

张　梁（广州中医药大学）

陈尚杰（深圳大学第二附属医院）

郑美凤（福建中医药大学）

施　静（云南中医药大学）

洒玉萍（青海大学）

夏　勇（上海中医药大学）

梁凤霞（湖北中医药大学）

薛　玲（山西中医药大学）

霍新慧（新疆医科大学）

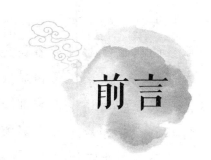

前言

"相对"一词见于古代和现代文献中，用以描述腧穴定位。位于十二经脉上的阴阳两经，在上肢、下肢、头面、躯干部，"相对"的两个腧穴相配伍，古今皆有应用；大部分的上肢和下肢上相对的两穴还有互为表里经穴的关系。将这些穴应用于临床，发现该法取穴少，疗效确切。遂将其命名为"相对穴"。

针灸学作为临床学科，除了是一种医疗手段以外，还包含着高深的基础理论。"相对穴"有其深厚的理论基础，它是根据中医阴阳"互根互用"理论，依据中医阴阳学说、十二经脉在体表的循行规律，经络的脏腑表里关系，在挖掘古代和现代文献的基础上，结合临床实践总结而来的。应用相对穴调整阴阳，通过阴阳相济，发挥协同增效作用，且具有"从阴引阳，从阳引阴"的优势。

"相对穴"自问世以来，受到同行业者的接受和认可。国医大师、中国工程院石学敏院士，给予高度评价："相对穴，是对针灸学的发展和创新。"2005年9月，人民卫生出版社出版了专著《相对穴及临床应用》，该书出版后不到3个月即售罄，出版社3次增加印数；2019年9月，英文版 *Complementary Acupuncture Points* 出版，该书主要面向海外发行。

2009年11月，相对穴的创立者杨志新教授赴法国，在斯特拉斯堡"欧洲议会大厦"，WHO和WAFS联合举办的国际学术会议上，做了相对穴的专题汇报，受到海内外与会专家学者的关注；在此后的10余年间，她多次在不同国家做报告、讲学、门诊带教、义诊等；相对穴通过中、英文版学术专著、国内国际大会汇报、国外讲学、义诊、培训等方式，传播至五大洲20多个国家。

针灸学是中医学的重要组成部分，该学科具有知识点多、理论与实践联系紧密、技能性强等特点。为了更好地帮助教师学生教与学，更扎实地夯实针灸学基础，提升临床应用能力，同时满足广大临床工作者的需求，特编写了本教材。本教材的编写思想：一是贯彻学生实用、教师易教的原则，坚持继承与创新相结合，发扬中医传统思维；二是配穴独特，突出阴阳相济，简便实用，彰显临床特色。

本教材的主要内容：绪言全面介绍了相对穴的定义和特点，阐述相对穴理论体系的构建、对外传播和交流，归纳了相对穴的基本内容和学习方法。上篇相对穴概论，重点论述了相对穴理论基础、相对穴的应用特点和作用。中篇相对穴各论，较详细论述了上肢部、下肢部、头面部、躯干部，相对穴配穴的取穴、主治特点、操作和应用。下篇相对穴应用，重点论述了相对穴配穴处方原则以及各科常见病的相对穴治疗。

本教材的主要特色：

1.坚持创新，彰显特色

"相对穴"理论是在中医理论指导下，挖掘古代和现代文献的基础上，结合临床实践总结而成的，配穴独特，彰显阴阳相济的特色。

2.注重传承，不离根本

本教材是培养针灸临床实用型人才的一个重要工具，使浸含在中医中的传统文化得到大力弘扬，在讲究简便实用的前提下，中医的辨证论治特色也在教材中得以充分体现。

3.培养能力，授人以渔

人才的培养要注重思维方式的训练。本教材编写着重培养学生获取新知识的能力、分析问题和解决问题的能力，更注重培养理论联系实际，加强案例分析，使学生学以致用，切实做到"早临床、多临床、反复临床"。

4.面向实际，拓宽效用

本教材在编写过程中充分考虑到本科层次学生的知识结构及实际需要，并适当兼顾研究生、住院医师规范化培训的学习需求，亦可作为医疗人员的重要参考用书，可促进其临床水平精进提高。

本教材的编写分工：全书统定稿由杨志新负责，其中绪言、上篇相对穴概论由杨志新编写，中篇相对穴各论由王欣君、马铁明、严兴科、王瑞辉、马良宵、马玉侠、马睿杰、付勇、朱英、师帅、李铁、辛思源、夏勇、梁凤霞、陈尚杰编写，下篇相对穴应用由高希言、陈泽林、佘延芬、冯麟、洒玉萍、孙睿睿、吴子健、郑美凤、薛玲、施静、霍新慧、杨茜云、杨宗保、杨丽美、杨路、张梁编写。

在编写过程中，尽管全体编者竭尽心智，力求准确，体现出科学性、系统性、先进性和实用性，但由于时间仓促，难免有不足之处，恳请各位读者提出宝贵意见，以便今后修订提高。

编者

2022年1月

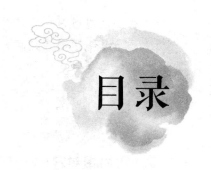

目录

中篇　相对穴各论

下篇　相对穴应用

绪　言

"相对穴"（Complementary Acupuncture Points）是指位于十二经脉上的阴阳两经，在上肢、下肢、头面、躯干部，相对的两个腧穴相配伍，通过阴阳相济，发挥协同增效作用。大部分上肢和下肢上相对的两穴还有互为表里经穴的关系。相对穴是根据中医阴阳"互根互用"理论，依据中医阴阳学说、十二经脉在体表的循行规律、经络的脏腑表里关系，在挖掘古代和现代文献的基础上，结合临床实践总结而成的一种配穴。

相对穴具有"阴阳相济，配穴独特，操作简便，疗效确切"等优点，为广大同行业者所接受，旨在为人类健康和中华民族的繁衍昌盛做出贡献。

一、相对穴理论体系的构建

在教学、临床和科研工作中，杨志新教授接触了大量的古今文献，发现阴阳相对的腧穴，如内关与外关，阴陵泉与阳陵泉，昆仑与太溪等，古今皆有应用。根据这些腧穴的特点，将其命名为"相对穴"，在临床上应用确实有效，且取穴少，操作方便。

在继承和创新的基础上，杨志新教授边探索边总结，将相对穴理论与临床应用撰就成文，承蒙《中国针灸》《中医杂志》《中国临床医生杂志》等期刊之不弃，文章得以惠载，受到了全国各地读者的热烈欢迎和强烈反响。杨志新教授由此强烈地感觉到，若相对穴理论与临床应用有一本专著，必将受到青睐。于是，在其后繁忙的工作中，夜以继日，数易其稿，凝聚着杨志新教授心血的专著——《相对穴及临床应用》于2005年9月由人民卫生出版社出版。在《相对穴及临床应用》编写过程中，上海中医药大学李鼎教授曾多次给予鼓励，在百忙中审阅全稿并作序；国医大师、中国工程院石学敏院士欣然赐序。该书出版后3个月即售罄，出版社3次增加印数。

2019年9月，相对穴英文版 Complementary Acupuncture Points 在人民卫生出版社及其编辑、海外编辑、笔者的共同努力下，与读者见面。该书主要面向海外发行。

杨志新教授首次提出相对穴的概念，参考了大量的文献，并向国内著名的专家学者求教。在此后的近20年里，相对穴经过反复的临床实践验证、科研课题研究成果丰富其内容，不断得以完善，逐步构建了较完整的相对穴理论体系。

二、相对穴的对外传播和交流

针灸的推广和交流得到世界卫生组织（World Health Organization，WHO）的重视。1979年12月，WHO向全世界推荐43种疾病应用针灸治疗。在WHO的支持下，1987年11月，世界针灸学会联合会（World Federation of Acupuncture-Moxibustion Societies，WAFS）在北京成立。该联合会组织每年在不同国家举办国际学术会议，同时负责国际针灸医师水平考核，为合格者颁发证书，WAFS成立以后的30多年来，为针灸医学在世界的传播做出贡献。

2009年11月，杨志新教授参加了WHO和WAFS联合在法国斯特拉斯堡"欧洲议会大厦"举办的国际学术会议，做了题为"相对穴临床应用"的学术汇报；在此后的10余年间，杨志新教授还参加了WAFS在美国、加拿大、巴西、澳大利亚、法国、德国、英国等国家举办的国际学术会议和大会报告；受邀至美国、加拿大等国为临床医学博士和有执照的中医师系统讲授"相对穴"以及门诊带教；并作为国家学术代表团成员之一，参加"一带一路"针灸风采行义诊等工作。

相对穴通过中、英文版学术专著、国内国际大会汇报、国外讲学、义诊、培训等方式传播至五大洲20多个国家。

三、相对穴的基本内容和学习方法

针灸学为临床学科，除了是一种医疗手段以外，还包含着丰富的辨证论治知识和高深的基础理论。由于针灸的学科特点，学习针灸要重视在实践中学习，多动手、勤思考。只有这样才能掌握针灸临床运用的知识与技能。

相对穴的基本内容，是在针灸学基本内容"经络、腧穴、治疗"基础上的总结和提炼，它的基本内容包括理论基础、配穴及应用。

学习相对穴必须重点掌握十二经脉在体表的循行规律；该规律的掌握也为十二经脉循行的掌握奠定基础。《扁鹊心书》："学医不知经络，开口动手便错。"《灵枢·经别》："十二经脉者，人之所以生，病之所以成，人之所以治，病之所以起，学之所以始，工之所止也。粗之所易，上之所难。"

配穴部分，要掌握上肢、下肢、头面、躯干各部位相对穴的内涵、定位、主治特点和应用，特别是带"*"的重点配穴。同时训练准确取穴及操作应用的能力。操作是一项重要技能，平时就要注重基本功的训练，即着重指力的练习。指力是刺手即持针之手的力量。指力是手部小肌肉群的力量和协调能力综合的结果。只有经过长期坚持不懈的训练才能达到指力要求，这是操作针具、施行手法的基本功。当具备一定指力后，进针才能达到减少疼痛或无痛，而后进行手法的练习。进针和手法操作与疗效密切相关。学习相对穴，要重视学以致用，切忌只学理论而不实际操作。

应用部分是上述知识和技能的综合运用。针灸学是根据中医理论，运用"四诊"诊察疾病，在此基础上进行辨证、处方，依方施术，从而达到预防和治疗疾病目的。相对穴配穴，寓理于穴，即将治病的原理体现在选穴配穴中。因此，可以使辨证简化，初学者可直接应用，待积累了一定临床经验后，则可在此基础上根据临床的复杂情况，"四诊合参"，灵活处理。

随着人类科学技术的进步和针灸学术与其他学科的日益结合，相对穴也将会与针灸学一样，得到更快更高的发展。

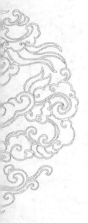

上篇 相对穴概论

第一章　相对穴理论基础

"相对穴"是根据中医阴阳"互根互用"理论，依据中医阴阳学说、经脉的循行规律，经络的脏腑表里关系，在挖掘古代和现代文献的基础上，结合临床实践总结的一种配穴。

第一节　古今针灸与"相对"

一、古医籍"相对"描述腧穴定位

"相对"一词，见于《循经考穴编》《神应经》《针灸大成》等古医籍，用以描述腧穴的定位。例如《循经考穴编》："蠡沟，在内踝上五寸，与光明相对。"又载："然谷，在足踝前大骨下陷中，去照海一寸赤白肉际，与外侧京骨相对，较涌泉当微前些。"《循经考穴编》广注："悬钟，须细揣摸绝骨尖，如前三分而高寸许是阳辅，绝骨尖间筋骨缝中见悬钟，与三阴交对。"《神应经》："阴陵泉，在膝下内侧辅骨下陷中，对阳陵泉而稍高一寸许，曲膝取之。"《针灸大成》："阴陵泉：膝下内侧辅骨下陷中，伸足取之；或屈膝取之。在膝横纹头下，与阳陵泉穴相对，稍高一寸。"又载："内关，腕后二寸二骨间，与外关相对。"

二、古代"相对"腧穴应用

《针灸大成》应用"相对"的间使、支沟穴对刺疗鬼击；曲池、少海穴对刺治疗手臂痛不能举；阴陵泉、阳陵泉穴对刺治疗水肿；小水不禁，灸阳陵泉、阴陵泉；足踝以上病，灸三阴交、绝骨；足踝以下病，灸照海、申脉。《玉龙歌》取绝骨、三阴交穴对刺治疗寒湿脚气；昆仑、太溪穴对刺治疗"肿红腿足草鞋风"。《玉龙赋》取太溪、昆仑对刺"疗足肿之迍"；阴陵、阳陵对刺"除膝肿之难熬"。《肘后歌》取昆仑、太溪穴对刺治疗脚膝经年痛不休。《席弘赋》应用悬钟、三阴交穴对刺治疗脚痛膝肿等。应用"相对"的腧穴透刺如《玉龙歌》取阳陵泉、阴陵泉透刺治疗膝肿痛，"膝盖红肿鹤膝风，阳陵二穴亦堪攻，阴陵针透尤收效，红肿全消见异功"；间使透支沟治疗"脾家之症之寒热"等。

三、"相对"与现代腧穴的定位取穴和应用

现代在描述腧穴位置取法中也用到"相对"，例如外关取法：伸臂仰掌，于腕背横纹中点直上2寸，尺、桡骨之间，与内关穴相对处取穴。支沟：伸臂俯掌，于腕背横纹中点直上3寸，尺、桡骨之间，与间使穴相对处取穴。

"相对"的腧穴在现代临床应用也很多。许多针灸前辈，善用"相对"的穴透刺，例如许式谦应用外关透内关，支沟透间使，曲池透少海，阴陵泉透阳陵泉等。徐笨人善用内关透外关，曲池透少海，并且一针透四穴（曲池、尺泽、曲泽、少海）。黄羡明擅长间使透支沟治疗精神狂躁，阴陵泉透阳陵泉治疗膝关节痹痛。魏凤坡擅长曲池透少海，支沟透间使，阳陵泉透阴陵泉，悬钟透三阴交等。又如针灸临床上常用"相对"的穴金门透然谷治疗头痛；公孙透京

骨治疗胃脘痛、腹胀；阴陵泉、阳陵泉对刺或透刺治疗膝关节疾患等。许多"相对"的穴，如内关与外关，曲池与少海，申脉与照海，三阴交与悬钟，昆仑与太溪等对刺或透刺，在临床上应用颇为广泛。

第二节　经络理论

经络系统以十二经脉为主。十二经脉在体表的循行有一定的规律，例如，手的六条经脉在上肢内外侧阴阳表里相对。每条经脉的腧穴在相应的经脉线上，由此，十四经脉的腧穴即经穴，也遵循这个规律。如从上肢手腕内侧至外侧，分布依次是太（手太阴肺经）、厥（手厥阴心包经）、少（手少阴心经）；太（手太阳小肠经）、少（手少阳三焦经）、阳（手阳明大肠经），其中相表里的两经内外相对。如相表里的手厥阴心包经与手少阳三焦经，两经分别循行于上肢内、外侧中间，则分属其两条经脉的腧穴大陵与阳池、内关与外关、间使与支沟等相对。在经脉线上的某些穴位内外表里相对，如上肢的内关与外关，下肢的昆仑与太溪等。一些穴虽然没有表里相对的关系，而是在位置上内外阴阳相对，如曲池与少海，阴陵泉与阳陵泉，悬钟与三阴交等。

一、十二经脉在体表的分布规律

十二经脉左右对称地分布于人体体表的头面、躯干和四肢。以正立姿势，两臂自然下垂，掌心向内，拇指向前为标准体位。十二经脉中六条阳经分布于四肢外侧和头面、躯干，其中上肢外侧的是手三阳经，下肢外侧的是足三阳经。六条阴经分布于四肢内侧和胸腹，其中上肢内侧是手三阴经，下肢内侧是足三阴经。

1. 手三阴、手三阳经在体表的循行规律

十二经脉中手的六条经脉交接规律：手三阴经从胸走手接手三阳经；手三阳经从手走头接足三阳经。手的六条经脉循行之规律，以在手腕部位的分布规律最有代表性：从手腕内侧前缘至内侧后缘绕手腕一周。分别是"太、厥、少；太、少、阳"，六个字概括了手六条经脉的循行。"太、厥、少"，即手三阴经的分布规律是太阴在前、厥阴在中、少阴在后；"太、少、阳"，即手三阳经其分布规律是阳明在前，少阳在中（侧），太阳在后。相表里的两经内外侧相对。

2. 足三阳经在体表的循行规律

足三阳经交接规律是足三阳从头走足，接足三阴。足三阳经的循行从头至足，其分布规律是阳明在前，少阳在中（侧），太阳在后。

3. 足三阴经在体表的循行规律

足三阴经交接规律是从足走腹胸。足三阴经在下肢内侧的循行，在内踝高点上8寸，厥阴与少阴两经有交叉。在内踝上8寸以下，分布规律为厥阴在前，太阴在中，少阴在后；在内踝上8寸以上，太阴交出厥阴之前，分布规律为太阴在前，厥阴在中，少阴在后。交叉以上和以下的循行容易混淆，因交叉以上的循行为足三阴经大部分循行路径，可用三个字概括，即"太、厥、少"。

二、十二经脉的循行走向规律

十二经脉的循行走向规律是：将双臂上举，十二经脉中所有的阴经皆向上行，所有的阳经都向下行。即"阴升阳降",四个字概括了十二经脉的循行走向。

第三节　阴阳学说

中医学认为人体的组织结构、生理功能、疾病的发生发展规律、临床的诊断和治疗等都离不开阴阳学说,阴阳学说是中医基本理论的核心。

一、阴阳学说是针灸理论形成的基础

经络的命名离不开阴阳,如经络分阴经、阳经,有手足三阴、手足三阳;经络的循行亦不离阴阳,阴经行于属阴的内侧,阳经行于属阳的外侧,经络循行走向又有阳升阴降和阴升阳降。如《灵枢·逆顺肥瘦》:"手之三阴,从脏走手;手之三阳,从手走头。足之三阳,从头走足;足之三阴,从足走腹。"针灸临床取效的关键环节之针灸补泻必须结合四时阴阳气血盛衰,《素问·八正神明论》:"用针之服,必有法则焉,今何法何则?岐伯对曰:法天则地,合以天光,凡刺之法,必候日月星辰四时八正之气,气定,乃刺之。"

此外,经脉分证,有阴经病候、阳经病候。刺法原则有补阴泻阳、补阳泻阴。在治疗上还要辨别阴阳,"阳病治阴,阴病治阳","从阴引阳,从阳引阴",并且多与四时阴阳相结合。在辨证上定位要辨别阴阳表里,如《灵枢·官能》:"用针之理,必知形气之所在,左右上下,阴阳表里,血气多少,行之逆顺,出入之合,谋伐有过。"在针刺机理方面,重在调气,和阴阳,如《素问·至真要大论》:"调气之方,必别阴阳,定其中外,各守其乡……谨道如法,万举万全,气血正平,长有天命。"

由此可见,阴阳学说对针灸学的形成有非常大的影响。由于相对穴中一穴属于阴经穴,一穴属于阳经穴,阴阳相对或阴阳表里相对,因此相对穴离不开阴阳。

二、阴阳失调是疾病产生的根本原因

在正常情况下,人体中阴阳两方面处于相对平衡的状态,保持人体中各组织、器官、脏腑的正常生理功能。若人体的阴阳失去平衡,发生偏盛或偏衰,就会发生疾病。正如成无己在《注解伤寒论》中所说:"一阴一阳谓之道,阴阳偏盛谓之疾。"《素问·生气通天论》也说:"阴阳二气,最不宜偏,不偏则气和而生物,偏则气乖而杀物。"

阴阳失调,即阴阳消长失去平衡协调。阴阳失调又是脏腑、经络、气血、营卫等相互关系失调,以及表里出入、上下升降等气机失常的概括。由于各种致病因素作用于人体,不能自发病,必须通过破坏机体内部的阴阳平衡才能形成疾病,所以,阴阳失调是疾病发生、发展的内在根据。由于阴阳是辨证的总纲,疾病的各种病理变化均可以阴阳失调加以概括,因此表里出入、上下升降、寒热进退、邪正虚实,以及营卫不和、气血不和等,均属于阴阳失调的具体表现。阴阳失调可概括为阴病及阳、阳病及阴、阴虚阳亢、阴盛阳衰等。

三、调整阴阳是针灸治疗的基本原则

由于阴阳失调是疾病发生发展的根本原因,调整阴阳,使失调的阴阳向着协调方面转化,恢复阴阳的相对平衡,便是治疗疾病的基本原则。

阴阳保持相对平衡,即阴阳调和则人不病。如《素问·生气通天论》:"凡阴阳之要,阳密乃固。两者不和，若春无秋，若冬无夏，因而和之，是谓圣度。故阳强不能密，阴气乃绝；阴平阳秘，精神乃治；阴阳离决，精气乃绝。"又说："阴者，藏精而起亟也；阳者，卫外而为固也。阴不胜其阳，则脉流薄疾，并乃狂；阳不胜其阴，则五脏气争，九窍不通。是以圣人陈阴阳，筋脉和同，骨髓坚固，气血皆从。如是则内外调和，邪不能害，耳目聪明，气立如故。"

　　疾病的发生发展和变化，其基本病理即是阴阳的相对平衡遭到破坏，出现阴阳失调的结果。人体的阴阳平衡失调，除阴阳本身出现偏盛偏衰、阴阳互损、阴阳格拒、阴阳亡失外，还包括气血失调、上下失调、左右失调等，从而产生全身或局部多种多样的病理变化。因此，协调阴阳，补偏救弊，恢复阴阳的相对平衡，促进阴平阳秘，乃是临床治疗的根本原则。《针灸大成·诸家得失策》："天地之道，阴阳而已矣，夫人之身，亦阴阳而已矣。阴阳者，造化之枢纽，人类之根柢也。惟阴阳得其理则气和，气和则形亦以之和矣。如其拂而戾焉。"《素问·阴阳应象大论》亦指出："谨察阴阳所在而调之，以平为期。"

四、阴阳"互根互用"理论与"阴阳相济"治则

　　阴和阳代表着相互对立又相互关联的事物属性。《素问·阴阳应象大论》："阴在内，阳之守也；阳在外，阴之使也。"无阳则阴无以生，无阴则阳无以化。根据阴阳的"互根互用"理论，张景岳提出"阴阳相济"的治疗原则。《景岳全书·新方八略》："此又阴阳相济之妙用也。故善补阳者，必于阴中求阳，则阳得阴助而生化无穷；善补阴者，必于阳中求阴，则阴得阳升而泉源不竭。"

　　针灸学与阴阳密不可分。经脉分阴经阳经，腧穴有阴经腧穴和阳经腧穴。由于十二经脉在体表的循行是有规律的，而经穴在经脉线上，因此经穴的取穴也是有规律的。特别是很多腧穴在解剖位置上具有阴阳相对的联系。在上肢和下肢，部分腧穴除阴阳相对的联系之外，还有互为表里经穴的关系。文献资料及临床实践表明，这些具有阴阳相对联系或互为表里经穴关系的腧穴，能通过"阴阳相济"，发挥协同增效的作用。例如，《玉龙赋》取太溪、昆仑对刺"疗足肿之迍"，阴陵、阳陵对刺"除膝肿之难熬"等。

第四节　相对穴调整阴阳的特点

　　中医学认为阴阳失调是疾病产生的根本原因，而针灸治疗的目的在于协调阴阳，恢复阴阳的动态平衡。故《灵枢·根结》说："用针之要，在于知调阴与阳，调阴与阳，精气乃光，合形与气，使神内藏。"

　　针灸调整阴阳的作用，基本上是通过经络、腧穴配伍、针灸手法来实现的。而针刺调整阴阳可以概括为辨证用针、行针调气。针灸是通过调神调气来调整机体失衡的阴阳，从而达到治病的目的。后人曾将《黄帝内经》整体阴阳平衡理论和针刺法称为"阴阳针法""阴阳平衡针法"。

　　应用相对穴调整阴阳，其主导思想是根据"人是统一的整体"这一整体观念，通过调整阴阳气血，调动人体积极因素，来增强人体的自然抗病功能，从而达到治愈疾病的目的。

一、从阴引阳，从阳引阴

　　调整阴阳的针刺方法有"从阴引阳，从阳引阴，以右治左，以左治右"；"病在上者，下取

之，病在下者高取之，病在头者取之足，病在足者取之腘"等。通过调整阴与阳，达到"精气乃光，合形与气，使神内藏"，从而恢复健康。《素问·阴阳应象大论》："故善用针者，从阴引阳，从阳引阴。"

"从阴引阳"，即病在阳，而治其阴；"从阳引阴"，即病在阴而治其阳。《类经·第八》解释说："从阴引阳者，病在阳而治其阴也；从阳引阴者，病在阴而治其阳也。"张志聪《黄帝内经素问集注·阴阳应象大论》也解释说："此言用针者，当取法于阴阳也，夫阴阳气血外内左右交相贯通，故善用针者，从阴而引阳分之邪，从阳而引阴分之气。"由于人身的阴阳气血内外上下交相贯通，所以针刺阳分或阴分，能够调节相对一方经脉的虚实盛衰。

"从阴引阳，从阳引阴"之阴阳并不局限于经脉之阴阳，可指经络、表里、脏腑之阴阳，气血之阴阳，上下、左右部位之阴阳等。张景岳《类经·第八》："善用针者，必察阴阳。阴阳之义，不止一端，如表里也，气血也，经络也，脏腑也，上下左右有分也，时日衰旺有辨也。"

疾病的传变是机体邪正抗争中的动态变化，因而在阴阳失调的不同情况下，应用相对穴补阳泻阴或补阴泻阳，即"从阴引阳，从阳引阴"；应用相对穴透刺，从阴经腧穴透向阳经腧穴治疗阳证，可以达到"从阴引阳"之目的；从阳经腧穴透向阴经腧穴治疗阴证，可以达到"从阳引阴"之目的。

例如，相对穴内关透外关治疗手癣，手癣为风热在表之症，属阳，取手厥阴经穴内关透少阳三焦经之外关，则能"从阴引阳"，调和手厥阴和手少阳表里二经经气，通阳除湿，从而调理手部气机，泻热祛风；相对穴三阴交透悬钟治疗头痛，表现为前额胀痛，属阳明头痛，取足太阴经穴三阴交透向足少阳胆经穴悬钟，为"从阴引阳"，调其气机，通则不痛；又如以悬钟透三阴交穴为主治疗肢端红痛症，肢端红痛症属"血痹"范畴，《素问·寿夭刚柔》："病在阴者命曰痹。"肢端红痛症病属阴，取足少阳经穴悬钟透太阴经穴三阴交，则能"从阳引阴"，调其气机，气运通畅，则疼痛自止。

二、阴阳并治，气血同调

阴阳并治，即在阴阳偏盛偏衰的情况下，同时调整阴阳二经，补虚泻实，使阴阳恢复其动态平衡；或"病先起阳者，先治其阳，而后治其阴；病先起阴者，先治其阴，而后治其阳"（《灵枢·终始》）。"从阴引阳，从阳引阴"即是阴阳并治的重要应用。在阴阳偏盛偏衰的情况下，应用相对穴，即能激发阴经感传，又能同时激发阳经感传，或同时刺激阴阳表里二经，通过经络的作用，疏通脏腑、经络、气血，根据阴阳互根的原理，使阴阳相互促进，再施以恰当的补泻手法，补虚泻实，调整阴阳气血，表里相协，促进机体各脏腑、器官之间的功能活动并建立新的动态平衡。

例如《灵枢·口问》认为"欠"的病机为"阳不胜阴，阴盛阳虚，呵欠频作"，针灸治疗则"泻足少阴，补足太阳"，即泻照海，补申脉；认为"嚏"的病机为"阴气盛而阳气虚"，针灸治疗则"补足太阳，泻足少阴"，即补申脉，泻照海。

《灵枢·口问》："人之欠者……卫气昼日行于阳，夜半则行于阴，阴者主夜，夜者卧。阳者主上，阴者主下，故阴气积于下，阳气未尽，阳引而上，阴引而下，阴阳相引，故数欠。阳气尽阴气盛，则目瞑；阴气尽而阳气盛，则寤矣。泻足少阴，补足太阳。"《类经·疾病类·口问十二邪之刺》注："卫气之行于阳者自足太阳始，行于阴者自足少阴始，阴盛阳衰，所以为欠。故当泻少阴之照海，阴跷所出也，补太阳之申脉，阳跷所出也。"

《灵枢·口问》："人之嚏者……阴气盛而阳气虚，阴气疾而阳气徐，阴气盛而阳气绝，故为唏，补足太阳，泻足少阴。"《灵枢注证发微》注："当于足太阳膀胱经，阳跷脉气所出者（指申脉）补之，足少阴肾经，阴跷脉气所出者（指照海）泻之。"《黄帝内经灵枢集注》："补足太阳之阳，泻足少阴之阴，以和其阴阳焉。"由于阴盛阳衰，阴气行速，阳气行缓而致阳不附阴。故治疗补阳泻阴，使阴阳并治，气血同调，恢复阴阳动态平衡。

　　现代临床应用相对穴调整阴阳偏盛偏衰的情况也颇为多见。如应用相对穴之内关、外关（阴阳表里相对），内关为手厥阴之络，通阴维，外关为手少阳之络，通阳维，治疗无汗症，针刺得气后补内关、泻外关；内关宽胸理气，补则温中调气；外关泻则解表散阳邪以解热；两者配穴以协调表里，调和营卫。应用相对穴之申脉、照海（阴阳表里相对），申脉通阳跷，照海通阴跷，治疗阴盛阳虚的发作性睡病、眼睑䀑动等，则泻阴补阳，泻照海，补申脉；治疗阳盛阴虚的失眠，则补阴泻阳，补照海、泻申脉。均可达到阴阳并治，气血同调的效果。

第二章　相对穴的应用特点和作用

第一节　相对穴的应用特点

"相对穴"涉及临床常用大部分腧穴，如阳经上肢之合谷、曲池、外关等，下肢阳陵泉、足三里、悬钟、昆仑、申脉等，头面躯干部之人中、风府、大椎、命门等；阴经上肢大陵、内关、间使等，下肢阴陵泉、三阴交、血海、太溪、涌泉等，头面躯干之廉泉、天突、中脘、神阙、关元等。临床上依据相对穴的解剖特点，可以单独选用，即阴病取阴经穴为主，阳病取阳经穴为主，如临床常用的循经取穴；由于人身的阴阳气血外内上下交相贯通，也可阴病取阳经穴，阳病取阴经穴，如巨刺、缪刺；还可成对地选用，即相对穴对刺或相对穴透刺。

相对穴因其位置上具有阴阳相对或阴阳表里相对的特点，故临床应用相对穴可对刺灸或透刺灸。

一、对刺灸

对刺灸，即同时取用相对的二穴施针灸之术。如采用毫针刺，即"二针二穴"，一针阴经穴一针阳经穴；与《黄帝内经》中"偶刺"有相类似处。对灸，即二穴同用施灸。

偶刺最早见于《灵枢·官针》，为"十二刺"之一。"偶刺者，以手直心若背，直痛所，一刺前，一刺后，以治心痹。刺此者，傍针之也"。此法以一手按前心，一手按其后背，一前一后，阴阳对偶的针法，称为偶刺，又称"阴阳刺"。临床对脏腑病痛以胸腹部募穴和背俞穴相配同刺即属于本法。

一般情况下，阴经穴以治内证（阴证）为主，阳经穴以治外证（阳证）为主；相对穴因阴阳相对，对刺时一针刺阴经穴，一针刺阳经穴，即能同时刺激阴阳或表里二经，在针刺手法上通过补虚泻实，调整阴阳的偏盛偏衰，使之达到新的相对平衡。

例如，对刺内关、外关，治疗头痛、胸痛，无汗症等；对刺曲池、少海治疗手臂徐动症等；对刺阴陵泉、阳陵泉，治疗胁痛，遗尿，白带，盗汗，脊髓灰质炎，膝关节疾病等；对刺申脉、照海治疗失眠，睡病，眼睑下垂或眴动，遗尿，足内、外翻，小儿足跛，腰腿痛，眼球运动神经麻痹等；对刺三阴交、悬钟（绝骨）治疗脚气，癔病性瘫痪，白细胞减少症等；对刺昆仑、太溪治疗足跟痛，足肿，足膝疼痛，急性腰扭伤等。

二、透刺灸

透刺灸，包括透刺与透灸。透刺，是以一针从一个穴位刺入并透向另一个穴位，"一针二穴"或多穴，通过不同的方向、角度和深度同时作用于两个或两个以上穴位的针刺方法。透灸，即施灸时由一穴向着另一穴方向施灸，两穴均得气。

透刺之名始于元代王国瑞所著《扁鹊神应针灸玉龙经》中的《玉龙歌》，"偏正头风痛难医，丝竹金针亦可施，沿皮向后透率谷，一针两穴世间稀"。相对穴透刺多为垂直透刺，适用于"病先起阳者，先治其阳，而后治其阴；病先起阴者，先治其阴，而后治其阳"（《灵枢·终始》）；或"从阳引阴，从阴引阳"。清代周树冬在《金针梅花诗抄》总结透刺法特点为："直者可贯斜可串，两穴两经一针唤，用针虽少效用多，娴熟始能操胜算。"即透刺的特点是用穴少，针刺深，针感强，气至速。

例如，内关透外关治疗失眠，癫病发作，呕吐，呃逆，心脏病，手癣等；外关透内关用于针麻、胸壁挫伤，胁肋痛，耳鸣，落枕，软组织损伤疼痛等；曲池透少海，治疗上肢血栓闭塞性脉管炎，高血压，妊娠高血压及先兆子痫，肱骨外上髁炎，皮肤瘙痒症等；阴陵泉透阳陵泉治疗膝关节肿痛，术后、产后尿潴留等；阳陵泉透阴陵泉治疗下肢血栓闭塞性脉管炎，小儿痉挛性斜颈，肩关节周围炎等；三阴交透悬钟治疗头痛，痛经等；悬钟透三阴交治疗偏头痛，鼻衄，落枕等。

相对穴施对刺灸或透刺灸操作，能同时刺激阴阳两经，达到沟通阴阳，调和气血的目的。对刺与透刺，二者有针刺方向、针刺深度、刺激强度差别之殊；透刺还能"从阴引阳，从阳引阴"。

一般而言，对刺两穴针刺深度较浅，对阴阳两经的刺激较小，病位表浅，宜浅刺；透刺针刺深度较深，对阴阳两经的刺激较大，特别是对先进针的一穴或一经刺激量较大，适合邪深病久疾患，宜"深内而久留之"。针刺深浅是相对的，临证时应根据具体病情灵活处理，不必拘泥于此。《素问·刺要论》说："病有浮沉，刺有浅深，各至其理，无过其道。过之则内伤，不及则生外壅，壅则邪从之。浅深不得，反为大贼，内动五藏，后生大病。"《类经》亦云："久远之疾，针不深，则隐伏之病不能及，留不久则故传之泻不得散也。"

第二节　相对穴的作用

相对穴，根据其配穴操作特点，具有以下的作用：沟通表里，协调阴阳，"从阴引阳，从阳引阴"，加强阴阳两经之间的联系，增强针感。临床实践证明，应用相对穴，用穴少，疗效确切。

一、沟通表里

上肢和下肢的大部分相对穴，属阴阳表里相对，如大陵与阳池，内关与外关，分属手厥阴心包经和手少阳三焦经；心包与三焦相表里。血海与梁丘，分属足太阴脾经和足阳明胃经，脾与胃相表里。照海与申脉，太溪与昆仑，分属足少阴肾经和足太阳膀胱经；肾与膀胱相表里。针刺这些互为表里关系的相对穴，对刺或透刺，均具有沟通表里两经经气的作用，并且可加强与相应脏腑的联系，达到调理脏腑阴阳的目的。

二、协调阴阳

相对穴，一穴位于阴经，一穴位于阳经，在相对穴上施针灸之术，能同时激发阴经和阳经两经经气，疏导脏腑、经络、气血，通过经络感传及气至病所，使阴阳相接，促进机体各脏腑、器官之间的功能活动，恢复阴阳的动态平衡。

三、从阴引阳，从阳引阴

"从阴引阳，从阳引阴"，即病在阳而治其阴，病在阴而治其阳；或从阴而引阳分之邪，从阳而引阴分之气；是相对穴调整阴阳的重要特点之一。由于人身的阴阳气血外内上下交相贯通，所以刺阳或阴，能够调节阴或阳的虚实盛衰。相对穴"从阴引阳，从阳引阴"作用，多是通过相对穴透刺实现的。

四、加强阴阳两经间的联系

相对穴分属阴阳两经，针灸施术对刺或透刺，均能够沟通阴阳两经之经气，加强阴阳两经间的联系，并且加强与相应脏腑的联系，在调节阴阳的偏盛偏衰上增强疗效。

五、增强针感

相对穴，对刺或透刺，通过"阴阳相济"，发挥协同增效作用。相对穴透刺，正如《金针梅花诗抄》所描述的透刺法特点："直者可贯斜可串，两穴两经一针唤，用针虽少效用多，娴熟始能操胜算。"透刺用穴少，针刺深，针感强，气至速。

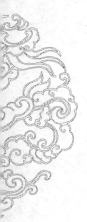

中篇 相对穴各论

第三章　常用相对穴

第一节　上肢部

一、大陵 – 阳池

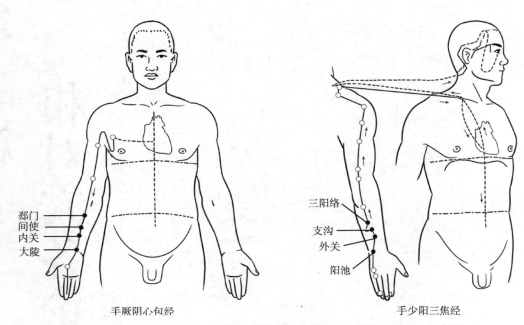

手厥阴心包经　　　　　　　　　　　　　手少阳三焦经

图 3-1-1　经穴图：大陵 – 阳池；内关 – 外关；间使 – 支沟；郄门 – 三阳络

郄门
间使
内关
大陵

三阳络
支沟
外关
阳池

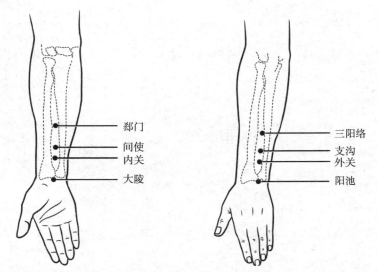

郄门
间使
内关
大陵

三阳络
支沟
外关
阳池

图 3-1-2　相对穴：大陵 – 阳池；内关 – 外关；间使 – 支沟；郄门 – 三阳络

[**概说**]

大陵，位于掌根阜起处，因其似陵丘之象而得名。本穴是手厥阴心包经的输穴，阴经以输代原，因而又是心包络经之原穴。主治与心、心包有关的神志病以及情志失和、气机阻滞所致的病变和手腕部的局部病证。

阳池，位于手背横纹上，指总伸肌腱尺侧凹陷处。手背为阳，腕骨之上凹陷如池，故而得名。本穴是手少阳经的原穴，具有清热通络，疏调三焦，增液消渴功能，主治腕关节周围软组织疾患及经脉循行通路上的其他病变，以及消渴、口干、烦闷、热病无汗等。

[**归经**] 大陵–阳池：手厥阴心包经–手少阳三焦经，内外阴阳表里相对。（见图3-1-1）

[**定位**] 大陵：腕横纹中央，掌长肌腱与桡侧腕屈肌腱之间。阳池：腕背横纹中，指总伸肌腱尺侧缘凹陷中。（见图3-1-2）

[**进针层次**]

大陵：皮肤→浅筋膜→前臂筋膜→正中神经干→腕骨间关节囊。皮肤由前臂内外侧皮神经双重分布。腕前区的皮肤及浅筋膜均较薄弱，筋膜内有前臂正中静脉的属支，尺神经和正中神经的掌皮支经过。前臂深筋膜在腕骨的前方增厚，形成腕横韧带。通过腕横韧带前面是掌长肌腱，其深面正对腕管内的正中神经。

阳池：皮肤→浅筋膜→腕背侧韧带→三角骨（膜）。皮肤由前臂后皮神经和尺神经的手背支双重分布。浅筋膜致密，手背静脉网的尺侧部和小指的指背静脉渐汇成贵要静脉的起始部。深筋膜增厚形成韧带。针由皮肤、浅筋膜穿深筋膜，在小指伸肌和指深肌腱之间，直抵三角骨面。以上二肌（腱）均包裹有腱鞘，由桡神经支配。

[**功能**] 大陵：宁心安神，调肠胃，和营血，通经络；阳池：清热通络，疏调三焦，增液消渴。

[**主治**] 大陵：心痛，善笑，癫狂，痫症，口臭，吐清涎，咳喘，咯血，疮疥。阳池：耳聋，疟疾，消渴，口干，喉痹，腕痛，肩背痛。

[**刺法**] 大陵、阳池：均直刺0.3~0.5寸。

[**备注**] 大陵：手厥阴经之输穴、原穴；阳池：手少阳经之原穴。

（一）大陵

● 现代应用

1. 腕管综合征

法1：取患侧大陵穴，梅花针叩刺加艾灸。穴位常规消毒后，以大陵穴为中心行重度叩刺，叩刺直径为2cm，以局部皮肤明显发红并轻微出血为度。叩刺后以艾条行雀啄灸15分钟。隔日治疗1次，3次为1疗程。

法2：取大陵，内关，合谷。针大陵向腕管内刺入，内关向腕管刺入，针刺得气后施泻法，以收通经活血之效。

2. 疼痛

取双侧大陵。毫针直刺0.3~0.5寸，得气后平补平泻或施泻法，留针30分钟。

3. 中风后情感障碍

取双侧大陵。用1寸毫针，与皮肤呈45°角，逆经而刺，得气后施捻转泻法强刺激，隔10分钟行针1次，保持较强针感，留针40分钟。每日1次，10天为1疗程。

4. 胸胁闪挫伤

取双侧大陵穴。患者仰卧位或坐位，先取健侧，后取患侧。用32号1.5寸毫针，嘱患者轻咳一声，随咳进针，斜刺向掌心，进针1.0~1.2寸，行呼吸提插补泻之泻法1分钟，有放电感向指端放射为佳。初痛（1天内）或气滞型者可不留针，血瘀型或病史稍长或即刻效果不显者，留针20分钟，间隔5分钟运针1次。大陵穴深刺斜透，便于行手法，针感强，加强通经调气作用。

5. □臭

取双侧大陵、水沟，伴胃炎者，配中脘、内关、公孙、足三里。患者仰卧，用1寸毫针，在大陵、水沟穴处针刺得气后施泻法，反复刺激，以患者能耐受为度。配穴平补平泻，留针20分钟。每日治疗1次，7次为1疗程。

6. 腕关节软组织损伤

取大陵、阿是穴，针刺得气后施泻法，行血散瘀，舒筋活络。主治腕屈指肌腱损伤，腕部掌侧有压痛，局部肿胀，甚则皮下出血，腕及指关节同时背伸，则腕掌侧疼痛。如局部瘀肿明显者，用三棱针点刺出血，肿疼可即刻减轻。

7. 腕下垂

手三阴经筋拘急出现的腕下垂，取大陵、神门、列缺，针刺得气后施泻法，舒畅筋络，通经活络。若伴有阳经经筋弛缓无力或手腕已成畸形下垂者，前穴可与阳经的阳池、外关、支正、偏历等穴，交替施治，针刺得气后施补法，健壮经筋，补益虚损，治疗病程短，症轻者，收平衡经筋功能之效。"手屈而不伸者，其病在筋，伸而不屈者，其病在骨。在骨守骨，在筋守筋"。（《灵枢·终始》）不论何种原因所致腕臂筋脉挛急之腕下垂，均可以大陵为主穴，配伍治疗。

典型病例

例1：施某，女，45岁。双手麻木、疼痛3个月，右手为甚。夜间睡眠转醒后，疼痛、麻木尤其明显，常需起床行走、甩手，方可缓解。严重影响家务劳动。体格检查：手指麻木、疼痛以拇、食、中指及无名指的桡侧为甚，屈腕试验（＋），Tinel征（＋）。治疗予梅花针重叩双侧大陵穴，使之潮红出血后，施以艾条灸15分钟，隔日治疗1次。治疗1次后，双手疼痛、麻木即缓解，治疗1个疗程后痊愈。随访1年未见复发。

按：腕管综合征是由正中神经在腕管内被卡压而引起的一组证候群。多因寒湿淫筋，风邪袭肌；或跌仆闪挫，瘀血阻络，气血运行受阻所致。正中神经损伤后，手掌桡侧部、桡侧三个半手指掌侧和第三节指背的皮肤感觉障碍，表现为麻木、刺痛，夜间加剧，甚至痛醒。病久可出现感觉消失，鱼际处肌肉萎缩，肌力减退。西医常用封闭治疗，但封闭后24~48小时内，局部疼痛反应剧烈，患者常难以忍受，且易复发。本综合征属中医"筋痹"范畴，遵"以痛为腧，燔针劫刺"之原则，取病变部位所在之大陵穴，以梅花针叩刺加艾灸，可疏络导滞，祛瘀散结，温通气血，活血止痛，功类"燔针劫刺"，但更易于为患者接受。

例2：王某，男，48岁。右下肢疼痛1周，由家人背来就诊。1周前受寒后，右侧臀部沿右下肢外侧痛及足外踝，足不敢踏地，转侧及咳嗽则痛剧，痛不能寐，舌淡，苔白，脉弦。诊为"痹证"，辨证为外受风寒，少阳经脉不通。治以疏通少阳，宣痹通络。选穴：大椎、攒竹，用治急性风寒疼痛；风池、秩边、足三里，辨证用穴；据患者痛剧而影响到精神，依"诸痛痒疮，皆属于心"的理论，又针双侧大陵穴。留针30分钟。起针后即可自行走出诊室。

例3：范某，男，65岁。腰痛反复发作7年，加重1周。一周前因感冒后腰痛复发，坐久起立时困难，舌红，苔黄，中央少苔，脉滑数。诊为"痹证"，辨证为外感风寒，阻滞经络，治以祛风散寒通络。针2次疼痛未减，三诊时病人腰痛加重，不能翻身，弯腰困难，大便干，舌红，苔黄腻，脉沉细弦。此系湿热在肠腑，治以清理肠胃湿热。治疗先针大陵，得气后嘱病人活动腰部，即觉痛减，腰部舒适，继针天枢、上巨虚、大椎、合谷、阳陵泉，留针30分钟，起针后患者活动腰部痛减，能弯腰。

例4：王某，女，28岁。产后足跟痛2个月。站立行走则痛甚，怕冷，舌淡，苔白，脉沉。属产后受风寒。治疗先针大陵，让患者站立行走，足跟痛明显减轻；再针太溪、昆仑、三阴交，补肾养肝，缓急止痛。

例5：林某，女，54岁。右下腹痛4年，伴胸闷、心慌1年。素有慢性阑尾炎病史，常右下腹痛，大便干，舌黯红，脉弦数。近1年，常感胸闷、心慌，医院诊为冠心病。证属大肠湿热。治疗先针大陵，即调和气血，又缓急止痛。针刺得气后，患者心慌消失，脉弦小数，右下腹痛缓解；再取天枢、上巨虚、合谷，起针后患者右下腹痛止。

按： 大陵为心包经之输穴，"输主体重节痛"（《难经·六十八难》），故取大陵或宁心安神止痛，或调理肠胃止痛，或调和营血止痛，或疏通经络止痛。

例6：吴某，男，60岁，退休工人。左侧肢体活动不利半个月，嬉笑不休5天。患者平素好饮酒，半月前，劳累饮酒后，出现左侧肢体活动不利，伴头痛眩晕，自测血压160/100mmHg，服北京降压0号，头痛眩晕好转。5天前，突然出现嬉笑不休，不能自控，每日发作数次，且有逐渐加重趋势而要求治疗。舌质红，苔黄，脉弦细。诊断：中风，中经络，风痰阻络。治疗针刺双侧大陵穴，用1寸毫针，与皮肤呈45°角，逆经而刺，得气后施捻转泻法强刺激，隔10分钟行针1次，保持较强针感，留针40分钟。每日1次，10天为1疗程。治疗1个疗程，嬉笑不休明显好转，2个疗程后临床控制，随访1年未复发。

按： 嬉笑不休与心关系密切，多属风痰搏结，上扰神府。大陵为心包经之原穴、输穴，心包经属火，而大陵为本经土（子）穴，对心气实，神有余所致的嬉笑不休，取大陵为"实则泻其子"。

例7：刘某，女，32岁。口臭月余。刻下：口臭，1米外尚能闻及，舌红，苔黄腻，脉滑数。治疗取双侧大陵、水沟，用1寸毫针，在大陵、水沟穴处针刺得气后施泻法，反复刺激，以患者能耐受为度。配穴平补平泻，留针20分钟。每日治疗1次，7次为1疗程，针刺1个疗程后痊愈。

按： 口臭多为心脾之火上逆，熏蒸于口舌所致。大陵为心包经之输土穴，为该经子穴，心包为心之外围，与心关系密切，"实则泻其子"；又该穴属土，与属土的脾胃二经相关。故泻大陵可清心火，泻心脾之热。正如《玉龙歌》所言："口臭之疾最可憎，劳心只为苦多情，大陵穴内人中泻，心得清凉气自平。"

文献摘录

心胸之病大陵泻，气攻胸腹一般针。（《玉龙歌》）

心胸痛求掌后之大陵。（《通玄指要赋》）

心热口臭大陵除。（《胜玉歌》）

吐血呕逆，灸手心主（大陵别名心主）五十壮。（《千金翼方》）

（二）阳池

● 现代应用

踝关节软组织扭伤

取健侧阳池穴。用缓慢捻针法进针，得气后针感上下放散，留针30分钟，中间行针3次。

典型病例

例：吴某，男，18岁，学生。左足扭伤4月余。患者于4个月前运动时不慎扭伤左足，当时疼痛较重，行动不便，经口服西药及外敷药物，疼痛始终未能消失，到某医院理疗科按摩及理疗，疼痛亦未能控制，经介绍转针灸治疗。体格检查：左足外踝周围无红肿，外踝前下缘，相当于丘墟穴处压痛明显，踝关节背屈24°，跖屈46°，中跗关节外翻26°，内翻28°。诊断：左足扭伤（踝关节软组织扭伤），辨证为血瘀。治则：活血化瘀，通经活络。取穴：阳池（右）。用缓慢捻针法进针，得气后针感上下放散，留针30分钟，中间行针3次，起针后疼痛大减，共治疗3次，疼痛消失，活动自如。

按： 该法以同名经相应交叉取穴，是根据中医学脏腑、阴阳、经络学说为理论基础，"病在下者，取之上"，手、足少阳经为同名之经，两者又"同气相求"，根据《黄帝内经》缪刺、巨刺原则，"左病治右，右病治左"引申为该法。踝关节软组织扭伤后，局部出血凝滞，脉络不通，气血运行不畅，而出现疼痛、肿胀及正常功能失调。采用同名经相应交叉取穴法，可边行针、留针，边嘱患者活动患部，可促进局部气血流通，络脉通畅，通则不痛，而达到消肿止痛的目的。临床应用表明，多数患者经1~4次治疗即可获愈。

📖 文献摘录

肩痛不能自举，汗不出，颈痛，阳池主之。（《针灸甲乙经》）

主消渴口干，烦闷，寒热疟，或因折伤手腕，提物不得，肩臂痛不得举。（《针灸大成》）

（三）大陵–阳池对刺

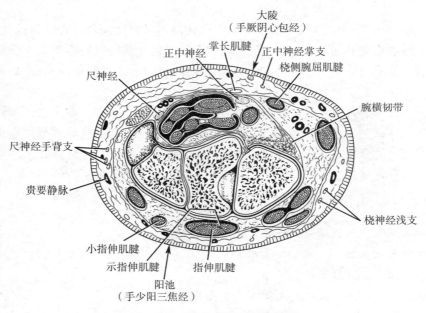

图 3-1-3　大陵、阳池穴横断面

[**主治**] 腕臂痛、前臂手掌凉胀。

[**刺法**] 两穴一边一针，分别直刺0.3~0.5寸。

● 现代应用

1. 前臂手掌凉胀

取大陵、阳池（灸），均患侧。大陵穴采用毫针直刺0.3~0.5寸，局部酸胀或有麻电感向指端放散；或用简易热补手法：用缓慢压针法进针，患者自觉有胀感时，再向一边转针（不分顺时针、逆时针，有胀感即可），使胀感逐渐加大，几秒钟后多数病人即出现热感。阳池，采用温和灸20~30分钟。

2. 荨麻疹

取穴1：曲池、风市、血海、大陵、阳池。先针刺曲池、风市、血海，留针20分钟；继针大陵、阳池。大陵、阳池采用对刺法，分别用1寸毫针，垂直刺入0.5寸，施均匀提插捻转手法，平补平泻，得气后留针30分钟，每隔10分钟行针1次，每日1次。

取穴2：风门、肩髃、尺泽、阳池、大陵、血海、三阴交（或用絮刺火罐疗法），内服消风散加减。（杨永璇经验）

◎ **典型病例**

例：杜某，女，58岁。间断皮肤瘙痒2年。2年来每遇风吹，周身即出现红斑，色红如云块，瘙痒，全身浮肿，不思饮食，二便不利，舌红，苔薄黄，脉浮数。辨证为风邪郁于肌肤，郁久化热。治以疏风清热。治疗取曲池、风市、血海、大陵、阳池。先针刺曲池、风市、血海，留针20分钟；继针大陵、阳池，大陵、阳池采用对刺法，分别用1寸毫针，垂直刺入0.5寸，施均匀提插捻转手法，平补平泻，得气后留针30分钟，每隔10分钟行针1次，每日1次。针5次后，疹消，二便通调，浮肿消退而愈。随访半年未再复发。

按：本病属"隐疹"范畴。大陵属手厥阴心包经，阳池属手少阳三焦经，心包与三焦相表里，大陵、阳池二穴一阴一阳，一表一里，采用对刺法，使阴阳相助，表里相协，通调手厥阴心包、手少阳三焦表里二经之气，达疏调三焦，宁心止痒。曲池宣肺疏风；风市善祛风，治一身之瘙痒；"治风先治血，血行风自灭"，配血海行血祛风，凉血消疹。

（四）阳池透大陵

［**透刺层次**］皮肤→浅筋膜→深筋膜→伸肌支持带→指伸肌腱与小指伸肌腱之间→食（示）指伸肌腱尺侧→腕关节背侧骨缝处。浅筋膜内有腕背静脉网及神经的手背支。

［**主治**］消渴，腕痛，烦闷。

［**刺法**］持1.5寸（40mm）毫针由阳池穴进针，垂直刺入30~35mm。

● **现代应用**

中风腕踝关节运动功能障碍

取穴：阳池透大陵，阳溪透阳池，外神门透大陵，丘墟透照海。用30号1.5~2寸毫针，阳池透大陵，由阳池穴进针，垂直刺入，直至在大陵穴摸到针尖为度；阳溪透阳池，由阳溪穴进针，横刺1.2~1.5寸至阳池穴；外神门透大陵，由外神门（腕横纹尺侧端，尺侧腕屈肌腱尺侧）横透大陵；丘墟透照海，由丘墟向照海方向进针，直至在照海穴摸到针尖后停针，一般进针约2寸。各穴透刺得气后，施缓慢均匀捻转平补平泻法，行针1分钟。每日1次，10次为1个疗程。

◎ **典型病例**

例：刘某，男，60岁，工人。左侧肢体活动不利半个月。半月前晨起活动时突觉左侧肢体力弱，到某医院查颅脑CT示：右基底节、放射冠区多发腔隙性脑梗死，给予甘露醇及丹参注射液等药物治疗1周，病情平稳后患者要求针灸治疗。刻下：左侧肢体活动不利，神志清醒，无头痛眩晕等症，舌黯红，苔白腻，脉弦。体格检查：血压：160/100mmHg，咽反射迟钝，患侧上下肢肌张力增高，上肢肌力Ⅳ级，下肢肌力Ⅲ级，肱二头肌反射亢进，Babinski

征（＋）。颅脑CT示：右基底节、放射冠区多发腔隙性脑梗死。诊断：中风，中经络，风痰阻络。治疗：取上穴，辨证加丰隆，风池。治疗取穴：阳池透大陵，阳溪透阳池，外神门透大陵，丘墟透照海。各穴透刺得气后，施缓慢均匀捻转平补平泻法，行针1分钟。治疗6个疗程后，患肢腕关节掌屈活动度从3°提高到36°，桡屈活动度从0°提高到5°，尺屈活动度从0°提高到10°；患肢踝关节背屈活动度从0°提高到7°，跖屈活动度从0°提高到10°。半年后复查疗效巩固。

按：腕踝关节为经筋结聚之处，经筋失养，约束关节不利造成关节运动障碍。治疗以局部取穴为主，"病在筋，调之筋"，"病在分肉，调之分肉"。取阳池、大陵在局部透刺，沟通腕踝诸经筋，激发经气，濡养经筋，透刺针感强，气至速。

二、少府 – 中渚

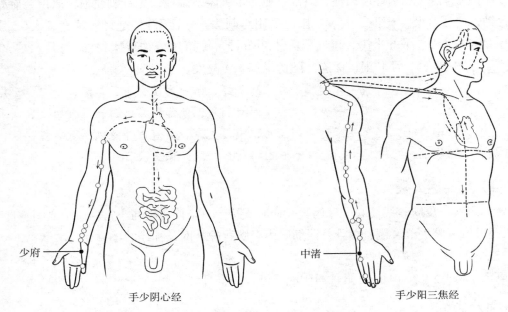

手少阴心经　　　　　　　　　　　　手少阳三焦经

图 3-1-4　经穴图：少府 – 中渚

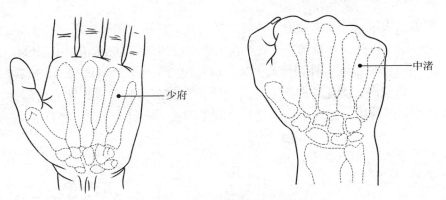

图 3-1-5　相对穴：少府 – 中渚

[**概说**]

少府，是手少阴心经的荥穴。荥主身热（《难经·六十八难》），具有泻心火，宁心，安神作用，治疗心及与心有关的神志疾患，以及经脉循行通路上的病变。又善止痒，是治疗阴部瘙痒症的常用腧穴。

中渚，是手少阳三焦经的输穴。根据"荥输治外经"（《灵枢·邪气脏腑病形》），本穴治疗三焦经经脉循行通路上的病变，和三焦热邪循经上扰引起的眼、耳、咽喉、头部疾患的常用腧穴。若使其针感能循本经走达患处，则收效尤佳。

[归经] 少府–中渚：手少阴心经–手少阳三焦经，内外阴阳相对。（见图3–1–4）

[定位] 少府：第四、五掌骨之间，握拳，当小指端与无名指端之间。中渚：握拳，第四、五掌骨小头后缘之间凹陷中，液门穴后1寸。（见图3–1–5）

[进针层次]

少府：皮肤→浅筋膜→掌筋膜→第四蚓状肌→第四骨间肌。手掌皮肤厚而坚韧，尺侧畔由尺神经的掌皮支分布。浅筋膜致密，内含脂肪组织，并被由掌腱膜浅层发出大纤维束连向皮肤而分隔。针由皮肤、浅筋膜穿掌腱膜，在指浅、深屈肌尺侧两根肌腱之间，经尺神经的指掌侧固有神经和指掌侧总动脉的尺侧，深进第四蚓状肌再入第四掌骨间隙内的骨间肌。除指浅屈肌由正中神经支配外，其他诸肌均由尺神经深支支配。

中渚：皮肤→浅筋膜→手背深筋膜→第四骨间背侧肌。皮肤由尺神经的指背神经分布。浅筋膜内的静脉网接受由手指、手掌浅层和深部的静脉。手背深筋膜可分为浅、深两层。浅层较厚，与伸指肌腱结合，共同形成手背筋膜；深层覆盖于第二至第五掌骨和第二至第四骨间背侧肌的背面。浅、深两层筋膜在指蹼处相互结合，在掌骨底，两层筋膜又以纤维隔相连。所以手背的浅筋膜与深筋膜的浅、深两层之间则形成皮下间隙（位于浅筋膜与手背腱膜之间）和腱膜下间隙（位于手背腱膜和深筋膜的深层之间）。针由皮肤、浅筋膜穿皮下间隙，经腱膜下间隙内的第三、四伸肌腱之间，深至第四掌骨间隙的骨间肌。

[功能] 少府：清心泻火，理气活络；中渚：清热通络，开窍益聪。

[主治] 少府：心痛，心烦，小便不利，痈疡，阴痒，阴挺，阴痛，善笑，悲恐惊，手小指拘挛。中渚：头痛，目眩，目赤，目生翳膜，目痛，耳聋耳鸣，喉痹，热病，脊膂痛，肩背肘臂酸痛。

[刺法] 少府：直刺0.3~0.8寸；中渚：直刺0.3~0.5寸。

[备注] 少府：手少阴经之荥穴；中渚：手少阳经之输穴。

（一）少府

● 现代应用

阴部瘙痒

取穴：少府、曲池、三阴交、血海。快速进针，得气后施捻转手法，留针20分钟，每10分钟行捻针术1次，每日1次。

典型病例

例1：张某，女，53岁，会计。绝经3年后，白带多，外阴及阴道瘙痒难忍，坐卧不宁，已缠绵年余，精神疲倦乏力，头晕目眩，腰酸，口干不欲饮，纳呆，便溏，舌淡红，苔薄，脉弦细。体格检查：外阴经产式，阴道黏膜潮红，白带多，色淡，宫颈光滑，宫体平位正常，附件（–）。化验白带未发现滴虫和霉菌。辨证：脾虚湿盛，肝郁化热，湿热下注。治则：清泻肝热，健脾渗湿。治疗取少府、曲池、三阴交、血海。快速进针，得气后施捻转手法，留针20分钟，每10分钟行捻针术1次，每日1次。共治疗3次，症状完全消失，后随访未复发。

例2：节某，女，24岁，已婚，工人。外阴及阴道严重瘙痒半年。用中西药外洗，效果不显。灼热瘙痒，甚则夜寐难眠，带下微黄，偶夹血样，腰酸乏力，小溲黄，五心烦热，头晕目眩，口干欲饮，舌红，少苔，脉细弦数。查体：阴道口大量块状白带，黏膜泛红；化验白带未发现滴虫和霉菌。辨证：肝肾阴虚，湿毒乘虚内侵。治则：滋阴降火，调补肝肾，渗湿止痒。依上法共治疗4次痊愈，后随访未复发。

按：外阴瘙痒症，在临床上以滴虫性阴道炎、霉菌性阴道炎、老年性阴道炎和外阴白斑为多。如《女科经纶》徐春甫云："妇人阴痒，多属虫蚀所为，始因湿热不已。"《医宗金鉴·妇科心法要诀》："妇人阴痒，多因湿热生虫。"本例属年老体弱，脾虚湿盛，肝郁化火，精血双亏，血虚生风燥，致令阴痒。例2属肝肾阴虚，精血两亏，血虚生风化燥，则阴部干涩，灼热瘙痒；肾虚带脉失约，任脉不固，阴虚生内热，则带下色黄，甚则血样；此例阴虚阳亢，以致五心烦热，头晕耳鸣，故宜滋阴降火，调补肝肾。方用曲池为大肠经合穴，走而不守，擅能宣气行血，凡气血阻滞之病皆能舒畅而调和之，又有化腐生肌之功；三阴交为肝、脾、肾三脏之交会穴，其在补脾之中，兼补肝肾，独取气血双补之功；血海为脾经穴，脾统血，主肌肉，统血以充养肌肉，是理血之要穴，主治生疮痒痛，红肿化脓，月经不调；少府属手少阴心经，功善止痒，为治疗阴部瘙痒的关键效穴。

文献摘录

心胸有病少府泻。(《肘后歌》)

阴挺痒痛：少府、曲泉。(《神灸经纶》)

少府、蠡沟，主嗌中有气如息肉状；少府、三里主小便不利、癃。(《备急千金要方》)

阴挺出：太冲、少府、照海、曲泉。(《针灸大成》)

（二）中渚

● 现代应用

1. 肩关节周围炎

取同侧中渚穴。针尖向腕斜刺，进针0.5寸，得气后用捻转泻法，较强刺激，使针感传至肘，留针30分钟，并嘱患者活动肩关节。隔日1次，7次为1疗程。

2. 神经性耳鸣

取穴：中渚、听宫，穴位注射。辨证配穴：肝火旺配太冲，痰火蕴结配丰隆，外感风热配合谷，脾虚配足三里，肾虚配太溪。用5ml一次性无菌注射器，抽取维生素B_{12}注射液2ml（0.5mg），刺入穴位，得气后回抽无血，每穴推入药液0.5ml。隔日1次，10次为1疗程。休息1周后，行第2疗程。

3. 老年性耳鸣

取穴：中渚，足三里，交叉取穴。强刺激不留针，每日1次，7次为1疗程。适于肝热型和肾虚型耳鸣。

典型病例

例1：黄某，男，38岁。耳鸣2年，遇劳累加重，声如蝉鸣，伴腰酸腿软，心烦失眠，脉细数。治疗取中渚、听宫、太溪穴，中渚、听宫进行穴位注射，每穴推入药液0.5ml。隔日1

次，10次为1疗程。治疗1个疗程而愈。

按：少阳经行于耳之前后，中渚为手少阳经输穴，可疏导少阳经气，为循经远取；听官为局部取穴，远近配合，起到通上达下作用。

例2：王某，女，64岁。左耳耳鸣时作时止。平素性情急躁易怒，每因情志不畅或恼怒，耳鸣加剧，影响听觉，某医院诊为"神经性耳鸣"，服药未效。平素睡眠尚可，大便隔日1次，较干，苔薄白，脉弦细。治宜清热泻火，疏解少阳。取穴：中渚、足三里，交叉取穴，治疗7次，耳鸣消失。

按：中渚是循经远取，其为手少阳三焦经输穴，此处经气由浅入深，刺之，具有疏导经气、清解邪热的作用；老年多体虚，用足三里扶正培元，补益气血。

文献摘录

脊间心后称中渚。(《杂病穴法歌》)

脊间心后者，针中渚而立愈。(《通玄指要赋》)

脾疼背痛中渚泻。(《胜玉歌》)

久患伤寒肩背疼，但针中渚得其宜。(《席弘赋》)

五指不伸中渚取。(《灵光赋》)

（三）中渚透少府

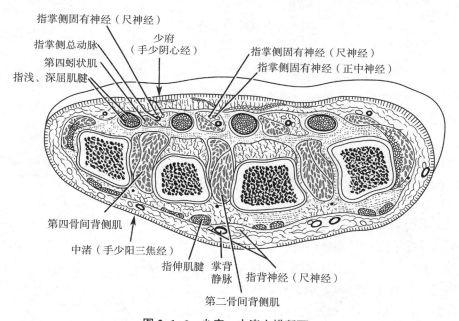

图3-1-6　少府、中渚穴横断面

[**透刺层次**] 手背侧皮肤→薄层浅筋膜→手背深筋膜→第四骨间背侧肌→第三骨间背侧肌→第四蚓状肌→掌腱膜→手掌浅筋膜。手背浅筋膜内有静脉网及尺神经的手背支。针一般自骨间掌、背侧血管的尺侧通过。（透刺深度以所透穴得气为度，不一定到浅筋膜，以下同）

[**主治**] 卒心痛。

[**刺法**] 持1.5寸（40mm）毫针由中渚向少府垂直进针30~35mm。

三、鱼际 – 合谷

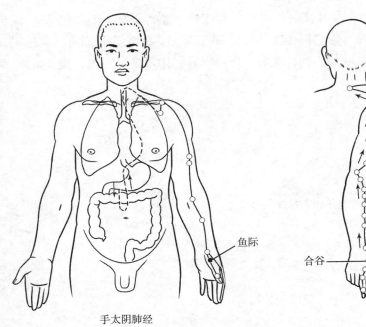

手太阴肺经　　　　　　　　　　　　手阳阴大肠经

图 3-1-7　经穴图：鱼际 – 合谷

[概说]

鱼际，际指边际，凡两合皆曰际。穴在拇短展肌、拇指对掌肌之边缘，其处肌肉丰隆，形如鱼腹，又当赤白肉际两合之处，故而得名。本穴是手太阴经之荥穴，荥主身热（《难经·六十八难》），具有清肺热，利咽喉作用，主治肺热引起的肺、咽、喉等疾患。

合谷，因位于第一、二掌骨之间，二骨相合，形如峡谷，故而得名。本穴是手阳明经的原穴，善治急性热病、外感表证、神志病，是治疗气虚病证的常用腧穴，补气之要穴，治疗手阳明经循行通路上的体表病变，为治疗头、面、眼、口、鼻疾患要穴，故有"面口合谷收"之说。

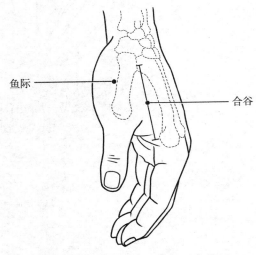

图 3-1-8　相对穴：鱼际 – 合谷

[归经] 鱼际–合谷：手太阴肺经–手阳明大肠经，内外阴阳表里相对。（见图 3-1-7）

[定位] 鱼际：第一掌骨中点，赤白肉际处。合谷：手背，第一、二掌骨之间，约平第二掌骨中点处。（见图 3-1-8）

[进针层次]

鱼际：皮肤→浅筋膜→鱼际筋膜→拇短展肌→拇对掌肌→拇短屈肌。皮肤手掌与手背移行部，由桡神经浅支和正中神经的第一指掌侧总神经分布。上列诸肌除拇短屈肌深头由尺神经支配外，其他各肌则由正中神经指掌侧总神经的返支支配。

合谷：皮肤→浅筋膜→手背筋膜→第一骨间背侧肌→拇收肌。皮肤由桡神经浅支的指背侧神经分布，浅筋膜内有桡神经浅支及其分支和手背静脉网桡侧部，手背的深筋膜较薄弱。针经上述结构以后，再入第一骨间背侧肌，在拇主要动、静脉的内侧达拇收肌。以上二肌由尺神经支配。

[**功能**] 鱼际：清肺热，利咽喉；合谷：祛风，解表，清热，镇痛。

[**主治**] 鱼际：咽喉肿痛（扁桃体炎等），气喘，咯血；消化不良，疳积。合谷：头面五官病症，头痛，发热，感冒，咽喉痛（扁桃体炎等），牙痛，眼病（电光性眼炎等）。

[**刺法**] 鱼际：直刺0.5~0.8寸；合谷：直刺0.5~1寸。

[**备注**] 鱼际：手太阴经之荥穴；合谷：手阳明经之原穴。

（一）鱼际

● 现代应用

1. 咽炎

取鱼际穴，采用透天凉（或凉泻法）手法。患者取坐位，前臂平伸，屈肘侧掌。穴位消毒后，用28号1.5寸毫针，快速刺1.0~1.2寸，提插捻转使之得气，然后施透天凉或凉泻手法，至穴位局部有凉感（若经过操作始终未引起凉感仍然有效），留针30分钟，起针后不闭针孔。同时，嘱患者饮温开水，并不断做吞咽动作，随后，医者用拇食指捏按患者咽喉部数次。每日1次，7次为1个疗程。

或鱼际、少商三棱针放血，每日1次。治疗急性咽炎。

2. 喉喑

取鱼际穴，采用隔蒜泥敷贴。取紫皮独头蒜数枚，捣烂后取3~5g，敷贴双侧鱼际穴，用胶布固定，2小时后取下（若有发痒或刺痛宜及时取下），每日1次。同时配合王不留行籽耳穴贴压。选穴：神门、肺、胃、咽喉、轮1~4，两耳交替，每周2次，4次为1疗程。

3. 哮喘急性发作

取双侧鱼际穴。患者平坐或半仰卧式，局部消毒后，用30号1.5寸毫针，同时进针，直刺1寸，得气后施泻法，强刺激，留针30分钟，每隔10分钟捻转1次，每日1次。为巩固疗效，可配合肌注黄芪注射液2~4ml，每日1次，连续1周。

或每次取一侧鱼际穴，左右交替。穴位消毒后，以毫针针尖向掌心斜刺0.5寸左右，得气后施泻法，留针30分钟，每5分钟捻转行针1次，每日1次或发作时针1次，10次为1疗程。本法对在10分钟内敏感者疗效佳。

◎ 典型病例

例1：侯某，男，32岁。患者患慢性咽炎2年余，症状时轻时重，近日因感冒症状加重，咽喉肿痛，有异物感，伴口干，喜饮。体格检查：体温37.8℃，咽部黏膜充血，咽后壁淋巴滤泡隆起色红，悬雍垂轻度充血。舌红，苔薄白，脉浮数。治疗：初诊以鱼际、少商放血，咽喉痛明显减轻，后以鱼际施凉泻法治疗4次痊愈。

按：咽喉属肺系，与肺经关系最为密切，鱼际为手太阴肺经荥穴，泄热清肺利咽，散瘀消肿止痛之效尤著。

例2：孔某，女，25岁，教师。声音嘶哑约2周。患者2周前患感冒后骤然发生声音嘶哑，每于下午或晚上嘶哑加重，发音困难，经耳鼻喉科检查未见异常。取鱼际穴，采用隔蒜泥敷贴，治疗3次后声嘶明显好转，6次后发音基本正常，后单用耳穴贴压巩固疗效。4个月后随访，未再发作。

按：鱼际为手太阴肺经荥穴，以蒜泥刺激穴位，达清热利咽，益气开喑之功效。

例3：牛某，女，56岁。哮喘反复发作4年，加重5天。患者患支气管哮喘4年，5天前加重。刻下：呼吸气急，两肺布满哮鸣音，痰黄黏稠，舌淡红，苔薄白，脉浮滑数。取双侧鱼际穴，治疗6次后症状消失。

按：本证属"哮喘"痰热遏肺型，治则为清热肃肺平喘，着重用泻法。鱼际为手太阴肺经荥穴，可达通调肺气，润燥滋阴降火，止喘解痉的作用。本法特别对老年人哮喘急性发作有明显效果。

 文献摘录

惟牙痛可灸。（《医宗金鉴》）

主酒病，目眩，心痹悲恐，乳痈。（《针灸大成》）

霍乱逆气，鱼际及太白主之；凡唾血，泻鱼际补尺泽。（《针灸甲乙经》）

（二）合谷

● 现代应用

1. 呃逆

取双侧合谷穴，针刺得气后施以平补平泻手法，留针20分钟。

2. 结肠镜检查

合谷穴施指针。体虚者以拇、食双指相夹合谷穴，互作衬垫，进行揉按；体实者两指夹穴后，一指作衬垫，一指尖作掐法。无论揉按，还是指掐力度均由轻而重，力透穴位至局部得气，施术均1分钟。

合谷为手阳明大肠经原穴，能通表里二经，疏通经络，条达气机。研究表明，指针合谷后，可有效改善结肠镜检查中腹痛、腹胀、头晕等不适，提高患者耐受性，缩短镜检时间。

3. 预防产后出血

取双侧合谷，穴位注射。当胎头着冠，宫缩在15~20秒/6~8分钟时，于产妇双侧合谷穴位处分别注入缩宫素0.2单位。

当胎儿娩出后疲劳的子宫暂未恢复收缩能力，即使立即肌内注射宫缩素到药物作用于子宫肌时还需3~5分钟时间，此时宫缩欠佳的产妇可产生一过性的失血或产后大出血。合谷穴位注射缩宫素是在胎儿即将娩出前给药，可迅速有效地产生节律性宫缩，既可缩短胎儿娩出时间，也可缩短胎盘剥离时间，减少产后出血。

4. 眼科手术针刺麻醉

取穴：睛明、合谷。睛明取患侧，合谷患侧或双侧，针刺得气后，接综合医疗机粤 I 型电麻仪。刺激参数：连续波，频率250~550次/分，诱导时间25~40分。辅助用药：术前10分钟静注地西泮10mg，术前5分钟静注氟哌利多5mg、芬太尼0.1mg。

5. 甲状腺手术针刺麻醉

术前用药：手术患者常规用1810G留置套管针行穿刺，建立静脉通道。术前30分钟用阿托品0.5mg，苯巴比妥纳0.1g肌内注射。甲状腺功能亢进者，将阿托品改为东莨菪碱0.3mg，肌内注射。

取穴：合谷、内关，均双侧。针刺得气后，接G6805型电针麻仪。一般刺激参数：电流频率由1增至34，电流强度由0增至34，连续密波，诱导时间15~20分钟。手术前5分钟用哌替啶-氟哌利多合剂，以增强镇痛、镇静效果。

6. 人工流产术针刺镇痛

取穴：合谷、三阴交。重点诱导5分钟，针刺得气后补合谷，泻三阴交，留针3分钟后开始手术，术中每隔3~5分钟行针1次，留针至术毕。

典型病例

例：王某，男，45岁，医师。呃逆3天。患者因胰腺癌术后呃逆不止，经服药及针灸治疗未效。体格检查：面色萎黄，神志清楚，语言流利，呃逆频频，舌淡，苔少，脉细弦。治疗取双侧合谷穴，针毕而呃逆立止，后未复发。

按：呃逆虽属小疾，但术后罹患，苦不堪言。此证为术后中焦失升降之司所致。医者匠心独运，只单取合谷一穴，而奏卓效，在于此穴除能调理中焦外，尚有针技运用之不同。可见针术之道，除穴位外，更贵乎于手技。

文献摘录

倘若汗多流不绝，合谷收补效如神。（《兰江赋》）

伤寒有汗，取合谷当随。（《玉龙赋》）

妇人通经泻合谷……舌上生苔合谷当。（《杂病穴法歌》）

眼痛合谷以推之。（《通玄指要赋》）

脾病气血先合谷，后刺三阴针用烧。（《胜玉歌》）

冷嗽先宜补合谷，却须针泻三阴交。（《席弘赋》）

（三）鱼际、合谷对刺

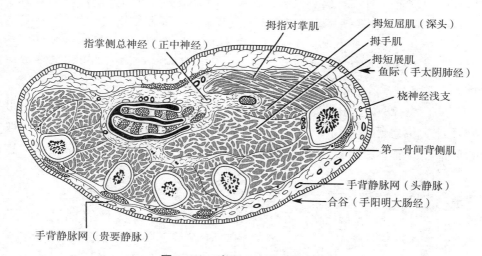

图 3-1-9 鱼际、合谷穴横断面

[**主治**] 肺胃燥热引起的病证。

[**刺法**] 两穴一边一针，鱼际直刺0.5~0.8寸；合谷直刺0.5~1寸。

● 现代应用

1. 糖尿病（消渴）

取穴：肺俞、合谷、鱼际、胰点、肾俞、三阴交。每日1次，10次为1疗程。

2. 中暑

取穴：合谷、鱼际、肺俞、脾俞、三阴交。刺用补法，留针30分钟。

3. 肩关节周围炎

取穴：鱼际、合谷、阿是穴。鱼际、合谷得气后施提插捻转泻法，阿是穴用合谷刺法。针刺得气后嘱患者活动患肢。

典型病例

例1：柳某，男，51岁，干部。自诉：3个月前过量饮酒后渐感口干渴，尿频，善饥，继现神疲，体重减轻，而在某医院就诊。经查空腹血糖6.9mmol/L，餐后2小时血糖9.3mmol/L，空腹及餐后尿糖定性各为（＋）~（＋＋＋），诊为"糖尿病"，曾予口服二甲双胍。服药后症状改善，减量后症状复现，而至针灸治疗。既往有高血压、耳鸣、阳痿病史。刻下：口干渴，每日饮水2~3L；尿频，白天5~6次，晚上2~3次；体格检查：神情困倦，面色晦暗，语音低沉，空腹血糖7.8mmol/L，尿糖定性（＋），血压150/96mmHg。苔薄黄腻，脉虚弦。

针治初期嘱仍服原量二甲双胍，待病缓解后减量或停药。治疗取肺俞、合谷、鱼际、胰点（6~8胸椎旁开过敏压痛点）、肾俞、三阴交；每日1次，10次为1疗程。针治4次后，神疲、口渴、尿频均改善，停用二甲双胍；治疗10次后，尿频消失，腰酸、耳鸣改善，口微渴，苔薄白微腻，脉浮缓，上穴加风池，足三里，交替取肾俞、志室、关元、命门、太溪，治疗20次后，诸症渐减，血压136/75mmHg，空腹及餐后2小时尿糖稳定。

该患者因发病时间较长，正气尚未全复，故嘱其坚持艾灸每周2~3次。以下穴位阴阳交替施灸，气海、关元、胰点、脾俞、肾俞、命门等穴。灸治1个月后，患者自感精力充沛，腰酸、耳鸣、阳痿等基本消失，血压保持在130~136/70~80mmHg，复查血糖、尿糖均正常，苔薄润，脉弦缓，停止治疗。3个月后随访，疗效稳定。

按：本病始于过量饮酒及食肥甘，致胃肠蕴热化燥，加之肾阴亏损，阴不敛阳而致燥火消烁肺胃津液，则病烦渴、善饥，肾虚固摄无权故病多尿。此乃肾阴虚损为本，肺、胃燥热为标。治以标本兼治法，并着重治本。选用相对穴合谷、鱼际，清肺胃燥热以治标；并随症配伍，培补肾阴，振奋肾阳及兼益后天生化之源治法，以调理经气，调和气血，使脏腑阴阳平衡，则津液生，气血利，三消可平。

例2：张某，女，28岁。中暑1天。于烈日下重力劳作，大汗淋漓后发病。刻下：头晕目眩，汗出不止，倦怠乏力，口干乏津，气短喘促，闭目难睁。患者体质素虚。取穴：合谷、鱼际、肺俞、脾俞、三阴交。诸穴刺用补法，间断行针，留针30分钟，治疗2次，诸症消失。

按：本病属中医"晕厥"范畴，气血两虚型。治则：益气补血，着重用补法施针。合谷为手阳明经原穴，益气止汗；鱼际生津，补益肺阴；两穴补肺益气，止汗生津；肺俞、脾俞，补肺气，健脾气，三阴交平补肝脾肾三阴。诸穴合用，使气足津回，表固汗止，诸症自愈。

例3：王某，男，47岁。右肩痛2个月。患者近2个月来右肩痛引臑、臂内侧前缘，常睡中痛而惊醒。自觉肩部寒凉，遇风寒加重，得热则痛减。该患者喜欢捕鱼，常居野外，久受风寒。舌淡黯有瘀斑，脉弦紧。治以通经活血。治疗取鱼际、合谷、阿是穴。针鱼际、合谷，采用对刺法，得气后嘱患者举臂、抬肩，各方向主动活动已无明显受限。当臂后伸或过度外展时，尚觉肩前微痛，再取阿是穴用合谷刺法，针出后活动肩部已不觉疼痛。翌日复针1次，巩固疗效。随访半年未复发。

按：此乃风寒之邪，侵袭经络，尤以手太阴经脉、手阳明经脉为主，致经络气血不通而发肩痹证。治以通经络，活气血。在选穴上首以循经取穴，病在肩，取之于手（上病下取之法）。鱼际为手太阴经之荥穴，有疏通经络之用；合谷为手阳明大肠经之原穴，泻之可通络止痛。二穴采用对刺法，共达通经络，活气血而止痹痛之功效。

文献摘录

失音：鱼际，合谷，间使，神门，然谷，肺俞，肾俞。（《针灸集成》）

四、通里－养老

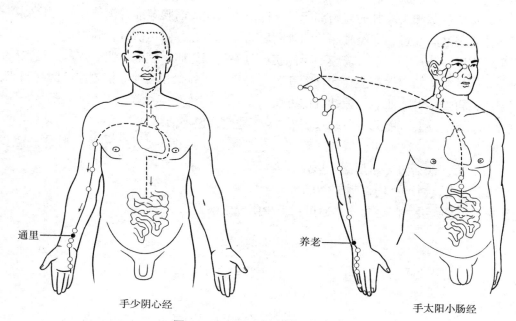

手少阴心经　　　　　　　　　手太阳小肠经

图 3-1-10　经穴图：通里－养老

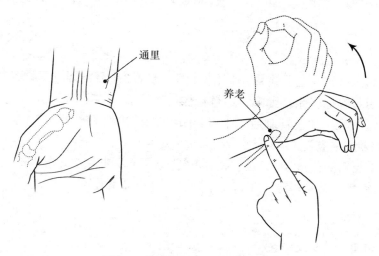

图 3-1-11　相对穴：通里－养老

[概说]

　　通里，是前人依其手少阴经之络脉，从此别出，循经通达于里，入于心中而得名。本穴是手少阴心经的络穴，具有清心火、安心神、通心络、调舌络和补心宁神的作用，主治神志病、心血管和心之经脉、络脉循行处的病变以及小肠病。

养老，即奉养老人之谓，穴主耳聋、目视不明、肩臂疼痛等老年疾患，故而得名。本穴是手太阳之郄穴，具有舒筋、通络、明目功效。阳经郄穴主治痛证，本穴主治手太阳经循行通路上的上肢、肩背、颈项疼痛及眼病。

[归经] 通里-养老：手少阴心经-手太阳小肠经，内外阴阳表里相对。（见图3-1-10）

[定位] 养老：以掌向胸，当尺骨茎突桡侧缘凹陷中。通里：腕横纹上1寸，尺侧腕屈肌腱的桡侧。（见图3-1-11）

[进针层次]

养老：皮肤→浅筋膜→前臂筋膜→前臂骨间膜。皮肤由前臂后皮神经分布，浅筋膜内除皮神经外，有贵要静脉和头静脉的起始部行经。针由皮肤、浅筋膜穿前臂深筋膜，在尺侧腕伸肌腱和小指伸肌腱之间经过，穿经其深面的骨间后动脉及神经，而达前臂骨间膜。

通里：皮肤→浅筋膜→前臂筋膜→尺侧腕屈肌→指深屈肌→旋前方肌。皮薄，由前臂内侧皮神经分布。针由皮肤、浅筋膜穿前臂深筋膜，在尺动、静脉和尺神经桡侧穿尺侧腕屈肌，进入指深屈肌，再经前臂屈肌后间隙达旋前方肌。

[功能] 养老：清头明目；通里：安神志，清虚热，通经活络。

[主治] 养老：目视不明，肩背肘臂痛，急性腰疼。通里：心痛，心悸怔忡，悲恐畏人，暴喑，面红，妇人经血过多，崩漏，虚烦，盗汗。

[刺法] 养老、通里：均直刺0.3~0.5寸。

[备注] 养老：手太阳之郄穴；通里：手少阴经之络穴。

（一）通里

● 现代应用

颞下颌关节炎

取双侧通里，患侧下关。患者坐位，用32号1.5寸毫针，先针双侧通里，得气后边捻针，边嘱患者做张口动作，至张口自如后，再针刺患侧下关穴，留针30分钟。每日1次，5次为1疗程。

典型病例

例：李某，女，52岁。左下颌关节不适3个月。患者3个月前因咬硬物致左下颌关节不适，张口不灵活，咀嚼时疼痛，张口弹响，经自行揉按、热敷，效不显。舌尖红，苔白，脉弦细。治疗取双侧通里，患侧下关。针刺后，张口、闭口活动明显好转，关节不响，每日针2次，4次而愈。3个月后随访未复发。

按：通里为手少阴心经络穴，"一络通二经"，通达手少阴与手太阳表里二经经气，手太阳经"上颊"，故远取通里疏通经气，使通而不痛；下关为局部取穴。

文献摘录

通里疗心惊而瘥。（《玉龙赋》）

连日虚烦面赤妆，心中惊悸亦难当，若须通里穴寻得，一用金针体便康。（《玉龙歌》）

目眩：通里、解溪，均灸。（《类经图翼》）

头痛、面红、目赤：通里，解溪。（《神应经》）

倦言嗜卧，注通里、大钟而明。（《百症赋》）

（二）养老

● 现代应用

1. 急性腰扭伤

取双侧养老穴。用30号2寸毫针，针尖向肘部方向斜刺，进针1~1.5寸，捻转手法，得气使酸麻或胀感到达肘部，同时嘱患者试活动腰部。

2. 腰痛

取患侧养老穴。令病人举手，掌心朝面，用2寸毫针，针尖向肘部方向，呈45°角刺入，进针约1.5~1.8寸，频频捻针，施平补平泻法，使针感向肘部放散，再行捻转，催针感传至背腰部。同时嘱患者活动腰部。

3. 落枕

取患侧养老穴。患者坐位，上肢屈肘直立桌面，局部常规消毒后，取30°角斜向下刺入，进针深度因人而异，一般50~60mm，以捻转手法为主，使针感传至肘尖为佳，若传至腋下，甚至直达病所者更佳。获得满意针感后，嘱患者活动颈部，可边捻转边活动颈部，留针1小时，每日治疗1次。

4. 足跟痛

单侧足跟痛，取同侧养老穴，两足跟痛，取双侧穴。用30号2寸毫针，穴位消毒后，患者掌心向胸，针尖向肘的方向斜刺1寸，施捻转泻法，要求酸胀感向肘部放散，同时令患者踩患足，直至疼痛消失或减轻为止。每10分钟行针1次，留针30分钟。每日1次，3次为1疗程。

◎ **典型病例**

例1：张某，男，46岁。腰骶部剧痛3天。3天前蹲地劳动约1小时左右，欲起时突感腰部剧痛而坐在地上，痛引大腿，不能走路，腰痛不能转侧，不能仰卧，咳嗽、用力均使疼痛加剧。3天来因疼痛彻夜不眠。被背入诊室。体格检查：表情痛苦，强迫体位，腰骶部肌肉板硬、压痛，无肿胀，舌质红边有瘀斑，脉弦紧有力。腰椎X线片示：腰椎退行性变。诊断：急性腰扭伤，辨证为脉气不通，气血瘀阻。治则：通经经络，活气血。治疗取养老穴，得气后，嘱患者试活动其腰部，疼痛大减，正常走路也不觉疼痛。唯前屈时觉脊柱尚轻微疼痛。又针人中穴，留针15分钟后，诸症均消失，1次即愈。

按：该例因久蹲致使足太阳脉气不通，气血瘀阻，故卒然而痛。"卒腰痛，证见脊痛，腰似折，髀不可以屈……腰痛不能俯仰，不能转侧"均属足太阳膀胱经证候。循经取太阳经穴为主，选其同名经，即手太阳经穴，所谓"太阳同出一源"。养老穴为手太阳郄穴，郄穴善治急症，又"人中除脊膂之疼痛"，此病已累及督脉，再选人中，腰痛立止。

例2：王某，男，35岁，干部。腰部疼痛，不能转侧2天。2天前因劳累后汗出当风，即感腰部疼痛，左侧尤甚，转侧不利，夜卧难眠，至今疼痛难支。刻下：表情痛苦，由人扶入诊室，时有呻吟，弓腰屈背，不得转侧。舌苔白，脉沉紧。诊断：腰痛。治则：散寒除湿，活络止痛。治疗取患侧养老穴。用2寸毫针，针尖向肘部方向，呈45°角刺入，进针约1.5~1.8寸，施平补平泻法，待针感传至背腰部后，此时2人挽起患者缓步行走，并做前后俯仰动作，然后让患者自己活动。几分钟后，疼痛大减，活动逐渐自如。次日复诊，针后痛减，但腰部尚感不适，遂针肾俞、殷门二穴，针后拔罐而愈。

按：患者缘于劳汗当风，复感湿邪，致经络受阻，气血运行不畅，发为腰痛。腰为肾之府，乃足太阳膀胱经脉所过之处，养老为手太阳小肠经穴，手足太阳虽为两经，但均属太阳，同气相求，且手太阳经气流注于足太阳。养老又为手太阳之郄穴，定痛之力强。针之疏通经气，祛除寒湿，通则不痛。

例3：刘某，男，18岁。晨起后觉颈部酸痛，活动受限。体格检查：第6、7颈椎右侧肌紧张，压痛，向左转动颈部受限。X线片未见异常。诊为落枕，治疗取患侧养老穴。取30°角斜向下刺入，以捻转手法为主，使针感传至肘尖为佳，若传至腋下，甚至直达病所者更佳。获得满意针感后，嘱患者活动颈部，可边捻转边活动颈部，留针1小时，治疗1次而愈。

按：养老为手太阳经郄穴，手太阳经"其支者，从缺盆循颈"，郄穴善治疼痛，针之疏通经络气血，通则不痛。多数患者治疗1次即愈，少数3~5次治愈。

例4：张某，男，45岁。右足跟疼痛月余，行走不便，局部无红肿，按之痛甚，X线片示骨质未见异常。治疗取右侧养老穴。用30号2寸毫针，针尖向肘的方向斜刺1寸，施捻转泻法，要求酸胀感向肘部放散，同时令患者跺患足，直至疼痛消失或减轻为止。每10分钟行针1次，留针30分钟。每日1次，3次为1疗程。治疗2个疗程而愈。

按：遵《灵枢·官针》"病在下，高取之"理论，取养老疏经通络；配合运动疗法，疏通局部气血，通络止痛。

文献摘录

肩痛如折，臑如拔，手不能自上下，养老主之。（《针灸甲乙经》）

目觉䀮䀮，急取养老、天柱。（《百症赋》）

养老、天柱主肩痛欲折。（《备急千金要方》）

（三）养老透通里

[透刺层次] 背侧皮肤→浅筋膜→伸肌支持带（深筋膜）→尺侧腕伸肌腱桡侧→小指伸肌尺侧缘→骨间膜→旋前方肌→前臂屈肌后间隙→指深屈肌腱间→尺侧腕屈肌腱桡侧→腕掌侧韧带（深筋膜）→浅筋膜。透刺时应紧贴尺骨外侧缘，且应有一定角度的倾斜；尺动脉位于尺侧腕屈肌腱的桡侧，针应自动脉的桡侧，即尺动脉与掌长肌腱之间通过。

[主治] 室女月事不调，脏躁，心悸。

[刺法] 端坐俯掌，左手拇指切压腕后尺骨小头上，食指揣准下方之通里穴，右手持针刺入养老0.5寸，得气后，推针向通里穴透刺使针感向腕后扩散，留针。

如果内慕劳心，情志郁结，五志化火，阴血暗耗，会引致心脾俱病，月经紊乱，甚则经闭，潮热骨蒸，日渐消瘦，面㿠发槁。正如《素问·阴阳别论》"二阳病发心脾，有不得隐曲，女子不月"所言。脏躁多因郁火伤阴，血燥肝急，心神昏乱所致。二证均属阴虚血热，肝郁气滞所致，以养老活血通经，激发通里益肝肾，清虚热，安神宁心。

五、内关－外关[*]

[概说]

内关，内指内脏，关指关隘。因位于腕臂内侧，手厥阴之络脉由此别出，沿本经通过肘关节、肩关节上行系于心包络，穴为治疗内脏疾患之要穴，故而得名。本穴是手厥阴心包络经的络穴，通于阴维脉，具有理气散滞，通畅心络，安心神，和胃止呕作用，主治心、胸、胃、神志疾患以及情志失和，气机阻滞所致的病变。"阴维为病苦心痛"（《难经·二十九难》），本穴善治心痛、胸痛、结胸、胃痛、反胃、胸脘满闷、胁痛、胁下支满、腹中结块等，有"心胸内关谋"之说。又为止呕之要穴，治疗各种原因引起的呕吐，尤以治疗神经性呕吐见长。

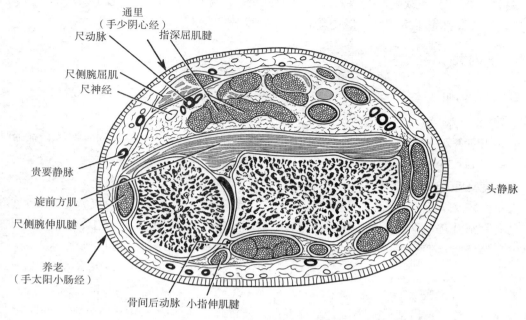

图 3-1-12　养老、通里穴横断面

外关，外指体表，关指关隘。因位于前臂外侧，手少阳之络脉由此别行，通过肘关节、肩关节注胸中合于手厥阴经，穴为主治头肢、躯干疾患之要穴，又与内关相对，故而得名。本穴是手少阳三焦经的络穴，通于阳维脉，具有和解少阳，清降三焦之火，清宣少阳经经气的作用。"阳维为病苦寒热"，主治外感表证，手少阳经体表循行通路上的病变，以及三焦之火上炎引起的咽喉、眼、耳、腮部疾患。

[归经] 内关–外关：手厥阴心包经–手少阳三焦经，内外阴阳表里相对。（见图 3-1-1）

[定位] 内关：腕横纹上 2 寸，掌长肌腱与桡侧腕屈肌腱之间。外关：腕背横纹上 2 寸，桡骨与尺骨之间。（见图 3-1-2）

[进针层次]

内关：皮肤→浅筋膜→前臂筋膜→指浅屈肌→指深屈肌→旋前方肌→前臂骨间膜。皮肤由前臂内、外侧皮神经双重分布。针由皮肤、浅筋膜穿前臂深筋膜，在桡侧腕屈肌和掌长肌之间入指浅屈肌，在正中神经的尺侧（或穿神经干）进入指深屈肌，经前臂屈肌后间隙入旋前方肌，直抵前臂骨间膜。以上诸肌除指深屈肌尺侧半由尺神经支配外，其他肌肉均由正中神经的肌支支配。

外关：皮肤→浅筋膜→前臂筋膜→小指伸肌→指深肌→示指伸肌。皮肌由桡神经发出的前臂后皮神经分布。该处皮肤、浅筋膜较掌侧厚而松弛，桡神经的浅支与头静脉起始部伴行，尺神经的手背支和贵要静脉起始部伴行。针由皮肤、浅筋膜穿前臂深筋膜，经小指伸肌的桡侧，入指伸肌，深进在拇长伸肌的尺侧入示指伸肌。以上诸肌（腱）均由桡神经肌支支配。

[功能] 内关：益心安神，和胃降逆，宽胸理气，镇静止痛；外关：清热解毒，通经活络。

[主治] 内关：心痛，心悸，不寐，癫狂，痫症，胃痛，呕吐，热病，肘臂挛痛。外关：伤寒，热病，头痛，颊痛，耳聋耳鸣，目赤肿痛，胁痛，肩背痛，肘臂屈伸不利，手指疼痛，手颤。

[**刺法**] 内关、外关：均直刺0.5~1寸。

[**备注**] 内关：手厥阴经之络穴，别走手少阳；八脉交会穴之一，通于阴维脉。外关：手少阳经之络穴，别走手厥阴；八脉交会穴之一，通于阳维脉。

（一）内关

● 现代应用

1. 胸痛

选双侧内关穴，针尖斜向肩部，进针约5分深，捻转行针约1分钟，同时按压胸部阿是穴。每日1次，留针30分钟。

2. 不稳定性心绞痛发作

取左侧内关穴。患者坐位或仰卧位，穴位常规消毒后，针尖向上与皮肤呈45°进针1.5~2寸，得气后施补法，重插轻提，顺时针捻转，持续运针使针感沿上肢内侧上行，上传过肘为最低要求，最佳时可直达病所，不留针。针刺后，若疼痛仍未缓解，可以同法再针刺右侧内关穴。

3. 心悸（阵发性心动过速）

取双侧内关穴，得气后施泻法，重提轻插，使针感传向肘部，留针15分钟，每日1次。

4. 腹痛

双侧内关穴。选用30号1.5寸毫针快速刺入皮下，得气后进行中等幅度提插捻转半分钟，留针1分钟，然后重复上述过程，至腹痛消失后出针。

5. 急性上腹痛伴呕吐

双侧内关穴。用30号1.5寸毫针，垂直快速进针1寸左右，得气后，行小幅度快速捻转110次/分，同时配合小幅度缓慢提插，针感放射到肘部有胀沉感后留针，3分钟行针1次，直至症状消失后出针。适用于肠痉挛、慢性胃炎、食物中毒等疾病所致上腹部疼痛伴呕吐者。

6. 减少气管插管副反应

双侧内关穴。用30号1.5寸毫针快速刺入0.5~1寸，得气后中度捻转1~2分钟，留针3~5分钟后出针。嘱病人张口，发"啊"长音，用1%丁卡因咽喉部喷雾，后行气管内麻醉（喉麻），然后行清醒下气管插管。

7. 癔病性瘫痪

双侧内关穴，用30号毫针垂直刺入，针0.5~1寸深，得气后行提插捻转泻法，在针刺过程中肢体功能已恢复者，停止运针，留针20分钟；未恢复者，每5分钟运针1次，并结合心理、暗示疗法。1次治疗未见效者，给予每日2次针刺治疗。

8. 药物过敏

双侧内关穴。用1~1.5寸毫针，中度刺激，捻转3~5分钟，留针30分钟。

● 古代应用

1. 伤寒

壬申岁（明隆庆六年，即公元1572年）大尹夏梅源公，行取至峨眉庵寓，患伤寒。同寅（同官）诸公，迎视六脉微细，阳证得阴脉。经云：阳脉见于阴经，其生也可知；阴脉见于阳经，其死也可许。予居玉河坊，正值考绩（考试），不暇往返之劳，若辞而不治，此公在远方客邸，且莅政清苦，予甚恻之。先与柴胡加减之剂，少效，其脉尚未合症，予竭精殚思，又

易别药，更针内关穴，六脉转阳矣。遂次第进以汤散而愈。后转升户部，今为正朗。(《针灸大成》)

按：气衰无力运血，证至六脉微细，已属气血不足之候，非柴胡之辈所能起。杨公改弦更张，易其药，更针内关，针药并用，和营复脉。圆机活法，妙在其中也。

2. 风痫

(蔡都尉之) 女患风痫甚危，其乃郎秀山，乃婿张少泉，邀予治之。乃针内关而苏。以礼厚赠，予固辞不受。遂以女许聘豚儿(旧时对人称自己的儿子的谦辞)杨承祺焉。(《针灸大成》)

按："心主神志"，心包络为心之外围。内关为手厥阴心包络经之络穴，能疏通心气，宽胸利气而止痛。

🌀典型病例

例1：胡某，女，37岁。胸正中部疼痛7天，疼痛在活动、呼吸、吞咽时加重，西医诊为"食管炎?"体格检查：膻中穴到鸠尾穴部，有一条状硬结，明显压痛，并向胸胁、背脊、腋、肘部扩散。治疗取双侧内关穴，针尖斜向肩部，进针约5分深，捻转行针约1分钟，同时按压胸部阿是穴，当即疼痛明显缓解，胸部舒畅。经治3次，疼痛基本消失。

按：内关为心包经络穴，又为八脉交会穴之一，与阴维脉相通，善治内脏尤其心胸疾患，"心胸内关谋"，宽胸通络止痛，以内关止剧烈发作之胸痛，效果极佳。

例2：毕某，男，39岁。胸闷，心痛1天。患者有"急性下壁心肌梗死"病史，因情绪波动，出现胸闷，心痛。刻下：胸闷，左心前区闷胀性疼痛，面色苍白，周身无力，舌淡黯，苔白，脉细涩。治疗取左侧内关穴。针尖向上与皮肤呈45°进针1.5~2寸，得气后施补法，重插轻提，顺时针捻转，持续运针使针感沿上肢内侧上行，针刺内关后，心前区疼痛迅速缓解，数天后亦未复发。

按：久病入络，气滞血瘀，治宜行气活血化瘀，通络止痛。内关为心包经络穴，是治疗心胸疾患的要穴，针之宽胸理气，通络止痛。《针灸聚英》："内关行处治心痛。"

例3：丁某，女，59岁，干部。心悸、胸闷、头晕1小时。患者1小时前，因与他人激烈口角，当即觉心悸、胸闷、头晕。体格检查：精神紧张，面色青白，血压170/110mm/Hg，心率170次/分，心电图显示：阵发性心动过速。诊断：心悸，辨证为木郁不达，气逆于心。治则：宽胸理气，宁心安神。治疗取双侧内关穴，得气后施泻法，重提轻插，使针感传向肘部，留针15分钟，治疗1次，症状消失，心率90次/分。翌日又巩固1次。

按：《针灸甲乙经》载："心澹澹而善惊恐心悲，内关主之。"内关穴乃心包络经之穴，别走少阳三焦，又为八脉交会穴之一，与阴维脉相通，具有清泄包络、疏利三焦之功，故收宽胸理气，宁心安神之效。

例4：黄某，男，20岁。腹痛2天。昨日外出受凉致腹部疼痛，逐渐加重，按压和热敷痛稍减。今日痛甚而求治。体格检查：面色苍白，腹凉喜按，舌淡，苔白，脉沉细。治疗取双侧内关穴。选用30号1.5寸毫针快速刺入皮下，得气后进行中等幅度提插捻转半分钟，留针1分钟，然后重复上述过程，前后共运针3次，最后出针。治疗1次，疼痛消失。

按：内关为心包络经之络穴，别走少阳三焦，少阳经历属上、中、下三焦；又为八脉交会穴，通阴维脉，"阴维为病苦心痛"。故取内关疏通三焦经气，通而不痛。尤其适用于急性单纯性胃炎引起的腹痛。

例5：陈某，女，32岁。双下肢瘫痪反复发作2年，近日加重。患者2年前结扎术后，精神紧张，出现四肢麻木，继之瘫痪，时语言不利，反复发作，近日因生气而加重。刻下：双下肢瘫痪无力，不能行走，问答清晰，时太息，舌红，苔白腻，脉弦。诊断：癔病性瘫痪。治疗取双侧内关穴，用30号毫针垂直刺入，针0.5~1寸深，得气后行提插捻转泻法，并结合心理、暗示疗法。治疗半月而愈。

按：本病由情志所伤，肝郁气滞而使脏腑阴阳气血失调所致。以内关调节脏腑阴阳气血，又为心包经络穴，通阴维，针之宽胸理气，宁心安神。

例6：焦某，男，61岁。患肺心病多年，机体素质很差，因红细胞降至1.8×10^{12}/L，于输血时骤然寒战，战栗不已。诊为输液反应药物过敏。治疗取双侧内关穴。用1~1.5寸毫针，中度刺激，捻转3~5分钟，留针30分钟。治疗1次病情稳定。

按：本病证属邪扰经络，治则为镇静安神止痉，着重用中度刺激手法施针。内关为心包经之经穴，刺之可镇静安神止痉。

文献摘录

舌裂出血寻内关；一切内伤内关穴，痰火积块退烦潮。（《杂病穴法歌》）

腹中气块痛难当，穴法宜向内关防，八法有名阴维穴，腹中之疾永安康。（《玉龙歌》）

心澹澹而善惊恐心悲，内关主之。（《针灸甲乙经》）

内关行处治心痛。（《针灸聚英》）

胸中之病内关担。（《兰江赋》）

胸满腹痛刺内关。（《标幽赋》）

（二）外关

● 现代应用

1. 神经根型颈椎病

取外关穴，左右交替。患者仰卧位或坐位，掌心向内，用30号1.5寸毫针，垂直快速进针1寸左右，针下有阻挡感、沉胀感为佳，然后先行提插5~6次，待针下有空虚感后，再行小幅度快速捻转，150次/分，同时配合小幅度缓慢提插。在针刺过程中，嘱患者缓慢旋转头颈部及患肢，直至疼痛等症状明显减轻后出针。每日1次，每次取单侧穴，交替使用，10次为1疗程。

2. 急性踝关节扭伤

患侧外关，按摩。患者伸臂俯掌，术者以拇指腹面按于穴位上揉动，中等强度，使局部产生酸胀感，每次施术10分钟，得气同时令患者活动患侧踝关节，由轻到重。术中患者若感到踝关节痛处有热感或疼痛加重感属正常现象。术毕可用正红花油涂患处及穴位局部。多数患者踝关节疼痛于术后即可基本缓解，活动恢复，少数经2~4次治疗后亦可痊愈。

外关为手少阳经络穴，通阳维，按摩此穴，能疏通少阳经气，并通过阳维脉作用于足踝部，舒筋通络止痛。

● 古代应用

牙痛

有老妇人旧患牙痛，人教将两手掌交叉（注：两手掌交叉：据下文注为外关穴，当指两虎口交叉），以中指尽头处为穴，灸七壮，永不疼。恐是外关穴也，穴在手少阳去腕后二寸陷中。（《针灸资生经》）

按：牙疼病因有风火、胃火、虚火等不同，治法、选穴也随之有异。取外关穴，推测为风火牙痛。外关为三焦经络穴，又是八脉交会穴，通阳维，灸之可疏风解表，清泄三焦实热。

典型病例

例：胡某，男，41岁，工程师。颈项酸楚不适3个月。患者3个月来颈项酸楚不适，动则尤甚，酸痛常放射至左手臂及拇、食二指。体格检查：C6、C7夹脊穴有压痛，压顶、叩顶试验（＋），臂丛神经牵拉试验（＋）。X线片示：C6、C7椎体骨质增生。诊断：神经根型颈椎病。治疗取外关穴，左右交替。用30号1.5寸毫针，垂直快速进针1寸左右，然后先行提插5~6次，待针下有空虚感后，再行小幅度快速捻转，150次/分，同时配合小幅度缓慢提插。在针刺过程中，嘱患者缓慢旋转头颈部及患肢，直至疼痛等症状明显减轻后出针。每日1次，每次取单侧穴，交替使用，10次为1疗程。治疗3个疗程，临床治愈。随访1年未复发。

按：外关为手少阳三焦经穴，手少阳经循颈，取其络穴外关，疏通局部经脉气血，散瘀通络。本法操作简便，临床表明远期疗效更佳。

文献摘录

伤寒在表并头痛，外关泻动自然安。（《兰江赋》）

一切风寒暑湿邪，头痛发热外关起。（《杂病穴法歌》）

主耳聋，浑浑淳淳无闻，五指尽痛，不得握物，实则肘挛泻之，虚则不收补之。（《针灸大成》）

外关、会宗主耳，浑浑淳淳聋无所闻。（《备急千金要方》）

腹中疼痛亦难当，大陵、外关可消详。（《玉龙歌》）

耳聋：外关，听会。（《针灸资生经》）

（三）内关、外关对刺

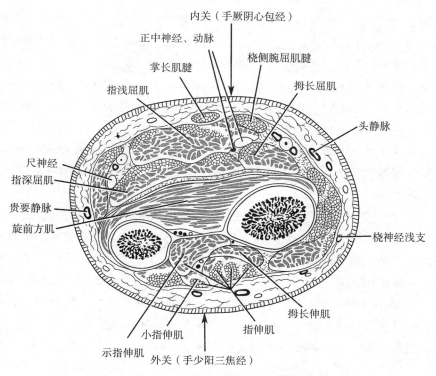

图 3-1-13　内关、外关穴横断面

[**主治**] 头痛，胸痛，无汗症，红斑性肢痛，醉酒。

[**刺法**] 内关、外关，均直刺0.5~1寸。

● 现代应用

1. 头痛、胸痛

取穴：外关、内关。外关斜刺0.5~1.5寸，酸胀感向上，用大幅度捻针数下，可扩散至肘、肩；内关斜刺0.5~1.5寸，麻胀感可扩散至肘、腋、胸；二穴针刺得气后均施提插捻转泻法或平补平泻。

2. 无汗症

取双侧内关、外关。针刺得气后补内关，泻外关。先针刺双侧内关穴，深度0.5~1寸，得气后行补法，轻提针体，待针下出现和缓的沉紧感和吸针感时，稍候片刻，当针下感觉减弱时，立即按压针柄，使针尖再向内深刺0.1~0.2寸。然后针刺双侧外关穴，深度0.5~1寸，得气后施泻法，针下出现较明显沉紧感时，立即提针0.1~0.2寸。均留针30分钟，每10分钟行针1次。每日1次，1周为1个疗程。

3. 红斑性肢痛

取穴：内关、外关、神门、合谷。内关、外关对刺，内关直刺1寸，外关直刺1寸，得气后施较大幅度提插捻转泻法，使针感向手指放散，留针30分钟，间隔10分钟行针1次。每日1次，10次为1疗程。

4. 醉酒

指压内关、外关。术者以双手拇指放于患者双手内关穴上，食指置于外关穴，用力指压内、外关穴及揉动，给以强度或中度刺激，每次施术3~5分钟，休息几分钟后可再施，控制症状后再持续半分钟停止手法。

🌀 **典型病例**

例1：李某，男，44岁。全身无汗1年余。于1年前淋雨后，寒热无汗，头身痛，服药症状消除，但汗出不止；又服中药止汗，药后汗止。1个月后，渐见全身皮肤干燥，双手足皲裂，胸闷。半年后上述症状逐渐加重而求诊。体格检查：全身皮肤干燥，双手足皮肤皲裂严重，全身无汗液分泌，颜面两颧发红。舌红，苔薄，脉沉细。针刺双侧内关、外关穴，采用对刺法。治疗7次后症状改善。为巩固疗效，共针刺4个疗程，诸症消失而愈。随访至今未复发。

按：本病由外感发汗太过，营阴亏损，营卫失调，腠理闭塞所致。治宜宣通肺气，调和营卫。内关为手厥阴之络，通阴维，宽胸理气，补则温中调气；外关为手少阳之络，通阳维，泻则解表散阳邪以解热。阴维主一身之里，阳维主一身之表，二穴对刺，共奏协调表里，平衡阴阳，调和营卫之效。

例2：许某，男，24岁。双上肢阵发性疼痛1个月，尤以肘关节以下疼痛明显，皮肤红肿，喜冷怕热，入夜尤甚。西医诊为"红斑性肢痛症"，用理疗、中药治疗效果不明显。体格检查：肘以下皮肤潮红，触之疼痛，舌红，苔黄，脉弦细。治以活血化瘀，通经活络。取穴：内关、外关、神门、合谷。内关直刺0.8~1寸，外关直刺0.8~1寸，得气后施较大幅度提插捻转泻法，留针30分钟，间隔10分钟行针1次。每日1次，10次为1疗程。刺1个疗程痊愈，未复发。

按：红斑性肢痛也称肢端红痛症，在上肢肘关节或下肢膝关节以下部位红肿、疼痛，一般呈对称性，疼痛呈阵发性、针刺样疼痛，夜间痛甚，遇冷痛减，遇热加重。西医学认为系自主神经性疾病，至今病因不明。中医学归为"血痹"范畴，系经脉气血痹阻，不通而痛。内关、外关，一阴一阳，一表一里，采用对刺法，激发阴阳表里二经之经气，疏通经络，理气止痛；合神门、合谷行气活血化瘀，经络气血通畅则痛止。

例3：张某，男，39岁。饮酒后头晕，头痛，恶心，呕吐，烦躁，四肢无力。以指代针，点按内关、外关。约15分钟后，头痛、眩晕好转，恶心、呕吐消失，移时入睡。

按：内关为手厥阴之络，通阴维，宁心安神，和胃降逆，宽胸理气；外关为手少阳之络，通阳维，清热解毒，通经活络。阴维主一身之里，阳维主一身之表，二穴合力，协调表里，平衡阴阳。

（四）内关透外关

[**透刺层次**]掌侧皮肤→掌侧浅筋膜→掌侧深筋膜→桡侧腕屈肌腱与掌长肌腱之间→指浅屈肌→指深屈肌桡侧缘→前臂屈肌后间隙→旋前方肌→前臂骨间膜→拇长伸肌与食指伸肌交界处→指伸肌→背侧深筋膜→背侧浅筋膜。在指浅屈肌的深面有正中神经及伴行血管，针自神经的尺侧通过；骨间前血管、神经位于指深屈肌与拇长屈肌之间，针亦自此血管神经束的尺侧通过；骨间后神经为指伸肌所覆盖，针自神经桡侧通过。

[**主治**]胸胁胀痛，脾胃不和，心痛，癫狂，诸痛症。

[**刺法**]持1.5~2寸毫针，由内关进针，透向外关穴，进针1.2~1.5寸。

● 现代应用

1. 癔病发作

取穴：内关透外关，百会。取双侧内关透外关，得气后施提插捻转泻法，百会施捻转泻法，强刺激，留针30分钟，间隔10分钟行针1次，每日1次。

2. 癔病性抽搐

取穴：内关透外关，太冲。取左侧内关透外关，双侧太冲，针刺得气后施提插捻转泻法，强刺激，持续行针约1分钟，留针15分钟，期间每5分钟行针1次。同时暗示、疏导。

3. 惊恐

双侧内关透外关，得气后行补法，小幅度提插捻转至局部有热胀感为度，留针30分钟，间隔10分钟行针1次。

4. 失眠

双侧内关透外关，进针1.2~1.5寸；若深刺，可在该穴体表区触及针尖，切忌穿过皮肤。平补平泻，留针30分钟，间隔10分钟行针1次。

5. 呕吐

针刺双侧内关透外关，得气后平补平泻，均匀提插捻转针体至出现徐和的沉紧感时，留针30分钟，间隔10分钟行针1次。适于多种原因引起的恶心呕吐，还可用于上消化道钡餐检查或胃镜检查中出现的恶心呕吐。以针刺后患者产生酸胀感，向上达肘部或向下达腕部传导，以有上下双向传导者效果最佳。

6. 呃逆

双侧内关透外关。针刺双侧内关穴，深透外关，得气后平补平泻，均匀提插捻转针体，针下出现徐和的沉紧感或吸针感时，留针30分钟，每隔10分钟行针1次，每日1次。

7. 不稳定型顽固性心绞痛

取穴：左侧内关透外关，合谷，神门。先针左侧内关透外关，后合谷，再神门。得气后施提插捻转平补平泻手法，中强刺激，留针30分钟或直至疼痛缓解，期间行手法1~2次。每日1

次，或于疼痛发作时针刺。7天为1疗程。同时予硝酸酯类、钙离子拮抗剂、阿司匹林常规治疗。

8. 急性腰扭伤

取双侧内关透外关。患者坐位或仰卧位，掌心向上，双手半握拳状，皮肤常规消毒，用28~30号2寸毫针，由内关透向外关，得气后施提插捻转泻法，强刺激，使针感向胸胁部传导，得气同时嘱患者试活动腰部，活动幅度逐渐加大，并做蹲起动作。留针20~30分钟，每5~10分钟行针1次，每日1次。

9. 手癣

取穴：内关透外关，合谷透劳宫。针刺得气后用捻转刮针手法，留针30分钟，10分钟运针1次。起针后局部用艾条悬灸30~60分钟，灸至不痒为止。每日1次。

典型病例

例1：王某，女，23岁。患者数年来眩晕易乏，失眠多梦，时而心慌，气短。10天前与人争吵后，猝然哭啼吵闹，胡言乱语，时而昏仆欲绝等。体格检查：神清，精神恍惚，表情呆滞，面略赤，脉轻取浮，重按细数。予滋阴降火，疏肝清热，安神定志。治疗取内关透外关、百会。内关透外关，得气后施提插捻转泻法；百会施捻转泻法，强刺激，留针30分钟，间隔10分钟行针1次，每日1次。治疗15次而愈。

按：内关为心包经络穴，又是八脉交会穴之一，具有宁心安神，镇静止痛，理气和胃作用；内关透外关，能从阴引阳。百会属督脉，且头为诸阳之首，针之泻诸阳之火而醒神。二穴相配可治癫病。

例2：苏某，女，39岁。晨起夫妻口角，致一天情绪不悦，未进晚餐，和衣而卧，丈夫下班后问其原委，病突发。患者自述胸闷，心悸，不自主发抖。体格检查：面红，眼泪频流，躯干颤抖，四肢抽搐。治疗取左侧内关透外关，双侧太冲。针刺得气后施提插捻转泻法，强刺激，持续行针约1分钟，留针15分钟，期间每5分钟行针1次。起针后5分钟诸症消失，安然入睡。随访半年未复发。

按：内关属手厥阴之络，别走手少阳，其气通阴维；外关属手少阳之络，别走手厥阴，其气通阳维，手厥阴与手少阳相表里。内关透外关，一针双穴，宽胸安神定悸，宣通三焦气机，气行则血行，血行则抽搐止。配肝经原穴太冲，疏肝解郁。

例3：王某，男，58岁。数月前受惊后，心悸不安，时而心烦惊惕，惊恐如人将捕，不愿外出见人，服药治疗未效。近日心神不宁，坐卧不安，夜不得寐。舌红，少苔，脉细数。治以镇惊安神。取内关透外关，配神庭，三阴交，行补法。针治1次后，神怯大减，连针3次而愈。

按："愁忧恐惧则伤心"，心伤则神无所主。内关为心包经络穴，"心胸内关谋"，《甲乙经》："心澹澹而善惊恐心悲，内关主之。"内关具有镇惊养心安神之功，内关透外关，沟通表里阴阳，含从阴引阳之意。神庭安神志，三阴交调补肝肾，滋阴养血安神。

例4：刘某，男，48岁。因就读高中的独子意外故去，思虑夜卧不宁，辗转难眠。近1个月病情加重，入睡难，睡后多梦易醒，醒后即难以入睡，甚至通宵不眠。次日觉倦怠乏力，注意力不集中，多方服药治疗无效。治疗取内关透外关，平补平泻，并嘱家人临睡前为其灸百会至有睡意。治疗7次，睡眠基本恢复。追踪3个月未见复发。

例5：赵某，女，42岁。失眠2年余，长期依赖安眠药，否则每晚辗转难以入睡，睡后易醒，每晚仅睡2~3小时，伴头晕，心悸，善惊，纳呆，肢倦，记忆力减退。舌淡，苔薄白，脉弦细。针刺双侧内关穴，平补平泻，留针30分钟，间隔10分钟行针1次。每日1次，经针3次，每晚可安睡4小时。再经1个疗程治疗，睡眠正常。

按：阴阳失调，而产生失眠。根据阴阳互根的原理，阴或阳有疾，都会影响到阳或阴。内关为心包经络穴，别手少阳三焦，通阴维，维系诸阴经；外关为三焦经络穴，别走手厥阴心包，通阳维，维系诸阳经，内关透外关含从阴引阳之意，以调摄阴阳，调和气血，养心安神志。灸百会，宗《针灸资生经》"遇忧愁凄怆，灸百会"。若非因忧愁凄怆，则不必灸。

例6：周某，男，62岁。恶心、呕吐半年。半年前出现经常恶心、呕吐，伴体倦，纳呆，时有呃逆，服中西药治疗无明显疗效。既往患十二指肠溃疡。治以调理脾胃，和胃降逆。治疗取内关透外关，足三里，中等刺激。针1次后，恶心明显减轻，呕吐次数减少；针2次后恶心、呕吐消失。

按：胃失和降，气逆于上而致呕吐。气逆于上为阳病，内关透外关，为从阴引阳。内关为手厥阴之络穴，有和胃降逆，宽胸理气之功，擅治各种类型呕吐，尤以治疗神经性呕吐见长；足三里健脾和胃，扶正培元，理气降逆。脾胃和，逆气降则呕恶自平。

例7：刘某，男，41岁。呃逆3天。精神受创后出现呃逆，呃声频频，难以自主，声音洪亮，伴胸闷，不思饮食，在某医院诊为"膈肌痉挛"，予西药治疗无效。舌淡红，苔薄白，脉弦滑。治疗取内关透外关，平补平泻，治疗3次而愈。

按：情志不畅，气机郁滞，胃气上逆动膈而成呃逆。针内关宽胸利膈，理气降逆。胃气上逆属阳病，内关透外关，能从阴引阳，使气机通畅，则呃逆止。

例8：黄某，女，55岁。反复左胸前区压榨样疼痛半年，加重2天。既往有糖尿病、高脂血症病史。过去出现胸前区压榨样疼痛，给予硝酸酯类、钙离子拮抗剂、尿激酶、哌替啶等西药扩管解痉止痛药物等，症状尚能缓解。本次发病曾给予上述药物等，缓解疼痛4~5小时，复出现心前区压榨样疼痛，伴烦躁不安。查心电图，ST-T压低约1mV，心激酶属正常范围。先针左侧内关透外关，后合谷，再神门。得气后施提插捻转平补平泻手法，中强刺激，留针30分钟或直至疼痛缓解，期间行手法1~2次。同时予硝酸酯类、钙离子拮抗剂、阿司匹林常规治疗。患者心前区疼痛迅速缓解，数天后亦无再次发作。

按：冠心病心绞痛属虚者多，属实者少，常表现为虚实寒热夹杂，是由于痰浊瘀血痹阻心脉络道而引起的一种内科急危重症。紧急处理办法：宣痹镇痛。针刺治疗，大多能即刻止痛，或5~10分钟后疼痛缓解。内关宽胸通络止痛，为治疗心胸疾病之要穴，透外关通阳宽胸宣痹。

例9：周某，女，19岁。因动作不当扭伤腰部，即感腰部剧痛难忍，休息后疼痛无缓解。体格检查：腰部左侧压痛明显，主动及被动活动均受限，局部无红肿青紫。诊为急性腰扭伤。治疗取双侧内关透外关。用28~30号2寸毫针，由内关透向外关，得气后施提插捻转泻法，强刺激，使针感向胸胁部传导，同时嘱患者试活动腰部，进针约3分钟后患者腰痛明显减轻，嘱其逐步活动腰部，再做蹲起动作。出针后腰痛消失。

按：急性腰扭伤后脉络受损，气血不畅，局部取穴难达调气行血之目的，且因伤处疼痛，局部刺激往往增加患者痛苦，故以远部取穴效果好。内关透外关一针两穴，能从阴引阳，宣通上中下三焦之气机，交通阴阳之气，气行则血行，血行则脉络通，通则不痛。

例10：张某，女，50岁。患手指癣3月余。局部起水疱，瘙痒，抓破后出黏液糜烂。治疗取内关透外关，合谷透劳宫。针刺得气后用捻转刮针手法，留针30分钟，10分钟运针1次。起针后局部用艾条悬灸30~60分钟，灸至不痒为止。每日1次。治疗7次而愈。

按：本病属"鹅掌风"范畴。内关透外关，调理手厥阴经和手少阳经表里两经经气，通阳除湿，调和阴阳；合谷为手阳明经原穴，疏风散热，活血；劳宫为手厥阴心包经穴，泄热。诸穴合力，调手部气机，泄热祛风。

（五）外关透内关

[**主治**]肺部手术针刺麻醉，胁肋痛，软组织损伤疼痛等。

[**刺法**]用1.5~2寸毫针，由外关进针，透向内关穴，进针约1~1.5寸，得气后施提插捻转泻法。

● 现代应用

1. 肺切除术针刺麻醉

取患侧外关透内关。进针后，一般预先做10~20分钟左右的运针（称为诱导），然后开始手术，也可用电针代替手法运针，刺激强度以患者有感应而能耐受为宜。术中，根据情况留针或持续运针。电针可采取不断加大电流或用断续通电的方法，以保持一定的感应。术毕即可起针。

2. 白内障晶体摘除术

外关透内关，合谷，均患侧。进针后操作同上。

3. 胁肋痛

取患侧外关透内关。以2寸毫针，由外关穴垂直进针，得气后透刺内关穴，施捻转泻法，持续行针约1分钟，间歇行针，留针15~20分钟或疼痛缓解后出针，每日1次。

4. 耳鸣

取双侧外关透内关，听会。患者坐位，用30号1.5~2寸毫针，采用深刺透穴手法，以内关穴见针尖在皮下波动为度，不要穿破皮肤。听会，张口，直刺0.8~1寸。实证宜泻，虚证宜补，得气后施捻转补泻，不提插，每隔10分钟捻转1次，留针30分钟。肝胆气郁，肝阳上亢型，加太冲；肾气亏虚，经络失养型，加太溪。每日1次，10次为1疗程。

5. 落枕

取双侧外关透内关。用1.5~2寸毫针，外关穴垂直进针，得气后透刺内关穴，以针尖在内关皮下波动为度，双侧进针，同时捻转，但不提插，重刺激1~2分钟，隔5~10分钟捻转1次，留针30分钟。行针期间嘱患者活动颈部，幅度由小到大，由慢到快，每日1次。

6. 肩关节周围炎

对侧外关透内关。选对侧外关穴，进针0.8~1寸，捻转手法，得气后透刺内关穴，快速捻转约3分钟，边捻针边嘱患者活动患肢肩关节，活动量逐渐加大，至最大限度为止，活动方式分前后摇摆及肩关节旋转，每隔10分钟行针1次，留针30分钟，每日1次。

7. 软组织损伤疼痛

取健侧或双侧外关透内关，手小节（奇穴，屈指取穴，在手第四指即无名指中节外侧中间赤白肉际处）。外关穴用1.5~2寸毫针直刺1.2~1.5寸，得气后施捻转泻法，强刺激，针感以麻为好；手小节用0.5寸毫针，以45°角向手指远端斜刺0.2~0.3寸，强刺激，针感以酸为佳。留针30~60分钟，隔10分钟行针1次，嘱患者留针期间活动患处。本法适用于周身各处软组织损伤疼痛及坐骨神经痛、肩周炎、牙痛、头痛等。

8. 胸壁挫伤

取双侧外关透内关。1.5寸毫针由外关穴进针，快速刺入皮肤0.5~1寸，得气后深刺透内关穴，小幅度快频率捻转，配合胸式深呼吸调气，忌手法过重，留针20分钟，每5分钟行手法1次，尤以治疗气滞型效果佳。

若治疗血瘀型，首选阳陵泉穴。外关穴疏利气机的作用较活血化瘀作用强；阳陵泉疏利气机、活血化瘀止痛作用强。此法简便易行，可作为首选腧穴。

9. 腕关节痛

取穴：外关透内关，养老，均取患侧。患者坐位，掌心向胸，外关穴垂直进针，采用深刺透穴法，得气后透刺内关，局部酸胀感，有时可扩散至指端；养老直刺，进针0.8~1寸，得气后手掌及手腕酸麻。均平补平泻，留针30分钟，期间行针2次，出针后嘱患者活动腕关节，每日1次。

10. 心脏神经症

取穴：外关透内关，双侧。取1.5寸毫针从外关进针透至内关穴，得气后平补平泻。

11. 高血压性心脏病并快速心房颤动

取穴：外关透内关，双侧。取1.5寸毫针从外关进针透至内关穴，得气后平补平泻，留针30分钟，每5分钟行针1次。

● 典型病案

例1：李某，女，32岁。3日前因夫妻口角引起胁肋胀痛，走窜不定，伴胸闷不舒，喜太息，症状每因情志波动而增减，舌红，苔白，脉弦。属肝气郁结，气机不畅。治宜疏肝理气，调畅气机，通络止痛。取患侧外关透内关。以2寸毫针，由外关穴垂直进针，得气后透刺内关穴，施捻转泻法，持续行针约1分钟，间歇行针，留针15~20分钟或疼痛缓解后出针，每日1次。经3次治疗后症状消失，随访3个月未发。

例2：杨某，女，29岁。近日左胁肋部疼痛，时轻时重，今日突然痛剧，转侧不利，尤其向右转侧痛剧而转侧不能，坐卧不安。急针外关透内关，得气后施泻法，同时作左右转侧活动，针入1~2分钟后疼痛明显好转，留针15分钟后出针，局部隐痛，灵活转侧。

按：外关为手少阳经穴，手少阳经气流注足少阳，足少阳经循经胁肋部，外关疏通经络的作用强，取同名经穴外关调畅经气，通经活络。外关透内关，一针双穴，针刺深，针感强，气至速。

例3：张某，女，42岁。耳鸣1天。1天前因生气而致耳鸣，患者自觉耳中闷眩，鸣声不断，声如蝉鸣，口干，舌红，脉弦。诊为实证耳鸣。取双侧外关透内关，听会。用30号1.5~2寸毫针，采用深刺透穴手法。听会，直刺0.8~1寸。得气后施捻转补泻，不提插，每隔10分钟捻转1次，留针30分钟。治疗1次，耳鸣明显减轻，治疗2次痊愈。

按：手、足少阳经循耳之前后，外关为手少阳经穴，取外关疏导少阳经气，通经活络；内关属手厥阴经穴，外关透内关，育阴潜阳。听会属足少阳经穴，疏通少阳及局部经气。

例4：王某，女，24岁。落枕2天。夜间睡眠时受风，晨起感颈部疼痛，不能活动，自搽红花油无效。体格检查：头项板滞，左右回顾及前后俯仰功能障碍，自觉颈项肌肉发紧，有压痛。治疗取外关透内关，治疗1次，痛止而愈。

按：落枕又称颈部伤筋，经脉气血阻滞，不通则痛。《灵枢·终始》："病痛者，阴也。"疼痛导致颈部活动功能障碍，病属阳。手少阳经循颈，取手少阳之络穴外关，疏通经气并祛外感之邪，调其气机；外关透内关能从阳引阴。气运通畅，疼痛自止。

例5：胡某，女，46岁。左肩疼痛2周。患者睡眠时受寒致左肩疼痛，逐渐加重，以夜间为甚，肩部活动受限。体格检查：左肩关节无红肿，前屈上举80°，外展50°，内旋后伸至腰。治疗取外关透内关，治疗7次后痊愈。

按：肩关节疼痛，属阴；运动功能障碍病属阳。根据阴阳互根的原理，外关透内关能从阳引阴。《灵枢·经脉》载手少阳三焦经循行"上贯肘，循臑外，上肩而交出足少阳之后"，故选少阳三焦经之络穴外关，疏通经络，畅通气血。

例6：杨某，女，16岁。右肘关节跌伤1日，骨科诊断为肘关节软组织损伤。体格检查：右肘关节瘀血肿胀，患部扪之有热感，屈伸受限，稍活动患部即疼痛难忍。右侧小海和少海部位有压痛，曲泽及其周围瘀血肿胀较重。舌质红，苔薄白，脉弦细数。取健侧外关透内关，手小节。手小节为奇穴，屈指取穴，在手第四指即无名指中节外侧中间赤白肉际处。治疗5次痊愈。

按： 取外关通经活络，疏通经气，通而不痛；透内关，则从阳引阴。手小节为治疗扭、挫伤、创伤性疼痛的经外奇穴。

例7：柴某，女，45岁。昨日不慎摔倒，造成胸壁挫伤，肿胀疼痛。体格检查：局部皮肤挫伤，未见明显青紫，局部肿胀，压之痛，舌淡，苔白，脉沉弦。取双侧外关透内关，手小节。外关穴用1.5~2寸毫针直刺1.2~1.5寸，得气后施捻转泻法，强刺激；手小节用0.5寸毫针，以45°角向手指远端斜刺0.2~0.3寸，强刺激。留针30~60分钟，隔10分钟行针1次，嘱患者留针期间活动患处。治疗3次痊愈。

按： 外关属少阳三焦经穴，三焦经循行布于胸中，内关属手厥阴心包经穴，心包经起于胸中，其支者，循胸。取外关透内关，从阳引阴，激发表里二经之经气，疏利气机，通经活络。

例8：王某，男，29岁。左手腕关节扭伤月余，疼痛逐渐加重，经按摩、理疗效果不明显。刻下：左手腕关节稍肿大，有压痛，活动时疼痛加重，舌淡红，苔白，脉弦细。治疗取外关透内关，养老，均患侧。平补平泻，留针30分钟，期间行针2次，出针后嘱患者活动腕关节，每日1次。治疗3次痊愈，3个月后随访未复发。

按： 外关属三焦经穴，内关属心包经穴，三焦、心包二经分别行于腕内、外侧，且相表里，外关通经活络，透内关，从阳引阴，疏通表里二经，通络止痛；配养老，舒筋通络。

例9：刘某，女，50岁。心悸、胸闷、气短史9年。某医院诊为"心脏神经症"，经治疗有所好转，但常无明显诱因而发作，用"丹参"等治疗，约在30分钟后逐渐缓解。5分钟前无明显诱因突又发病。患者表情痛苦，双目微闭，精神倦怠，失语，肢软，卧床。体格检查：血压90/60mmHg，心率82次/分，双瞳孔等大正圆，对光反射存在，心律齐，各瓣膜未见病理性杂音。诊断：心脏神经症。治则：疏肝理气，解郁通络。治疗取双侧外关透内关，得气后平补平泻，针下约30秒，患者一声长叹，口已能言，手足已见活动。自诉发作时胸闷难忍，气短、乏力。而针下胸闷即去，气短乏力渐减。留针5分钟，起针时已恢复如初。

按： 心脏神经症的发病，精神因素起主导作用，焦虑，情绪激动，精神创伤等每为其常见诱因。外关属手少阳三焦经穴，有和解少阳，理气解郁通络之功，《医宗金鉴》载："心中动悸，内热手心热，胸胁与臂手疼痛……唯有外关针极灵。"内关属厥阴心包经穴，《常用腧穴临床发挥》认为因思虑恼怒、情志失和、气机阻滞的病变都属内关穴主治范围，故外关透内关，疏肝理气，解郁通络。

例10：杨某，女，66岁。头昏，头痛，心悸，胸闷3年。10分钟前突感头昏、心悸加重，急来诊。症见：心悸，胸部牵涉背部剧烈抖动，伴头昏，胸闷，呼吸困难，下颌酸痛，脚软乏力，小便频数。体格检查：脉搏90次/分，血压201/100mmHg，口唇轻度发绀，气管居中，颈静脉无怒张，全心浊音界扩大，心律不齐，心率120次/分，主动脉瓣可闻及Ⅱ级以上舒张期吹风样杂音，$A_2 < P_2$，双肺呼吸音增粗，可闻及干性啰音，肝脾未触及，双下肢膝以下凹陷性水肿。心电图示：快速房颤，平均心室率125次/分，部分伴室内差异传导，右心室肥厚。诊断：高血压性心脏病并快速房颤。治则：宽胸理气，通络止痛。治疗取双侧外关透内关，得气后平补平泻，5分钟后头昏、头痛消失，心悸、胸闷减轻；30分钟后起针时心悸、胸闷等诸症悉除。体格检查：心率70次/分，律齐，血压170/90mmHg，发绀消失，双肺干啰音减少。嘱

患者复查心电图。

　　按：房颤的治疗，常用洋地黄来控制心室率，用体外同步直流电或奎尼丁来转复心律。但洋地黄治疗量与中毒量相接近，容易引起洋地黄中毒；奎尼丁对有心力衰竭者应慎用，并常易引起更为严重的心律失常，有一定的危险性；而直流电复律则须在特殊设备配套条件下才能进行。用针刺外关透内关，方法简便，且收效迅捷，无任何毒副作用，可用来恢复正常心律。

文献摘录

　　胁肋痛，取外关透内关泻之。（《医学纲目》）

六、间使 – 支沟

[概说]

　　间使，因对心与心包络之间，心包络与三焦之间，负有调和气血之使命，故而得名。主治本经经病、心包络病和情志病，尤其是对于情志失和，气机不畅所产生的病理证候，具有一定功效。它还是治疗疟疾的常用有效穴。临床取本穴多用泻法。

　　支沟，手腕属上肢，"肢"字古与"支"通，穴在两骨之间狭窄如沟渠，故名支沟。主治本经经脉循行通路上的病变和热邪循经上扰引起的某些病证，是治疗便秘、胁肋痛的特效穴。

　　[归经] 间使–支沟：手厥阴心包经–手少阳三焦经，内外阴阳表里相对。（见图3–1–1）

　　[定位] 间使：腕横纹上3寸，掌长肌腱与桡侧腕屈肌腱之间。支沟：腕背横纹上3寸，桡骨与尺骨之间。（见图3–1–2）

　　[进针层次]

　　间使：皮肤→浅筋膜→前臂筋膜→指浅屈肌→指深屈肌→旋前方肌→前臂骨间膜。皮肤由前臂内、外侧皮神经双重分布。前臂浅筋膜内，除上述神经外，还有前臂正中静脉行经。针由皮肤、浅筋膜穿前臂筋膜，在桡侧腕屈肌和掌长肌之间入指浅屈肌，穿正中神经，或经该神经的两侧，深进指深屈肌，经前臂屈肌后间隙入旋前方肌。除指深屈肌的尺侧半由尺神经支配外，其他均由正中神经的分支支配。

　　支沟：皮肤→浅筋膜→前臂筋膜→小指伸肌→拇长伸肌→前臂骨间膜。皮肤由前臂后皮神经分布。浅筋膜内有贵要静脉和头静脉的属支。针由皮肤、浅筋膜穿前臂深筋膜，入小指伸肌，深抵其下面的拇长伸肌。

　　[功能] 间使：益心气，清神志，调肠胃，理经血；支沟：清三焦，降逆火，通腑气。

　　[主治] 间使：心痛，心悸，失声，干呕，热病，烦躁，疟疾，癫狂，痫症。支沟：耳聋耳鸣，暴暗，热病，呕吐，便秘，胁肋痛，肩背酸痛。

　　[刺法] 间使：直刺0.5~1寸；支沟：直刺0.5~1.2寸。

　　[备注] 间使：手厥阴经之经穴。支沟：手少阳经之经穴。

（一）间使

● **现代应用**

1. 顽固性呃逆

　　取双侧间使穴。针刺得气后施泻法。快速进针，刺入皮下，先缓慢下插直入地部，重提轻按行6次，再上提至人部，重提轻按行针6次，再上提至天部，重提轻按6次，然后将针缓慢下插直入地部，如此重复操作6遍，最后摇大针孔，缓慢出针，不闭针孔。一般针1次呃逆即止，必要时次日再针1次。

2. 胁肋痛

取穴：间使，针刺得气后施泻法，在留针时，令患者咳嗽，深呼吸，活动患部，其疼痛减轻或消失后出针。隔日治疗1次。

3. 梅核气

妇人自觉咽中有异物阻塞，像烤熟的肉块，咯之不去，咽之不下，是因痰气搏结所致。针泻间使、天突、丰隆，类似半夏厚朴汤加味之效。兼见精神抑郁，胸闷胁痛，腹胀嗳气，食欲不振，胃脘隐痛者，上方丰隆易中脘或上脘，理气和胃，祛痰降气利咽；兼见气逆上冲，胸膈痞满者，针泻间使、天突、公孙，宽胸利气，降逆散滞。

典型病例

例1：孙某，男，23岁。呃逆3天。患者3天前发生呃逆，呃声短促频繁，昼夜呃逆不停难以进食及入睡，经肌注654-2解痉剂效不显。治疗取双侧间使穴。针刺得气后施泻法，呃逆立止。

按：间使属手厥阴经穴，手厥阴经起于胸，下膈，历络三焦，具宁神、和胃之功，施手法，达和胃降逆，宽胸利膈而止呃逆。本法用治原发性、顽固性呃逆效果好。

例2：肖某，女，30岁。胁肋痛半年。患者半年前因劳动闪挫致胁肋疼痛，经中西药多次治疗效不显。刻下：左侧第七、八肋间腋线处疼痛，咳嗽、深呼吸、转侧和震动时疼痛加剧，按摩则痛缓，外观身体健壮。辨证为损伤筋脉，气机阻滞之胁痛。治则：利气散滞。针泻间使，隔日针治1次。针1次，疼痛明显减轻，共针6次痊愈。

按：因扭伤、跌仆闪挫，致使气血瘀滞，脉络阻滞或伴有咳嗽、深呼吸、转侧痛甚，活动受限，以及遇怒加重的气滞血瘀症状者，取泻间使，通经活络，行气散滞。若兼血瘀，配泻三阴交，行气活血，祛瘀止痛，效果甚佳。

文献摘录

疗惊悸，穴间使。（《普济方》）

疟生寒热兮，仗间使以扶持。（《通玄指要赋》）

间使剿疟疾。（《玉龙赋》）

疟疾三日发：寒多热少，复溜；热多寒少，间使。（《肘后歌》）

脾家之症最可怜，有寒有热两相煎，间使二穴针泻动，热泻寒补病俱痊。（《玉龙歌》）

治手痛，间使。（《普济方》）

（二）支沟

● 现代应用

1. 胁痛

法1：取患侧支沟穴。用30号1.5寸毫针直刺0.8~1.2寸，得气后施泻法，令患者产生酸、麻、胀感为度，留针10~15分钟。或于患侧支沟穴上找到静脉血管，三棱针点刺放血，出血量以2~3ml为佳。超过3ml，则以消毒棉球压迫止血；少于2ml，针后于穴上加拔火罐。两侧痛时取双侧，每日1次。

法2：支沟、阳陵泉，均患侧。得气后施提插捻转泻法，强刺激，每隔5分钟行针1次，留针30分钟，每日1次。

2. 便秘

取穴：支沟、上巨虚。针刺得气后施提插捻转泻法，留针20分钟，隔5~10分钟行针1次，每日1次。

3. 产后尿潴留

取穴：支沟、太冲。用30号1.5寸毫针，针刺二穴得气后，平补平泻，每隔3~5分钟行针1次，留针20分钟。同时嘱患者用艾条自灸气海、关元，有尿意后，嘱边按揉小腹边排尿。

◉ 典型病例

例1：石某，男，45岁。饭后约2小时突然出现右胁下疼痛，既往患慢性胆囊炎3年。治疗：选用支沟穴，用30号1.5寸毫针直刺0.8~1.2寸，得气后施泻法，令患者产生酸、麻、胀感为度，约2分钟后疼痛减轻；15分钟后痛止。嘱其明日到医院详细检查，以针对病因系统治疗。

例2：陈某，女，34岁。突发右胁肋剧痛难忍，咳嗽，转侧加重，烦躁不安，舌红，少苔，脉弦紧。诊为"肋间神经痛"，取患侧支沟、阳陵泉，得气后施提插捻转泻法，强刺激，每隔5分钟行针1次，留针30分钟，经1次治疗而愈。

按：支沟属手少阳经穴，手少阳经气流注足少阳，足少阳循行"络肝，属胆，循胁里……其直者，从缺盆，下腋，循胸，过季胁"故"胁肋支沟取"，支沟为治疗胁肋部病变的经验要穴，取支沟疏通经络而止痛。

例3：李某，女，27岁。便秘2日。患者欲大便而干结不下，伴口干，烦躁，腹胀，小便黄少。体格检查：舌质红，苔黄厚腻，脉弦数。取支沟、上巨虚，针刺得气后施提插捻转泻法，留针20分钟，隔5~10分钟行针1次，治疗1次后即大便顺畅。随访半月，未再便秘。

按：本症属热秘型，治宜清热润肠，重在用泻法施针。支沟系手少阳三焦经穴，清泻三焦火炽而通便，为治疗便秘要穴；上巨虚为大肠经下合穴，"合治内腑"，取之清泻胃肠实热。

例4：李某，女，27岁。非计划内怀孕，被迫引产，术后24小时，出现尿潴留。治疗取支沟、太冲。用30号1.5寸毫针，针刺二穴得气后，平补平泻，每隔3~5分钟行针1次，留针20分钟。同时嘱患者用艾条自灸气海、关元，20分钟后患者便有尿意，嘱边揉按小腹边排尿，排出尿液600ml后，排尿转为正常。

按：患者因非计划内怀孕，被迫引产，思想负担较重，致肝气不舒，郁于下焦，脉络瘀阻，膀胱通调失司。取三焦经腧穴支沟，疏通水道；肝经太冲，疏肝解郁；艾灸气海、关元，调理气血。

🕊 文献摘录

胁肋疼痛针飞虎（支沟别名飞虎）。(《标幽赋》)

大便虚闭补支沟。(《杂病穴法歌》)

筋痛闭结支沟穴。(《胜玉歌》)

若是胁疼并闭结，支沟奇妙效非常……大便闭结不能通，照海分明在足中，更把支沟来泻动，方知妙穴有神功。(《玉龙歌》)

胁肋疼痛：支沟、章门、外关。(《针灸大成》)

（三）间使、支沟对刺

[**主治**] 古代用于牙关脱臼、鬼击等。

[**刺法**] 两穴一边一针，分别直刺0.5~1寸。

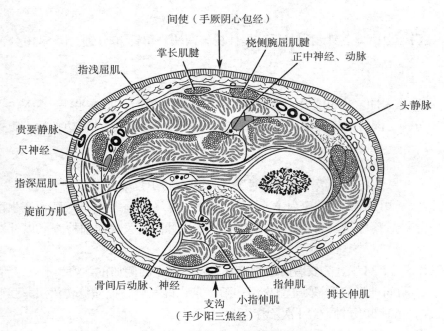

图 3-1-14 间使、支沟穴横断面

● 古代应用

牙关脱臼

家岳母黄刘氏，年六十五，因呵欠牙关脱臼，饮食俱废，经外科医治无效，至第四日，来舍就医，琚（注：即作者柳兆琚）即刺间使、支沟、百劳、三阴交、颊车、地仓、承浆、合谷等穴；另用芪、归、术、草、防风以助治；外用生南星末调姜汁敷患处。当针刺后，已能略进饮食，次晨下颌亦收上，惟未能复原，乃依法复治一日，竟获痊愈，已恢复原本状态，饮食如常。（柳兆琚医案）

按： 患者素体阴阳失调，牙关不固，故呵欠致牙关脱臼。相对穴间使、支沟，一为手厥阴心包经穴，一为手少阳三焦经穴，一阴一阳，一表一里，疏通表里阴阳两经之经气，阴阳相协，益心气，清三焦，调肠胃，通腑气。三阴交调理三阴。余穴均为局部取穴，辅以循经取穴，旨在疏通经络。"面口合谷收"，取合谷疏调面颊部经气。

📖 文献摘录

鬼击：间使、支沟。（《针灸大成》）

卒心痛：间使、支沟、然谷、上脘、气海、涌泉、三里、大敦、独阴，针灸并用。（《针灸配穴》）

伤寒结胸：间使、支沟、行间、阿是穴。（《针灸配穴》）

胸胁痛：间使、支沟、天井、大陵、三里、太白、丘墟、阳辅，针灸并用。（《针灸配穴》）

（四）间使透支沟

[**透刺层次**] 掌侧皮肤→掌侧浅筋膜→掌侧深筋膜→桡侧腕屈肌腱与掌长肌腱之间→指浅屈肌→指深屈肌→旋前方肌近侧缘→前臂骨间膜→拇长伸肌→指伸肌与小指伸肌交界处→背侧深筋膜→背侧浅筋膜。在指浅屈肌的深面有正中神经及伴行血管，针自神经的尺侧通过；拇长伸肌的背侧有骨间后血管、神经束，针自此血管神经束的桡侧通过。

［**主治**］疟疾，痰，心疼胸胁苦闷。

［**刺法**］持1.5~2寸毫针，由间使穴进针，垂直透刺支沟血，进针约1.2~1.5寸。

● 现代应用

疟疾

取穴：间使透支沟，大椎。于发作前2~3小时针刺，强刺激。每日1次，连续3~6天。

● 典型病例

例：李某，女，28岁。定时寒热往来3天。3天来患者每日下午先寒战，继则高热，头痛，胸闷，至傍晚汗出热退，口干，喜饮。查血涂片，找到疟原虫。舌红，苔薄白，脉细数。治以通阳截疟。治疗取间使透支沟，大椎。于发作前2~3小时针刺，强刺激，留针15~30分钟，每隔5分钟行针1次。治疗1次后已不发作，继针2次以巩固疗效。5天后查血涂片，未找到疟原虫。

按：间使为手厥阴经穴，支沟为手少阳经穴，厥阴与少阳为表里，间使透支沟，和解表里，调整阴阳之气以驱邪截疟，为治疟经验要穴。大椎是手足三阳经与督脉之会，疏导一身之阳气而祛邪，为治疟之要穴。诸穴合用，收通阳、和解、截疟之功。

● 文献摘录

脾家之症最可怜，有寒有热两相煎，间使两穴针泻动，热泻寒补病俱全。杨注：间使透支沟，如脾寒可灸。（《针灸大成》）

疟疾寒热真可畏，须知虚实可用意，间使宜透支沟中，大椎七壮合圣治。（《肘后歌》）

（五）支沟透间使

［**主治**］胁痛，落枕。

［**刺法**］用1.5~2寸毫针由支沟进针，垂直透刺间使穴，进针1.2~1.5寸。

● 现代应用

1. 胁痛

取穴：支沟透间使，丘墟，太冲。丘墟、太冲均直刺0.5~0.8寸，得气后施泻法，强刺激，持续运针1~2分钟，待疼痛缓解，留针30分钟。每日1次，10次为1个疗程。

2. 落枕

患侧支沟透间使。取患侧支沟穴，用1.5~2寸毫针直刺，边刺边捻针，得气后透间使穴，中等刺激3分钟，留针20分钟，同时在颈部压痛点拔火罐。

● 典型病例

例1：柴某，女，49岁。右胁疼痛2年，加重4天。患者2年来常出现右胁疼痛，自服茴香茶，胁痛缓解。3天前，因与人争吵，又出现胁痛，服茴香茶疼痛稍减。次日胁痛加剧，纳食不进，伴恶心，烦躁。刻下：右胁疼痛，拒按，恶心，发热，体温38.2℃，舌淡，苔薄黄，脉弦滑，右上腹胆囊区压痛，大便2日未行。血常规：白细胞11.2×10^9/L，中性粒细胞百分比84%，淋巴细胞百分比16%。腹部B超显示：胆囊7.2cm×3.4cm，壁厚毛糙。证属肝胆气滞，湿热郁积。治宜行气解郁，清利湿热。治疗取支沟透间使，丘墟，太冲。丘墟、太冲均直刺0.5~0.8寸，得气后施泻法，强刺激，持续运针1~2分钟，待疼痛缓解，留针30分钟。每日1次，10次为1个疗程。治疗2次后，大便已行，不发热，疼痛明显减轻。共治疗1个疗程，诸症悉除。

按：胁痛甚，取少阳胆经原穴丘墟、厥阴肝经原穴太冲，肝胆同治，施泻法强刺激。痛甚不止，再加支沟透间使。"胁肋支沟取"，支沟为治疗胁肋部疾病经验要穴，同时，支沟又是治疗便秘的效穴；支沟透间使，从阳引阴，疏通经络，沟通表里，平衡阴阳。

例2：张某，女，19岁。前日起床时，觉左侧颈项部酸痛，痛连肩背，不能转侧。患侧支沟透间使。治疗取患侧支沟穴，用1.5~2寸毫针直刺，边刺边捻针，得气后透间使穴，中等刺激3分钟，留针20分钟，同时在颈部压痛点拔火罐。治疗即愈。

按：取少阳三焦经穴支沟治疗落枕为循经远取，疏通经络，运行气血。支沟透间使，含从阳引阴之意。

七、郄门 – 三阳络

[**概说**]

郄门，为手厥阴之郄，当去腕5寸，两筋相夹分肉之间，如门之状，故而得名。本穴为手厥阴之郄穴，主治心血管病、神志病及手厥阴经体表循行通路上的病变。

三阳络，穴为交络手三阳经之处，故而得名。具有通络、开窍、镇痛功能，主治手少阳经循行通路上的手臂、咽、耳、头部疾患。

[**归经**] 郄门 – 三阳络：手厥阴心包经 – 手少阳三焦经，内外阴阳表里相对。（见图3-1-1）

[**定位**] 郄门：腕横纹上5寸，掌长肌腱与桡侧腕屈肌腱之间。三阳络：支沟穴上1寸，桡骨与尺骨之间。（见图3-1-2）

[**进针层次**]

郄门：皮肤→浅筋膜→前臂筋膜→桡侧腕屈肌→指浅屈肌→正中神经→指深屈肌→前臂骨间膜。皮肤由前臂内、外侧皮神经双重分布。在浅筋膜内除上述皮神经外，前臂正中静脉上行，注入肘正中静脉。针由皮肤、浅筋膜穿前臂深筋膜后，依序入肌层，直抵其深面的骨间膜。除指深屈肌的尺侧半由尺神经支配外，其他均由正中神经支配。

三阳络：皮肤→浅筋膜→前臂筋膜→指伸肌→拇长展肌→拇短伸肌。皮肤由桡神经发出的前臂后皮神经分布。浅筋膜内有贵要静脉和头静脉的属支。针由皮肤、浅筋膜穿前臂深筋膜，入指伸肌腱，深进经拇长展肌和深面的拇短伸肌，直达前臂骨间膜。以上诸肌由桡神经深支发出的肌支支配。

[**功能**] 郄门：宁心安神，清营止血；三阳络：通络，开窍，镇痛。

[**主治**] 郄门：心痛，心悸，心烦，衄血，呕血，疔疮。三阳络：耳聋，暴喑，龋齿痛，嗜卧，手臂痛。

[**刺法**] 郄门：直刺0.5~1寸；三阳络：直刺0.5~1.2寸。

[**备注**] 郄门：手厥阴经之郄穴。

（一）郄门

● 现代应用

乳腺炎

患侧郄门，穴位注射。穴位常规消毒，抽取复方丹参注射液2~3ml，用6号针头，快速穿过皮肤，直刺进针2~3cm，产生麻胀感后，回抽无血即可注入，针感传至上臂及乳腺部位为好。每日1次，3次为1疗程。一般注射后局部有痛感，2~3小时后消失。

典型病例

例：陈某，女，28岁。产后2月余，喂奶时婴儿哭闹不止，见左侧乳房红肿热痛，排乳不畅。体格检查：体温38.1℃，面色红，左乳肿胀发红，乳汁不通畅，乳头无损伤，乳房外上有约3cm×3cm硬结，两腋下轻微淋巴结肿大。血常规：白细胞$10×10^9$/L，中性粒细胞百分比85%，淋巴细胞百分比15%。舌红，苔黄，脉弦数。治疗取患侧郄门，穴位注射。治疗半小时后乳汁畅通，1小时后硬结基本消退。次日复查，体温正常，乳房硬结消失。共治疗2次痊愈。

按： 本证为乳痈初期，治疗以清热解毒，通经活络为主。郄门为手厥阴经之郄穴，手厥阴经"起于胸中……其支者，循胸"，阴经郄穴主治血证，乳汁为血液所化生，取郄门清热凉血解毒，疏通经络。配合药物，共达通经活络，消瘀散结之用。

文献摘录

心痛，衄哕呕血，惊恐畏人，神气不足，郄门主之。(《针灸甲乙经》)

郄门、曲泽、大陵主心痛。(《备急千金要方》)

（二）三阳络

● 现代应用

偏头痛

法1：取三阳络、风池，均双侧。先针风池穴，用1.5寸毫针，针尖微下，向鼻尖方向斜刺0.8~1.2寸，得气后局部酸胀并向颞额部扩散；三阳络直刺0.5~1.2寸，得气后酸胀感向肘部传导。施泻法或平补平泻，间歇行针，留针30分钟。每日1次，10次为1疗程。

法2：三阳络，穴位埋线。患者取坐位或卧位，三阳络穴皮肤常规消毒，采用专用的一次性埋线针，将埋线专用胶原蛋白线1段，埋置在三阳络穴，深达肌层，当产生针感后将针芯向前推进，边推针芯边退针管。出针后，紧压针孔，查无线头外露，无出血，贴保护贴保护针孔，半小时后取下保护贴。每周治疗1次，3次为1疗程。

典型病例

例1：潘某，女，27岁。左偏头痛1个月，阵发性发作，畏风，口苦咽干。证属少阳经气滞头痛，治宜疏通少阳，行气祛风止痛。取双侧三阳络、风池。先针风池穴，用1.5寸毫针，针尖微下，向鼻尖方向斜刺0.8~1.2寸，得气后局部酸胀并向颞额部扩散；三阳络直刺0.5~1.2寸，得气后酸胀感向肘部传导。施泻法或平补平泻，间歇行针，留针30分钟。针刺3次即愈。

按： 三阳络属手少阳经穴，风池属足少阳经穴，刺两穴，疏通少阳气机，祛风通络止痛。

例2：任某，女，21岁。反复右侧偏头痛16年。患者从4岁半起无明显诱因出现头痛，先从右侧眶后部向额颞部蔓延，逐渐至右侧头部，呈搏动性疼痛，严重时伴恶心，呕吐，厌食，怕光，精神萎靡。治疗三阳络穴，穴位埋线。1个疗程后，头痛消失；又治疗1个疗程，巩固疗效。随访1年，未复发。

按： 偏头痛属少阳经头痛，取手少阳三焦经腧穴三阳络，属循经取穴。穴位埋线有"长效针灸"之称，持续刺激穴位，达到治疗目的。

文献摘录

嗜卧，身体不能动摇，大温，三阳络主之；内伤不足，三阳络主之。(《针灸甲乙经》)

主暴喑痖，耳聋，嗜卧，四肢不能动摇。(《针灸大成》)

三阳络、支沟、通谷，治暴暗。(《针灸资生经》)

（三）郄门、三阳络对刺

[**主治**] 咯血。

[**刺法**] 两穴一边一针，分别直刺0.5~1寸。

🕊 **文献摘录**

郄门、三阳络、曲池治咯血。(《针灸学》)

（四）郄门透三阳络

[**透刺层次**]

前臂掌侧皮肤→浅筋膜→深筋膜→桡侧腕屈肌腱与掌长肌腱之间→指浅屈肌→指深屈肌桡侧半→骨间膜→拇长展肌与拇短伸肌交界处→指伸肌→前臂背侧深筋膜→浅筋膜。在指浅屈肌的深面有正中神经及伴行血管，针自神经的尺侧通过；骨间掌侧血管、神经位于拇长屈肌与指深屈肌之分界线上，针应自其尺侧通过。

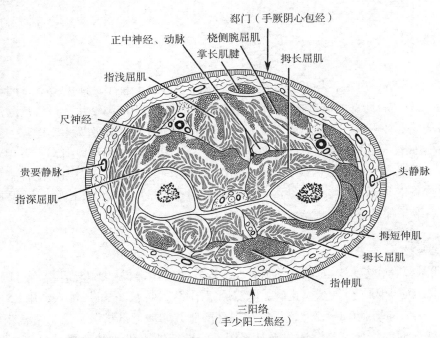

图3-1-15 郄门、三阳络穴横断面

[**主治**] 心痛，心悸，暴暗，失眠。

[**刺法**] 用1.5~2寸毫针由郄门进针，垂直透刺三阳络穴，进针1.2~1.5寸。

（五）三阳络透郄门

[**主治**] 肺切除术止痛，针麻开胸手术超前镇痛等。

[**刺法**] 用1.5~2寸毫针由三阳络进针，垂直透刺郄门穴，进针1.2~1.5寸。

● **现代应用**

1.肺切除术止痛

取双侧三阳络透郄门。三阳络斜刺，透向郄门穴，深2~3寸，得气后前臂觉麻胀并向指端传导，有时可上至肘部。

2. 针刺复合安氟醚全身麻醉食管癌根治手术

取穴：三阳络透郄门，下翳风穴。下翳风穴位于乳突前下方，平耳垂后缘凹陷中，经皮进针至患者感觉酸胀时停止进针，一般进针0.8~1.2寸；三阳络经皮进针透向郄门穴，酸胀感明显时停止进针，深度约2~2.5寸。同侧针经同组导联线连接LH202H型韩氏刺激仪，疏密波，频率2/15Hz，刺激强度2~4mA，以患者能耐受为度。于药物麻醉诱导前先进行针麻诱导15~30分钟。

针刺复合安氟醚用于食管癌根治术麻醉中，经临床验证，麻醉效果优于单纯安氟醚复合麻醉，可有效减少安氟醚用量。

3. 针麻开胸手术超前镇痛

取穴：三阳络透郄门，下翳风穴。下翳风穴经皮进针捻转至患者感觉酸胀为止，三阳络经皮进针透向郄门穴，酸胀感明显时停止进针，针麻诱导15~20分钟。

三阳络功能通络开窍，镇痛；郄门宁心安神。三阳络透郄门用于针刺麻醉而止疼痛，为从阳引阴。

八、曲池 – 少海 *

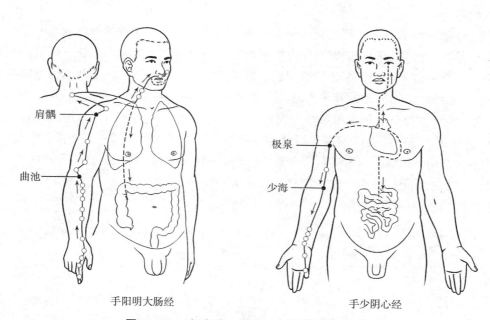

手阳明大肠经　　　　　　　　　　　手少阴心经

图 3-1-16　经穴图：曲池 – 少海；肩髃 – 极泉

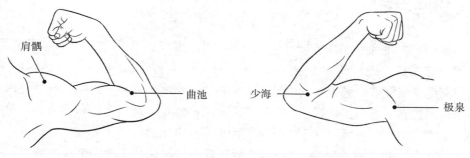

图 3-1-17　相对穴：曲池 – 少海；肩髃 – 极泉

[概说]

曲池，因位于肘部屈曲凹陷处，其形状如池；又因位处肘部屈曲处，是手阳明脉气入合处，比喻池，故而得名。"合治内腑"（《灵枢·邪气脏腑病形》）；"邪在腑取之合"（《灵枢·四十气》）。本穴是大肠合穴，应治大肠腑病，然而长期临床实践证明：对于大肠腑病，取其下合穴巨虚上廉奏效较佳。曲池主治皮肤病、外感表证、头面咽喉病和手阳明经循行通路上的肘、臂、肩、颈项疾患以及某些过敏性疾病，是泻热和驱除周身之风的常用腧穴。

少海，少指手少阴经，百川之会曰海，穴为手少阴之合，属水，为脉气会聚之处，故而得名。本穴是手少阴心经合穴，主治心病、与心有关的神志病和手少阴经循行通路上的肘、臂、腋、颈项疾患。

[归经] 曲池–少海：手阳明大肠经–手少阴心经，内外阴阳相对。（见图3-1-16）

[定位] 曲池：屈肘，呈直角，当肘横纹外端与肱骨外上髁连线之中点。少海：屈肘，当肘横纹内端与肱骨内上髁连线之中点。（见图3-1-17）

[进针层次]

曲池：皮肤→浅筋膜→前臂筋膜→桡侧腕长、短伸肌→肱桡肌→肱肌。皮肤由臂后神经分布，浅筋膜内还有前臂外侧皮神经经过。针由皮肤、浅筋膜经前臂筋膜，深进桡侧腕长、短伸肌，由肱桡肌的后面进入该肌质，穿过桡神经干可抵肱肌。以上诸肌除肱肌由肌皮神经支配外，其他肌则由桡神经深支支配。

少海：皮肤→浅筋膜→前臂筋膜→旋前圆肌→肱肌。皮肤由前臂内侧皮神经分布。在浅筋膜内有贵要静脉，该静脉接受前臂正中静脉或肘正中静脉的注入。针由皮肤、浅筋膜，在贵要静脉的前方，穿前臂深筋膜，深进旋前圆肌，继穿正中神经（或其内侧）及其深方的肱肌。

[功能] 曲池：清热祛风，调和营血，降逆活络；少海：益心，宁神，通络。

[主治] 曲池：热病，咽喉肿痛，手臂肿痛，上肢不遂，手肘无力，月经不调，瘰疬，疮疥，瘾疹，丹毒，腹痛吐泻，痢疾，齿痛，目赤痛，目不明，胸中烦闷，瘾疹，癫狂，疟疾，善惊。少海：心痛，暴喑，健忘，癫狂善笑，痫证，头痛，目眩，腋胁痛，瘰疬，臂麻，手颤。

[刺法] 曲池：直刺0.8~1.2寸；少海：直刺0.5~0.8寸。

[备注] 曲池：手阳明之合穴；少海：手少阴经之合穴。

（一）曲池

● 现代应用

1. 即时降压

双侧曲池穴。用30号1.5寸毫针刺入曲池穴，得气后，施平补平泻手法，即缓慢均匀地提插、捻转，留针15分钟。

2. 发热

取单侧曲池穴，施滞针手法。滞针手法操作：进针后，以押手食、中二指按压穴位两旁，刺手拇、食指之指腹持控针柄，中指尖按压穴位上部，与左手食中二指呈三角形（三指式）。三指将穴位周围皮肤绷紧，刺手将针缓慢刺入，达所需深度，经捻转提插得气后，即向同一方向捻针，勿来回捻转，然后将针提动，手下即有沉紧的感觉，此时若将押手离去，单用刺手则不易捻动，不能拔出，医者感到针下十分沉紧而重，患者则感针感十分强烈时即可。

患者卧位屈肘，双手放于胸前，用1.5寸毫针直刺，施滞针手法，得气后拇指向后用力捻转，至滞针时，将针提动，持续1~3分钟，至头身汗出，留针30分钟。若无汗，可加刺双侧，重复上述手法。病情轻者每日治疗1次；病情重者每日2次；定时发热者，在发热前半小时针刺。对有明显发热诱因者，应配合其他疗法祛除病因。

3. 湿疹

取双侧曲池穴，穴位注射。药物：强力解毒敏注射液2ml，氯苯那敏注射液10mg（1ml），维生素B$_{12}$注射液0.5mg（1ml）；氯霉素粉剂适量（氯霉素片研成细粉即可）。患者侧掌屈肘，穴位常规消毒后，用一次性5ml注射器吸取药液5ml，对准一侧穴位垂直刺入，提插捻转得气回抽无回血，每穴推入药液2ml。每日1次，10天为1疗程，疗程间隔2天。对湿疹所致皮肤红斑、丘疹、水疱、糜烂、结痂部位，先用生理盐水浸泡的棉签涂擦患处，将炎性皮肤表面清理干净，水疱擦破，再用干棉签蘸氯霉素粉剂涂擦，涂药后待30分钟药粉即可粘附。每日1次，不包扎。

4. 咽喉炎

曲池穴，穴位注射。患者取坐位，屈肘，用5ml一次性无菌注射器，抽取鱼腥草注射液2ml，穴位常规消毒后，快速直刺进针，得气后，回抽无血，缓慢注入药液，出针后用消毒干棉球按压针孔片刻。双侧交替，每日1次。治疗期间忌烟酒辛辣。

5. 流行性腮腺炎

取双侧曲池穴，穴位注射。穴位常规消毒后，用5ml一次性无菌注射器，抽取琥乙宁注射液3ml，将针刺入1寸，轻微提插得气后，回抽无血，缓慢注入药液，每穴1.5ml，每日1次。

6. 扁桃体炎

患侧曲池，穴位注射。患者取坐位，曲肘，穴位常规消毒后，用5ml一次性无菌注射器，抽取林可霉素注射液2ml（0.6g），进针得气后，回抽无血，缓慢注入药液，起针后用消毒棉签局部轻压片刻，1次效果不显著者24小时后重复上述操作。

7. 骨痈（尺骨慢性骨髓炎）

曲池、外关，均取患侧。毫针浅刺，病变周围点刺放血，每日1次。

8. 颜面疔疮（皮肌炎）

取穴：曲池、风池，均双侧。毫针刺法，每日1次，10次为1疗程。

● **古代应用**

1. 臂痹

例1：镇南王妃苦风疾。秃鲁（人名）御史（官名）以（指派）文中（徐文中，元朝人，善针术）闻（往诊）。文中丐（请求）诊候，按以合谷、曲池而潜针（手不露针，暗中将针刺入）入焉，妃殊不知也。未几，手足并举。次日起坐如常。（《古今医统》）

例2：乙卯（明嘉靖三十四年，即公元1555年）岁，至建宁。滕柯山母，患手臂不举。背恶寒而体倦困，虽盛暑而喜穿棉袄，诸医俱作虚冷治之。予诊其脉沉滑，此痰在经络也。予针肺俞、曲池、三里穴。是日即觉身轻手举，寒亦不畏，棉袄不复着矣。后投除湿化痰剂，至今康健，诸疾不发。若作虚冷，愈补而痰愈结，可不慎欤！（《针灸大成》）

按：本案扣住脉象沉滑，即虑及"痰在经络"。用肺俞宣肺化痰；三里健脾化湿；曲池既可祛风湿，利关节，也是治疗"手臂不举"的循经取穴；合谷祛风，通络。

◎ **典型病例**

例1：唐某，男，34岁。眩晕、头痛1天。患者大量饮酒连续4日后，出现眩晕、头痛，测血压140/120mmHg。以后每遇大量饮酒后即感眩晕、头痛。昨晚又饮酒，晨起眩晕、头痛。体格检查：血压150/120mmHg。治疗选双侧曲池穴。用30号1.5寸毫针刺入曲池穴，得气后，施平补平泻手法，即缓慢均匀地提插、捻转，留针15分钟。起针后，患者诉眩晕、头痛明显减轻，测血压130/90mmHg。

按：阳明经多气多血，曲池为手阳明经合穴，调气血，清泄头目而降血压。与舌下含服硝苯地平对高血压病患者的即时降压效果进行比较，针刺曲池降压效果显著，一般针刺后3分钟血压开始下降，针刺曲池穴降压取效时间明显早于舌下含服硝苯地平者。

例2：王某，女，28岁。产后发热2天。患者初产剖宫产分娩10日后，因感寒受风而发热，持续不退，经用抗生素治疗，效不显。产妇创口愈合良好，无感染现象，恶露已净。刻下：体温39.2℃，发热恶寒，周身酸楚，头痛，乏力，不欲饮食，轻咳，舌边紫黯，苔微黄，脉弦大无力。取曲池穴，用1.5寸毫针直刺，施滞针手法，得气后拇指向后用力捻转，至滞针时，将针提动，持续行针约3分钟后患者周身汗出，留针30分钟。出针后头痛消失，体温38.5℃。当日又针刺1次，体温37.4℃，唯感乏力。

按：曲池为全身祛风退热要穴，无论热邪在表，还是热入阳明或热在半表半里，本穴均有较好的作用。本法可用于治疗各种发热，尤其是小儿发热和妇人产后发热。对于内伤发热，因本穴具有调理胃肠的作用，能鼓舞正气，以达到退热的目的，只是针刺时拇指向前捻转，不必取汗。

滞针手法是为了使针感持续地保持强烈反应而采用的一种手法。手法滞针，与针刺意外滞针不同，只有针头部分与周围组织缠住，其余针体并不与肌肉组织、表皮相缠。起针时只要轻轻地倒捻几转，就可顺利出针。此法除虚弱证外，一般病证均可应用。

例3：刘某，女，52岁。右肘内侧皮损、剧烈瘙痒1周，伴纳呆，大便干结，夜寐不安。体格检查：右肘内侧有一5cm×3cm多形性皮损，同时可见红斑、丘疹、水疱，诊为"湿疹"，舌红，苔薄黄腻，脉滑数。证属湿热。取双侧曲池穴进行穴位注射。患者侧掌屈肘，穴位常规消毒后，用一次性5ml注射器吸取药液5ml，对准一侧穴位垂直刺入，提插捻转得气，回抽无血，推入药液2ml。治疗1个疗程，诸症悉除。

按：曲池穴有祛风解表，清热利湿之功效，再配合药物，通过穴位和药物的作用，治疗湿疹，不仅标本同治，且愈后不易复发。

例4：邓某，女，35岁。咽部不适1年，加重3天。患者有慢性咽炎病史，时轻时甚，近日因外感而加重，咽喉肿痛，口干欲饮，喉中有异物感，偶伴咳嗽。体格检查：体温37.8℃，咽黏膜充血肥厚，咽后壁血管扩张，并见肿大的淋巴滤泡，悬雍垂轻度充血，舌红，苔白欠润，脉浮数。取曲池穴进行穴位注射，用5ml一次性无菌注射器，抽取鱼腥草注射液2ml，穴位常规消毒后，快速直刺进针，得气后，回抽无血，缓慢注入药液，出针后用消毒干棉球按压针孔片刻。治疗3次告愈。

按：曲池为手阳明大肠经合穴，具清热解毒，利咽消肿功效。以鱼腥草注入曲池后，针药对穴位刺激产生了效应，药物在吸收过程中，又延长了对穴位刺激的时间，增加了刺激强度。

例5：马某，男，3岁。右侧腮腺肿大1天，皮肤不红，无发热，以耳垂下方为中心弥漫性肿大，周界不清。诊为流行性腮腺炎。取双侧曲池穴进行穴位注射。穴位常规消毒后，用5ml一次性无菌注射器，抽取琥乙宁注射液3ml，将针刺入1寸，轻微提插得气后，回抽无血，缓慢注入药液，每穴1.5ml，每日1次。治疗1次后，病情未发展，第3天肿胀消退。

按：流行性腮腺炎俗称"痄腮"，是由风温病毒引起的一种小儿常见急性传染病。取曲池散风通络，清热止痛；配合药物，二者合力，功到病除。

例6：方某，女，15岁。咽痛、吞咽不利2天。体格检查：体温37.8℃，咽部红肿，扁桃体Ⅲ度肿大，左侧可见有脓点。舌质红，苔薄白，脉浮数。取患侧曲池进行穴位注射。常规消毒后，用5ml一次性无菌注射器，抽取林可霉素注射液2ml（0.6g），进针得气后，回抽无血，缓慢注入药液，治疗1次即愈。

按： 曲池为手阳明大肠经合穴，具清热解毒，利咽消肿，活血止痛等功效。临床上凡急性扁桃体炎症状不严重者，用拇指指甲切患者曲池穴即能止痛消肿。

例7：侯某，男，14岁，学生。左上肢前臂反复肿胀疼痛3年余。患者3年前因左前臂被蚊虫咬伤，2~3天后出现肿胀，渐增至如鸡卵大，继则出现高热，服用消炎药物无效。遂至某医院，诊为"脓肿"。予切开排脓，肌注青霉素、链霉素和退热针，仍无效。又至某医院，诊为"风湿性关节炎"。除肌内注射青霉素、链霉素外，又加服泼尼松，但病情仍无好转，后住院治疗，经查发现腰腿处有多个脓肿，诊断为"败血症"。经切开排脓等治疗47天后，败血症已愈，但左前臂外侧仍有脓肿，经会诊后诊断为"败血症后骨髓炎"，出院后门诊治疗。半年后病情恶化，肿胀疼痛较剧，又辗转多处治疗未效。体格检查：一般状态欠佳，面色萎黄，舌苔白稍厚，脉弦。胸腹部未见异常，左前臂下1/3外侧处肿胀如鸡卵大，变形，红赤，压痛明显。X线片示：左尺骨变形，骨质密度增加，可见透光区，未见死骨。诊断：骨痈（左尺骨慢性骨髓炎），毒邪入骨型。治疗：补气益血，托脓解毒。取患侧曲池、外关，毫针浅刺，病变周围点刺放血，每日1次。针5次时，肿胀略有消退；针34次时，肿胀明显消退；针75次时，肿胀完全消退。为巩固疗效，继续针治20次。4个月来未再复发。X线片示：左尺骨中段桡侧皮质稍向内凹陷。局部骨髓腔中密度较他处稍高，皮质稍增厚，余均无异常。经过9年后随访未再复发。

按： 该病属骨科中较难治愈的病证，由于缠绵难愈，在清除局部病灶后也易于复发。而该例患者，由于感受毒邪，复加素体气血不足，毒邪由表入里。故治疗本病，在托里解毒同时，又应益其气血，提高患者的抗病能力。曲池穴为手阳明大肠经合穴，"阳明多气多血"，故针此穴即可活血养血，又可益气解毒；取外关穴可辅曲池之补血养血，通络止痛之效。再配合局部点刺放血，以托脓解毒。

例8：佟某，女，42岁，药剂师。面部生红色肿块8年余。患者8年以来，面部生红色肿块，痛、痒、发热，经某医院诊为"皮肌炎"。用泼尼松、中药汤剂等治疗，效果不显；口服氯奎片1个月，未见效；4年前服用泼尼松1年，肌注小牛胸腺素，无效。刻下：面如满月，双眼睑下有红色斑块，约枣核大，有触痛，舌苔白稍厚，脉沉。胸腹部未见异常。诊断：颜面疔疮（皮肌炎），辨证为气阴两虚。治则：益气养阴，清热凉血。治疗取双侧曲池、风池，毫针刺法，每日1次。针第6次时，双眼睑下红肿减轻；针1个疗程后，双眼睑下浮肿消失，红色变浅；针2个疗程后，面部肿胀，色泽均基本正常。共针3个疗程痊愈。

按： 本症多由恣食膏粱厚味，致脏腑蕴热，毒从内发；或肌肤不洁，邪毒外侵，流窜经络，气血阻滞而成。治疗当以清热凉血解毒为主。由于该例病程日久，耗伤气阴，兼有气阴两虚之证，故辅益气养阴之法。刺曲池穴，有调气和血作用；针风池穴，有益气清热作用。二穴同用共奏益气养阴，清热凉血作用。

文献摘录

但见两肘拘挛，仗曲池而扫平。（《通玄指要赋》）

曲池拱手取，曲肘骨边求；善治肘中痛，偏风手不收，挽弓开不得，筋缓莫梳头；喉闭促欲死，发热更无休；便身风癣癞，针着即时瘳。（《马丹阳天星十二穴治杂病歌》）

头面耳目口鼻病，曲池、合谷为之主。（《杂病穴法歌》）

两手酸痛难执物，曲池、合谷共肩髃。（《胜玉歌》）

曲池两手不如意，合谷下针宜仔细。(《席弘赋》)

半身不遂，阳陵远于曲池。(《百症赋》)

（二）少海

● 现代应用

膝关节韧带损伤

取穴：少海、外关，均患侧。毫针刺，中度刺激，留针20分钟，每隔10分钟提插捻转1次。

典型病例

例：吴某，男，73岁。半月前劳动时左膝不慎跌伤，局部疼痛，屈伸不利。取双侧少海、外关，毫针刺，中度刺激，留针20分钟，每隔10分钟提插捻转1次。治疗1次即愈。

按：本病属"痹证"范畴，气滞血瘀。治宜活血祛瘀，消肿止痛。取少海为"下病上取"；外关为八脉交会穴，通阳维，以行气血、通经络。

文献摘录

心疼手颤针少海。(《灵光赋》)

风眩头痛，疟背膂振寒，项痛引肘腋，腰痛引少腹，四肢不举。(《针灸甲乙经》)

寒热齿龋痛，目眩发狂，呕吐涎沫，项不得回顾，肘挛腋胁下痛，四肢不得举，齿痛脑风，头痛气逆噫哕，瘰疬，心疼，手颤健忘，疡肿振寒。(《针灸大成》)

（三）曲池、少海对刺

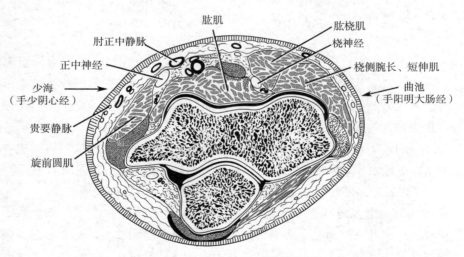

图3-1-18 曲池、少海穴横断面

[**主治**] 手臂徐动症。

[**刺法**] 用28号1.5~2寸毫针，曲池、少海分别垂直进针，刺入1~1.5寸。

● 现代应用

手臂徐动症

取穴：曲池、少海、极泉，均取患侧或双侧。用28号1.5~2寸毫针，曲池、少海分别垂直进针，刺入1~1.5寸，得气后施提插捻转泻法，使酸麻胀感向上或向下传导；刺极泉避开腋动脉，直刺0.5~1寸，使酸麻胀感向下传导，均留针30分钟，间隔10分钟行针1次。每日治疗1次，10次为1疗程。

典型病例

例：刘某，男，62岁。因头痛伴右侧肢体无力2小时就诊。既往有高血压病史，就诊时神清，右眼闭合不全，右侧上下肢肌力Ⅰ级，痛觉减退，右Babinski征（＋）、急检头部CT提示左侧桥脑出血，经脱水降颅压支持治疗，约2周后左侧肢体肌力逐渐恢复，但同时出现左手不自主运动，复查头部CT血肿吸收，头部MRI、MRA均无其他异常。治疗取双侧曲池、少海、极泉。用28号1.5~2寸毫针，曲池、少海分别垂直进针，刺入1~1.5寸，得气后施提插捻转泻法，使酸麻胀感向上或向下传导；刺极泉避开腋动脉，直刺0.5~1寸，使酸麻胀感向下传导，留针30分钟，间隔10分钟行针1次，共针刺4个疗程而愈。

按： 手足徐动症是锥体外系症状的一种，多为纹状体变性所致。本例为桥脑出血致偏侧肢体手足徐动。曲池为多气多血的手阳明大肠经之合穴，为治疗上肢病之要穴；少海、极泉通经活络，均为治疗上肢疾病之常用穴。曲池、少海采用对刺法，一阴一阳，沟通阴阳二经之经气，通经活络，平衡阴阳。

文献摘录

癫狂：曲池、少海、小海、间使、阳溪、阳谷、大陵、合谷、腕谷、鱼际、神门、液门、冲阳、行间、京骨、肺俞（以上俱灸）。（《针灸大成》）

牙疼：曲池、少海、阳溪、阳谷、二间、液门、颊车、内庭、吕细（在内踝骨尖上，灸）（《针灸大成》）

手臂痛不能举：曲池、少海、尺泽、肩髃、三里、太渊、阳池、阳溪、阳谷、前谷、合谷、腕谷、液门、外关。（《针灸大成》）

手臂不能举动：曲池、少海、尺泽、肩髎、手三里、太渊、阳溪、阳谷、阳池、前谷、液门、合谷、外关、腕谷。（《针灸配穴》）

（四）曲池透少海

[**透刺层次**] 桡侧皮肤→浅筋膜→深筋膜→桡侧腕长伸肌起始部→肱肌远侧端→旋前圆肌→深筋膜→浅筋膜。桡神经在肱肌止端外侧缘处分为浅、深二终支，针自二终支之间通过；旋前圆肌深面有肱血管及正中神经，针自血管神经的浅面通过。

[**主治**] 热病，手肘无力，手臂肿痛，手臂发麻，肘关节疼痛，偏枯，癫狂善笑，妊娠高血压及先兆子痫，高血压。

[**刺法**] 用2~3.5寸毫针，由曲池穴进针，垂直透向少海穴，进针约1.5~3寸。

现代应用

1. 上肢血栓闭塞性脉管炎

取穴：曲池透少海，夹脊C6~T3，八邪。用2~2.5寸毫针，垂直进针，从曲池透向少海穴，得气后施提插捻转泻法；用1寸毫针，夹脊穴直刺或斜刺0.3~0.5寸，八邪斜刺0.5~0.8寸，得气后均施捻转泻法。留针1~2小时，期间反复持续运针。每日1次，10次为1疗程。

2. 高血压

取双侧曲池透少海。患者取坐位或仰卧位，屈肘80°~90°，紧靠肘关节边缘取穴。穴位消毒后，用2~3.5寸毫针，直刺双侧曲池穴，据患者体型，向少海穴透刺1.5~3寸，用提插捻转手法，运针得气后使针感上传至肩，下行于腕，以出现酸、麻、胀感为佳，持续行针约1分钟。每5分钟行手法1分钟；30分钟后，每10分钟行手法1次。留针1小时。每天1次，15天为1疗程。

3. 妊娠高血压及先兆子痫

取穴：曲池透少海，亦可配太冲透涌泉，体虚加足三里。以上穴位均取双侧。曲池透少海，用28号3.5寸毫针，由曲池垂直进针，透向少海，得气后施提插捻转泻法，以酸、麻、胀感向上或向下传导为佳，持续行针约1分钟。每5分钟行手法1分钟；30分钟后，每10分钟行手法1次。留针1小时。太冲透涌泉，用1.5~2寸毫针，从太冲穴进针，得气后透刺涌泉穴，不穿过皮肤，得气后施提插捻转泻法。足三里用1.5~2寸毫针，垂直进针，得气后施平补平泻或提插捻转补法。二穴每隔10分钟行针1次。每日1次，15次为1疗程。

妊娠高血压先兆子痫，属产科急症，建议在医院救治前提下施针，配合医院治疗。

4. 肱骨外上髁炎

取穴：曲池透少海，取患侧。患者坐位，屈肘，用3.5寸毫针，从曲池穴垂直进针，得气后透向少海穴，施提插捻转法，平补平泻，留针30分钟，期间行针2次。每日1次。

5. 皮肤瘙痒症

取双侧曲池透少海。用28号3~4寸毫针，垂直进针刺入曲池穴，深刺，得气后透向少海，不穿过皮肤，施较大幅度提插捻转泻法，留针30分钟，每10分钟行针1次。每日1次。

典型病例

例1：朱某，男，40岁。右上肢手指端发凉麻痛5月余，加重半月余。患者5个月前，晨起扫雪，右手指发凉麻痛，疑为受寒，未予治疗。半月前，手指怕冷麻木疼痛渐重，疼痛剧烈，入夜尤甚，不能入睡，前臂手掌皮肤苍白、干冷。在某医院诊为"血栓闭塞性脉管炎"，因拒绝入院而求针灸治疗。舌淡红，苔薄白，脉沉细无力。治疗取穴：曲池透少海，夹脊C6~T3，八邪。用2~2.5寸毫针，垂直进针，从曲池透向少海穴，得气后施提插捻转泻法；用1寸毫针，夹脊穴直刺或斜刺0.3~0.5寸，八邪斜刺0.5~0.8寸，得气后均施捻转泻法。留针1~2小时，期间反复持续运针，18次后，疼痛消失。

按： 阳明为多气多血之经，曲池属手阳明经合穴，为治疗上肢疾患常用穴，《通玄指要赋》载："但见两肘拘挛，仗曲池而扫平。"《马丹阳天星十二穴治杂病歌》也说："善治肘中痛，偏风手不收，挽弓开不得，筋缓莫梳头。"故选曲池透少海，温经散寒，通络活血。

例2：赵某，男，59岁，干部。1年来常感头痛、头晕，查血压170/120mmHg，眼底动脉硬化Ⅱ期。诊为高血压。长期服降压、降脂药物。近2个月来，头痛、头晕逐渐加重，指端麻木，四肢乏力，因剧烈头痛、眩晕、呕吐而就诊。体格检查：烦躁不安，双瞳孔等圆，右上下肢无力，无感觉障碍，神经系统检查未见明显异常，脉沉细弦，舌质红，苔黄。中医辨证为肝阳上亢。西医诊断：高血压病Ⅱ级，高血压脑血管痉挛。治疗：立即针双侧曲池透少海。约20分钟后，患者安静舒适，头痛明显减轻，上下肢可自主活动，但仍感无力，1小时后症状基本消失。经治疗15天后，血压降至130/90mmHg。

按： 轻、中度高血压病是针灸的适应证。即使是重度高血压，针灸也不失为临时抢救、争取时机的手段之一。针刺降压起效快，舒张压与收缩压均下降而以收缩压下降更为明显，而且作用缓和，很少出现血压骤降的副作用，一般针刺7~10次（每日1次），可降到正常水平。曲池为手阳明大肠经合穴，阳明经多气多血，故针刺曲池调气血，清泄头目，以降血压；少海为手少阴心经合穴，曲池透少海，从阳引阴，可平肝泻火，达平衡阴阳之目的。

例3：张某，女，34岁。去年怀孕6月余，因妊娠高血压引产。现又怀孕6月余，出现眩晕、恶心，视力减退，前来中医就诊。平日月经量少，色淡，食少体瘦。刻下：血压150/100mmHg，腿肿（++），尿蛋白（±），舌淡，苔薄，脉细滑。证属血虚肝热，上扰清窍。治宜养血清肝，安神定志。取曲池透少海，足三里。治疗取穴：曲池透少海，太冲透涌泉，足三里。1个疗程后，眩晕、恶心消失，视力有所恢复。以后改为每周治疗2次。至妊娠8个月时，诸症除，血压恢复正常，尿蛋白（–），小腿微胀而停针。足月顺产一男婴。母子健康。

例4：叶某，女，31岁。妊娠8月余，突感头晕头痛，血压220/140mmHg，水肿（+++），尿蛋白（++++），有颗粒管型。某医院留住院引产而求中医治疗。刻下：头晕，下肢水肿，行走不便，胸闷气粗，腹大异常。舌红，苔黄，脉弦滑。治宜凉肝息风，养血舒筋。治疗取曲池透少海，太冲透涌泉。治疗5次后，眩晕大减，血压180/120mmHg，仍水肿；治疗10次后血压140/90mmHg，尿蛋白（±），无颗粒管型。足月产一女婴，母女健康。

按：曲池属阳明、多气多血之经，以泄阳邪，透少海，从阳引阴。用针刺曲池透少海治疗妊娠高血压及先兆子痫患者，可减少或避免妊娠期用药对胎儿的有害影响。针刺后舒张压与收缩压均下降而以收缩压下降更为明显，一般收缩压可下降20~30mmHg，舒张压下降10mmHg左右。

例5：田某，男，34岁，工人。患者1周前因劳伤致右肘部疼痛，旋转、握物无力。体格检查：右肱骨外上髁处明显压痛，微肿胀。诊断：网球肘（右）。治疗取患侧曲池透少海。用3.5寸毫针，从曲池穴垂直进针，得气后透向少海穴，施提插捻转法，平补平泻，留针30分钟，期间行针2次，每日1次，治疗7次而愈。

按：王乐亭"十二透穴方"中用曲池透少海治疗肱骨外上髁炎（也称"网球肘"，中医学称"肘劳"）。曲池属手阳明经合穴，少海属手少阴经合穴，二穴均位于肘部。取曲池透少海治疗肱骨外上髁炎，属局部取穴，贯穿肘部，以舒缓柔润滑利肘部关节。

例6：段某，女，42岁。全身皮肤阵发性瘙痒10天。症状时轻时重，初痒时轻，越搔越痒，瘙痒部位无任何皮肤损害。既往无糖尿病、动脉硬化等慢性病史。诊断为"神经性皮肤瘙痒症"。治疗：取曲池透少海，三阴交透悬钟。针刺得气后均施提插捻转泻法。治疗1次即好转，共治疗3次症状消失。

按：皮肤瘙痒，痒者属于卫气壅遏，为浅表属阳之证。曲池为手阳明经合穴，能疏风散热，行气活血，根据阴阳互根的原理，曲池透少海含从阳引阴之意；三阴交为足三阴经交会穴，可健脾祛湿，三阴交透悬钟，为从阴引阳。合之则从阳引阴，从阴引阳，祛风湿，行气血，解表热，病得愈。多用于全身性皮肤瘙痒。

例7：刘某，女，42岁。因换水土，周身瘙痒，用手抓后起针尖大的丘疹，夜间尤甚，睡眠难安，伴肠胃不舒，时有腹泻。治以调健脾胃，疏风凉血。治疗：取曲池透少海，足三里。足三里刺2~3寸，均用提插捻转泻法。针1次后夜间瘙痒减轻能入睡，针3次后瘙痒消失，大便正常，痊愈。半年后又复发1次，用上方针2次痊愈。

按：水土不服，致使肠胃不和而伤脾气，脾失运化，湿邪客于肌表。治取大肠合穴曲池，散湿，清解肌表客邪以止痒，透少海，从阳引阴；佐足三里培土调胃，扶正祛邪。

九、肩髃－极泉 *

[**概说**]

肩髃，位于肩端两骨间陷中。是手阳明经、阳跷脉的交会穴，其针感能扩散至整个肩关节周围，或循手阳明经下走前臂，为主治肩关节及肩臂病变的常用腧穴。肩关节病多实证和虚中挟实证，故取本穴多用泻法和先泻后补法。

极泉，高为极，水之始出曰泉。手少阴经经穴中，极泉位置最高，手少阴经起于极泉，喻手少阴脉气由此如泉中之水急流而出，故而得名。具有宽胸理气，通经活络的功能，主治心、胸及手少阴经循行通路上的上肢、肩臂等疾患。

[**归经**] 肩髃–极泉：手阳明大肠经–手少阴心经，内外阴阳相对。（见图3–1–16）

[**定位**] 肩髃：肩峰端下缘，当肩缝与肱骨大结节之间，三角肌上部中央；肩平举时，肩部出现两个凹陷，前方的凹陷中。极泉：腋窝正中，腋动脉搏动处。（见图3–1–17）

[**进针层次**]

肩髃：皮肤→浅筋膜→三角肌筋膜→三角肌→三角肌下囊→冈上肌（腱）。皮肤由锁骨上神经的外侧支分布，浅筋膜较致密。针由皮肤、浅筋膜经三角肌表面的深筋膜入该肌，穿经三角肌下囊，进冈上肌腱。前肌由腋神经支配，后肌由肩胛上神经支配。

极泉：皮肤→浅筋膜→腋筋膜→腋腔及其内容→大圆肌。皮肤较厚，皮内汗腺发达，由肋间臂神经和臂内侧皮神经双重分布。浅筋膜疏松，富有脂肪组织和淋巴结。针由皮肤、浅筋膜穿腋筋膜进入腋腔。该腔为胸廓与臂部之间由肌肉围成的腔隙，是颈部与上肢血管、神经的通路。因此，腔内除大量的脂肪（含有淋巴结及其相连的淋巴管）外，还有围绕腋动脉的臂丛神经的3个束及其5条支配上肢肌的终支。而针经臂丛内侧，可深达腋腔后壁肌肉之一大圆肌，该肌由肩胛下神经支配。

[**功能**] 肩髃：通经活络，理气散结；极泉：宽胸理气，通经活络。

[**主治**] 肩髃：风热瘾疹，瘰疬诸瘿，肩臂疼痛，手臂挛急，半身不遂。极泉：心痛，胸闷，心悸，气短，悲愁不乐，干呕哕，目黄，胁痛。

[**刺法**] 肩髃：直刺0.5~1.2寸；极泉：避开动脉，直刺0.2~0.3寸。

（一）肩髃

● 现代应用

1. 肩关节周围炎

取患侧肩髃，直刺1~1.5寸。

2. 肩峰下滑囊炎

本症主要表现为上臂旋转及外展疼痛，功能障碍，肩外侧压痛，严重时可见患肩轮廓扩大等。取肩髃，沿肩峰下水平面进针，进针后可向前后透刺，得气后施泻法，配阿是穴，或配泻肩髎、阳陵泉，共奏疏筋活络止痛之效。

肩髃主治手阳明经循行处之肩关节、肩臂疾患。关节部位是气血聚会之处，阴阳气血内外出入之要道，邪气易于侵袭。外邪侵袭，阴阳失调，经络失畅，气血壅滞，则关节闭合，要道阻塞；阳郁则热，阴郁则寒，血郁则痹，故关节部位易于发生痹阻。机体虚弱，气血亏虚或精血不足，则关节失养；劳动过度，损伤关节，则易发生损伤病变。针刺本穴直达病所，祛邪愈病，是不可少的腧穴，也是治疗上肢偏枯、偏痛的常用腧穴。

● 古代应用

1. 肩痹

例1：隋鲁州（鲁州：地名，今山东境内）刺史库狄嵚苦风患，手不得引弓，诸医莫能疗。权（甄权，唐代针灸家）谓曰：但将弓箭向垛（垛：墙上向外或向上突出的部分），一针可射矣。针其肩髃一穴，应时即射。权之料疾，多此类也。（《旧唐书·甄权传》）

例2：予中年每遇寒月，肩上多冷，常以手掌心抚摩之，夜卧则多以被拥之，仅能不冷。后灸肩髃，方免此患。盖肩髃系两手之安否；环跳系两足之安否，不可不灸也。（《针灸资生经》）

例3：壬申（明隆庆六年，即公元1572年）夏，户部尚书王疏翁，患痰火炽盛，手臂难伸。予见形体强壮，多是湿痰流注经络之中，针肩髃，疏通手太阴经与手阳明经之湿痰，复灸肺俞穴，以理其本，则痰气可清，而手臂能举矣。至吏部尚书，形体益壮。（《针灸大成》）

按： 风邪入客阳明，闭阻气血，留滞肩臂，经脉不通，不通则痛矣。以致屈伸不利，废其功用。《玉龙赋》云："风湿传于两肩，肩髃可疗。"是指肩髃有疏风逐湿、通经活络的作用，是治疗上肢疾患的要穴。

2. 指痹

有贵人（指地位显贵之人，或为古代宫中的女官名）手中指挛，已而（后来，接着）无名指、小指亦挛。为医灸肩髀（疑肩髃误）、曲池、支沟而愈。（《针灸资生经》）

按： "肩髃系两手之安否"，"肩中热、指臂痛，肩髃主之"，故取肩髃为主穴。

3. 足痹

文安公守姑苏（江苏苏州），以銮舆巡幸（乘车外出游玩），虚府舍（错过了住宿的地方），暂徒（步行）吴县。县治卑湿（湿盛，低洼潮湿之地），旋感足痹，痛掣不堪，服药不效。乃用所闻灼（烧，即灸法）风市、肩髃、曲池三穴，终身不复发。（《名医类案》）

按： 湿邪袭人，得风寒而痹成。痹者闭也，经脉不通，遂致"痛掣不堪"，治当以祛寒湿为法。案中用灸，以温通散寒，且可祛湿；风市为祛风要穴；肩髃、曲池乃下病上取。三穴共用，可以疏经络闭滞，使经气流畅，则风、寒、湿三气无所凭借，而痹痛得解。

4. 牙痛

张季明（即张果。新安人，著《医说》）治一人牙痛，为灸肩尖（即肩髃穴），微近骨后缝中，小举臂取之，当骨解陷中，灸五壮即差（同瘥，减轻或痊愈之意）。尝灸数人皆愈，随左右所患无不立验。灸毕项大痛，良久乃定，永不发。季明曰：予亲病齿痛，百方治之不效，用此法治之遂差（同瘥）。（《名医类案》）

按： 肩髃为手阳明经之腧穴，手阳明"入下齿龈"；手阳明经流注于足阳明，足阳明经"入上齿龈"。故循经远取肩髃治疗牙痛。作者仅取一穴，治疗"百方不效"之牙痛，用穴堪为精妙。

文献摘录

风湿传于两肩，肩髃可疗。（《玉龙赋》）

肩端红肿痛难当，寒湿相争气血旺，若向肩髃明补泻，管君多灸自安康。（《玉龙歌》）

肩中热，指痹痛，肩髃主之。（《针灸甲乙经》）

主中风手足不遂，偏风……热风肩中热，头不可回顾，肩臂疼痛，臂无力，手不能向头，挛急，风热瘾疹。（《针灸大成》）

诸瘿气瘰疬。（《针灸图翼》）

（二）极泉

文献摘录

噫哕膈中闭塞。（《备急千金要方》）

臂肘厥寒，四肢不收，心痛干呕，烦渴，目黄，胁满痛，悲愁不乐。（《针灸大成》）

（三）肩髃透极泉

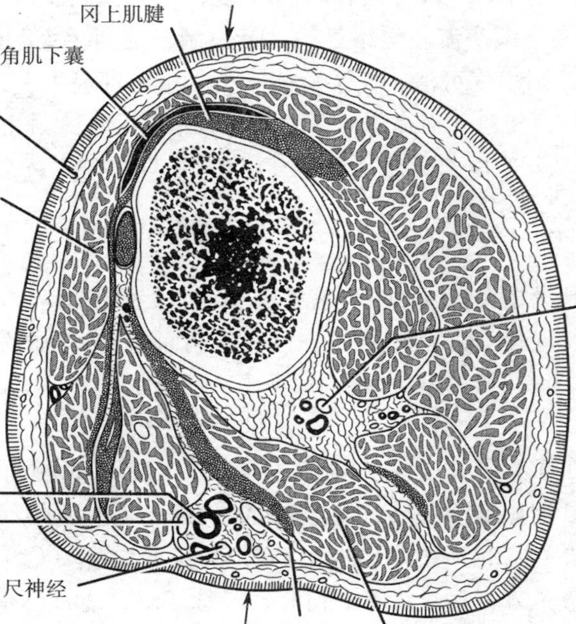

肩髃（手阳明大肠经）

冈上肌腱

三角肌下囊

锁骨上神经

三角肌前部

腋神经

腋动脉

正中神经

尺神经

极泉　　桡神经　大圆肌
（手少阴心经）

图 3-1-19　肩髃、极泉穴横断面

[**透刺层次**] 肩部皮肤→浅筋膜→深筋膜→三角肌前部→喙肱肌起点附近→腋腔→腋筋膜。腋腔内有腋动、静脉及臂丛的分支。

[**主治**] 漏肩风。

[**刺法**] 从肩髃穴向极泉穴进针，垂直刺入2~3寸。

● 现代应用

肩关节周围炎

法1：肩髃透极泉，患侧。患者坐位，直刺，抬臂，从肩髃穴向极泉穴进针，垂直刺入2~3寸深，以针尖将达于极泉穴为止，施烧山火或热补手法，使患者酸胀感从上臂透肘关节、腕关节达于五指，捻针3~5分钟，留针30分钟。出针后局部拔火罐1只，10分钟后起罐。

法2：肩髃透极泉，肩内陵透肩贞。得气后施提插捻转泻法或平补平泻，留针20分钟。起针后于针处拔火罐。

法3：肩髃透极泉，肩髎透臂臑，臑俞透肩贞。得气后施提插捻转泻法或平补平泻，留针30分钟。

🔹 典型病例

例：唐某，男，49岁。右肩关节疼痛2个月。患者2个月来，右肩关节疼痛，功能障碍，右上肢上举、旋转、外展均受限。诊为"肩关节周围炎"。治疗取患侧肩髃透极泉，从肩髃穴向极泉穴进针，垂直刺入2~3寸深，以针尖将达于极泉穴为止，施烧山火或热补手法，使患者酸胀感从上臂透肘关节、腕关节达于五指，捻针3~5分钟，留针30分钟。出针后局部拔火罐1只，10分钟后起罐。治疗5次后，疼痛消失，功能恢复正常。

按：肩髃为手阳明大肠经穴，多气多血，肩髃又是治疗肩部及上肢疾患的常用要穴，调气血，通经络。透刺极泉穴，能从阳引阴。方1适宜寒邪偏盛，局部组织尚未粘连，临床表现以疼痛、活动受限为主；方2及方3沟通经脉气血，松解肩部肌肉、韧带粘连，适于湿邪偏盛或后期肩关节已发生粘连，临床表现以肩关节功能障碍为主，患肢被动外展时，肩部随之高耸，可能摸到肩胛角随上肢被动外展而向上外转动。

文献摘录

肩关节周围炎：肩髃透极泉（《针灸临床经验辑要》）

（四）极泉透肩髃

患者仰卧，举臂，于极泉穴下1寸进针，避开动脉，对准肩端缓缓送针，针深2~3寸，肩关节周围酸胀强烈，并有触电感放射至手指。

[**主治**] 颈椎病，脑血管意外后遗症。

[**刺法**] 于极泉穴下1寸进针，避开动脉，对准肩端缓慢进针，针深2~3寸。

第二节　下肢部

十、血海－梁丘

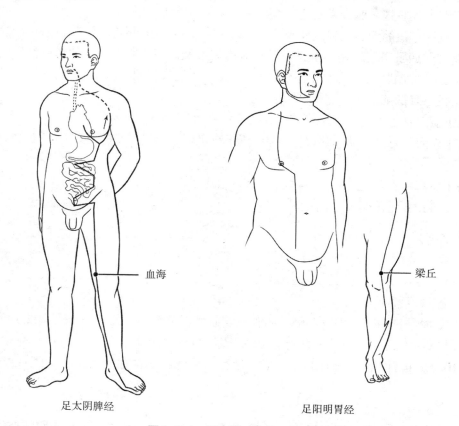

足太阴脾经　　　　　　　　　　　足阳明胃经

图 3-2-1　经穴图：血海－梁丘

[**概说**]

血海，为阴血之海。由于其有调血气，理血室，使血气归流，导血归海的功效，又是血脉之气归流之处所，故而得名。主治各种因素造成的血病，尤其下半身及妇科之血证和血虚、血燥、热耗阴血所出现的皮肤病，并治疗湿注下焦的带下和下肢湿疹等和穴位所在处的局部病变，以及西医学的某些过敏性疾病。

梁丘，在膝髌骨外上缘上2寸，股直肌和股外侧肌之间，穴前骨亘如梁，穴后肉隆如丘，故而得名。本穴为足阳明之郄穴，具有理气止痛，通经活络功能，主治胃病、乳腺病、膝关节及周围软组织病变。阳经郄穴主治痛证，是治疗急性胃痛的常用腧穴。

[**归经**] 血海 – 梁丘：足太阴脾经 – 足阳明胃经，内外阴阳表里相对。（见图3-2-1）

[**定位**] 血海：髌骨内上缘上2寸。梁丘：在髂前上棘与髌骨外缘连线上，髌骨外上缘上2寸。（见图3-2-2）

[**进针层次**]

血海：皮肤→浅筋膜→阔筋膜→股四头肌内侧肌（股内侧肌）。皮肤由股前皮神经分布。浅筋膜内脂肪较厚，有隐神经和大隐静脉行经。大腿前面阔筋膜内纤维组织较外侧薄弱。针由皮肤、浅筋膜穿大腿阔筋膜，进入股神经支配的股内侧肌。膝上内动脉起于腘动脉，在股骨内上髁上方紧贴骨内面深进，经半腱肌、半膜肌、大收肌腱与股骨骨面之间至膝关节前面，参加膝关节网。

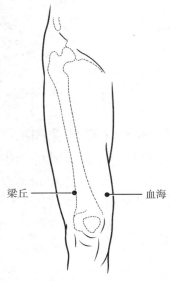

图 3-2-2　相对穴：血海 – 梁丘

梁丘：皮肤→浅筋膜→大腿阔筋膜→股外侧肌。皮肤由股外侧皮神经和股神经前皮支双重分布。大腿的阔筋膜坚韧致密，上方附于腹股沟韧带及髂嵴。髂嵴前缘的纵行纤维特别发达，且增厚呈带状，称髂胫束。其上1/3分为两层，夹有阔筋膜张肌，向下止于胫骨外侧髁。所以行针时，髂胫束有抵抗感。

[**功能**] 血海：健脾化湿，调经统血；梁丘：和胃消肿，宁神定痛。

[**主治**] 血海：月经不调，痛经，经闭，崩漏，股内侧痛，皮肤湿疹。梁丘：胃痛，膝肿，乳痈，大惊。

[**刺法**] 血海：直刺1~1.5寸；梁丘：直刺1~1.2寸。

[**备注**] 梁丘：足阳明经之郄穴。

（一）血海

● 现代应用

1. 老年性皮肤瘙痒

取穴：血海、三阴交，均取双侧。先刺双侧血海，患者仰卧位，用30号2~2.5寸毫针直刺1~1.5寸，针感向上或向下传导，有明显酸麻胀感。再针刺双侧三阴交穴，均用补法，留针30分钟，每10分钟运针1次。每日1次，5次1疗程。嘱患者饮食宜清淡，少食肥甘厚味及辛辣刺激食物。

2. 皮肤瘙痒

法1：取双侧血海穴。穴位常规消毒后，用5ml一次性无菌注射器抽取当归注射液2ml，垂直刺入，轻提插，待局部胀麻后，回抽无血，缓慢注入药液1ml，出针后，用无菌干棉球按压片刻。2日治疗1次，10次1个疗程。

法2：取双侧血海、曲池穴。患者仰卧位，穴位常规消毒后，用5ml一次性无菌注射器抽取当归注射液4ml，右手持注射器快速刺入，然后将针缓慢推进或上下提插，待针下有得气感后，回抽无血，推入药液每穴1ml。隔日治疗1次，5次为1个疗程。

3. 筋痹

取双侧血海，毫针刺用捻转提插泻法，再加药艾条熏灸局部。

4. 膝关节软组织损伤

属中医学"伤筋"范畴。取血海穴，治疗膝关节软组织损伤中的内侧副韧带损伤，多因膝关节过度运动或猛烈外翻或劳累等引起。损伤后内辅骨处出现瘀肿疼痛，活动障碍，股内侧髁处有压痛，患肢不能伸直，跛行，小腿伸直外展时膝内侧疼痛加重。取血海、阴陵泉，针刺得气后施泻法，祛瘀行血，舒筋活络；患病日久，可补血海、阴陵泉，壮筋补虚。

典型病例

例1：于某，男，69岁。全身皮肤瘙痒1年余，加重2个月。1年前，患者出现左侧肘部与大腿部皮肤瘙痒，无皮损，逐渐扩展至全身皮肤均感瘙痒，干燥，无脱屑。经服用抗组胺药、营养神经药及养血、祛风中药，效不显。除皮肤瘙痒外，无其他明显不适，舌尖红，苔剥脱有裂纹，脉弦细。证属精血亏虚，阳虚生风。治以滋阴清热，疏风活血。取双侧血海、三阴交，治疗3次，瘙痒明显减轻。又治疗1个疗程巩固疗效。随访3个月未发。

按：老年性皮肤瘙痒常系血虚血瘀所致，血海为足太阴脾经穴，具有清热凉血，滋阴养血，祛风止痒作用；三阴交具有养阴清热，活血化瘀作用。二穴配合达滋阴清热，祛风止痒目的。

例2：赵某，男，49岁。双腿瘙痒2年，加重1个月。患者双腿瘙痒2年余，经西药抗过敏治疗未效。近1个月加重，瘙痒剧烈，夜寐难安，皮肤干燥起皮，有抓痕、血痂，面色少华，舌淡，脉细弱。证属血虚风燥。治疗取血海、曲池穴，穴位注射，治疗5次，瘙痒消失。

按：瘙痒症多由血虚、风燥、血热，肌肤失于濡养所致，故以"理血祛风止痒"为治疗原则。"治风先治血，血行风自灭"，血海专走血分，有行血活血，清热凉血，祛风止痒之效。曲池为手阳明经之合穴，具疏风解表，调和气血，清热止痒之功。对于血虚、血热者可用方1；对风燥、血热者宜用方2。曲池清肺走表，血海理血走里，二穴共奏调和气血、祛风止痒之功。

例3：林某，女，61岁。腰腿痛反复发作3年，遇阴雨天加重，不能屈伸及行走。体格检查：右膝关节肿胀发赤，以手扪之局部皮肤发热。脉数，舌苔淡黄而腻。治疗：取双侧血海，患侧犊鼻、膝眼。针2次后肿消，局部热感降低，右膝能屈伸及缓慢走路；共治疗4次，基本恢复正常。随访3年未见复发。

按：本病由风、寒、湿邪乘虚侵入与气血搏聚于关节而成，治宜除湿清血热。针血海清热凉血；内外膝眼以除骨节间湿气；再加熏灸局部，可祛风湿，通经络，以加强疗效。

文献摘录

妇人漏下，若血闭不通，逆气胀，血海主之。(《针灸甲乙经》)

五淋血海通男妇。(《杂病穴法歌》)

热疮臁内年年发，血海寻来可治之。(《胜玉歌》)

气海血海疗五淋。(《灵光赋》)

妇人经事常改，自有地机血海。(《百症赋》)

（二）梁丘

● 现代应用

胃肠痉挛

取双侧梁丘穴。患者卧位，暴露双膝，用28号1.5寸毫针，垂直刺入梁丘穴约1寸，得气后，双手同时捻针，行大幅度快速提插捻转泻法，使针感尽量上行，持续行针5分钟，留针30分钟，必要时可延长至45分钟，每5分钟行针1次。

典型病例

例：高某，女，38岁。腹痛1天。素有慢性胃炎病史，进生冷饮食后，胃脘不适，腹痛阵发性加剧，服颠茄片疼痛未缓解。刻下：自觉腹痛上冲，疼痛难忍，舌淡，苔薄白，脉弦紧。治疗：取双侧梁丘穴。直刺约1寸，5分钟后疼痛明显缓解；30分钟后疼痛消失。经针1次而愈。

按：梁丘为足阳明经之郄穴，善治胃肠部急性疼痛，能疏通胃肠部气机，达到通则不痛效果。临床实践表明，本法（排除阑尾炎、胃肠穿孔等器质性疾病）治疗胃肠痉挛疗效好，见效快，且方法简便易行。

文献摘录

主膝脚腰痛，冷痹不仁，跪难屈伸，足寒大惊，乳肿痛。（《针灸大成》）

梁丘、地五会，治乳痈。（《针灸资生经》）

（三）血海–梁丘对刺

[主治] 痹证，局部病症。

[刺法] 一边一针，血海直刺1~1.5寸；梁丘直刺1~1.2寸。

● 现代应用

1. 疑难痹证

取穴：血海、梁丘、犊鼻、膝眼、阿是穴。血海、梁丘采用对刺法，用30号1.5~2寸毫针分别垂直刺入，施提插捻转手法，得气后平补平泻，每10分钟行针1次，留针30分钟。每日1次。

2. 膝部软组织损伤

取穴：血海、梁丘、膝眼。血海直刺1~1.5寸，得气后施提插捻转泻法，局部酸胀，有时向髋部放散；梁丘直刺1~1.5寸，得气后施泻法，局部酸胀，可扩散至膝关节。膝眼从前向后外刺入，或从前内向后外直刺0.5~1寸，泻法，局部酸胀，有时向下扩散；局部围针。留针30分钟，间隔行针。每日1次。

3. 膝关节疼痛

在膝关节周围寻找条索状物或压痛点，内侧以血海为主，外侧以梁丘为主。用28号4寸毫针，以拇、食指捏住针体，中指抵针身，注意使针体与股内外侧肌长轴呈15°~30°角斜行刺入，沿进针方向前推，直到患者出现酸胀感；若针感不明显，可将针退至皮下，改变角度重新刺入，直至出现针感为度。出现针感的同时，患者疼痛随之缓解，条索变软，压痛消失，功能改善。若压痛或条索消失不明显，将针退至皮下，对准痛点或条索状物刺入，直至出现针感后退针。隔日1次，3~5次为1疗程。

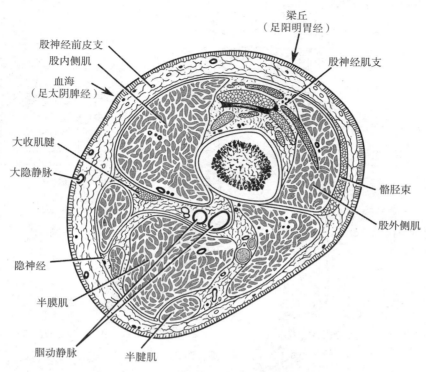

图 3-2-3　血海、梁丘穴横断面

本法适用于扭伤、骨性关节炎、髌下脂肪垫肥厚、半月板损伤、髌骨软化、侧副韧带损伤等引起的膝关节疼痛。排除膝关节感染性疾病。

典型病例

例1：谢某，女，58岁。左膝关节酸痛2个月，加重3天，痛如刀割，不能下地活动。体格检查：左髌骨内上缘处压痛明显，可触及绿豆或米粒大小皮下结节8个，推之滑动。治疗取血海、梁丘、犊鼻、膝眼、阿是穴。血海、梁丘用2寸毫针，垂直进针，得气后用热补手法，提插数次后，将针退至皮下，左手固定皮下结节，右手平刺，将结节逐次穿过，形如串珠，然后小幅度捻转，使局部产生较强烈的酸胀感，留针30分钟，留针期间不行任何手法。余穴用30号1寸毫针刺入，均平补平泻，每10分钟行针1次，留针30分钟。次日，疼痛已明显减轻，皮下结节减少至3个，可以下地活动。共治疗6次，疼痛消失，患肢活动自如。

按：血海、梁丘是治疗膝关节疾病的常用腧穴，有时与阴陵泉、阳陵泉合用。血海、梁丘位于膝关节之内外侧，血海活血化瘀，梁丘消肿定痛，二穴对刺，调节局部气血，疏通经络止痛。

例2：韩某，男，23岁。因活动不慎，撞伤右膝，X线片未见异常变化，膝眼外下方压痛明显，稍活动则牵引疼痛。经服跌打丸、洗药热敷外洗，活动仍痛。治宜活血化瘀，舒筋活络。治疗：取穴血海、梁丘。血海直刺1.5寸，梁丘直刺1.2寸，留针30分钟，加艾条熏灸局部，以红润为度。共治疗3次，活动疼痛基本消失。

按：血海清热活血，消肿止痛，梁丘为足阳明经之郄穴，通经活络，调和气血止痛。两穴位于膝关节之内外侧，采用对刺，调节局部气血，疏通经络止疼痛。

十一、曲泉 – 膝阳关

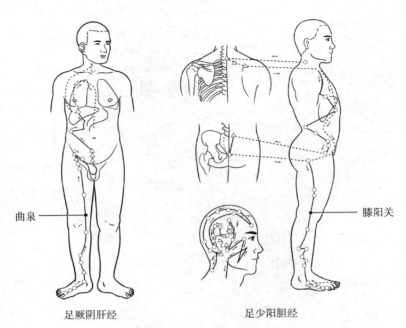

曲泉

膝阳关

足厥阴肝经 足少阳胆经

图 3-2-4 经穴图：曲泉 – 膝阳关

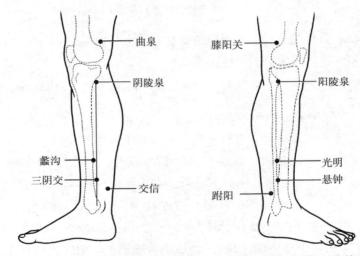

曲泉
阴陵泉
蠡沟
三阴交
交信

膝阳关
阳陵泉
光明
悬钟
跗阳

图 3-2-5 相对穴：曲泉 – 膝阳关；阴陵泉 – 阳陵泉；蠡沟 – 光明；跗阳 – 交信；悬钟 – 三阴交

[概说]

曲泉，曲指屈曲，泉喻穴处凹陷。穴当膝内侧横纹头上方凹陷处，屈膝取穴，又穴为足厥阴之合，属水，以泉喻之，故而得名。本穴为足厥阴之合穴，具有清湿热、理下焦功能，主治妇科病、前阴病以及足厥阴体表循行通路上的病变和穴位所在处的局部病变。

膝阳关，外侧为阳；关，指关节。穴在膝关节外侧，故名"膝阳关"。具有疏筋脉、利关节、祛风湿功能，主治膝、腘部及小腿等局部病证。

[归经] 曲泉 – 膝阳关：足厥阴肝经 – 足少阳胆经，内外阴阳表里相对。（见图 3-2-4）

[定位] 曲泉：屈膝，当膝内侧横纹头上方凹陷中。膝阳关：阳陵泉穴上 3 寸，股骨外上髁上方的凹陷中。（见图 3-2-5）

[进针层次]

曲泉：皮肤→浅筋膜→大腿深筋膜→缝匠肌→股薄肌腱→半膜肌腱→腓肠肌内侧头。穴区神经、血管：浅层有隐神经和大隐静脉分布；深层有股神经肌支、闭孔神经肌支、胫神经肌支和膝内上、下动脉分布；再深层有胫神经干和腘动静脉经过。

膝阳关：皮肤→浅筋膜→阔筋膜→股二头肌→腓肠肌外侧头。穴区神经、血管：浅层由股外侧皮神经和股后皮神经分布；深层有坐骨神经肌支和膝上外侧动脉分布。

[功能] 曲泉：清湿热，理下焦。膝阳关：疏筋脉，利关节，祛风湿。

[主治] 曲泉：月经不调，痛经，白带，阴挺，阴痒，产后腹痛，遗精，阳痿，疝气，小便不利，癫狂，头痛，目眩，膝膑肿痛，下肢痿痹，气喘。膝阳关：膝膑肿痛，腘筋挛急，小腿麻木。

[刺法] 曲泉、膝阳关：直刺1~1.5寸。

[备注] 曲泉：足厥阴经之合穴。

（一）曲泉

● 现代应用

肱骨外上髁炎

曲泉巨刺。患者坐位或仰卧位，取健侧曲泉，穴位常规消毒，用28号2寸毫针直刺，得气后，行平补平泻法，留针30分钟，每隔10分钟行针1次。每日1次，10次为1疗程。

此为上病下取。曲泉为肝经之合穴，肝主筋，藏血，主疏泄，刺其合穴，可以调畅经脉气血，舒筋活络利关节，从而达到通而不痛之效。巨刺又名"互刺"，即"左病取右，右病取左"之意。

文献摘录

脐腹有病曲泉针。（《肘后歌》）

曲泉主癃闭。（《针灸资生经》）

阴挺出：曲泉、照海、大敦。（《针灸神应经》）

阴挺痒痛：少府、曲泉。（《神灸经纶》）

（二）膝阳关

文献摘录

主呕吐不止多涎；筋挛膝下得屈伸，不可以行。（《备急千金要方》）

膝外廉痛，不可屈伸，胫痹不仁，膝阳关主之。（《针灸甲乙经》）

（三）曲泉–膝阳关对刺

[主治] 局部病症。

[刺法] 一边一针，两穴分别直刺1~1.5寸。

● 现代应用

1. 鹤膝风

取穴：曲泉、膝阳关、阴陵泉、阳陵泉、血海、足三里、委中，均患侧。用关刺法。每天1次。

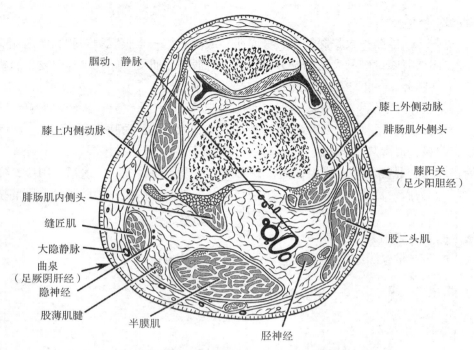

图 3-2-6 曲泉、膝阳关穴横断面

2. 退行性膝关节炎

取穴：局部内膝眼、犊鼻、鹤顶穴，临近加曲泉、膝阳关，阴陵泉、阳陵泉，血海、梁丘、足三里穴。均取患侧，局部穴每次必用，临近穴每次选一组相对穴对刺，或加足三里。手法以平补平泻法，留针30分钟，每10分钟行针1次，10次为1疗程。

🌀 典型病例

例：沈某，女，76岁。右膝关节酸痛月余，肿胀发热，伸屈不利，得温痛不减，大腿小腿肌肉瘦削，脉弦细数，苔腻。治以祛风通络，和气血，利关节。取穴曲泉、膝阳关、阴陵泉、阳陵泉、血海、足三里、委中，用关刺法治疗7次后，肿痛减退，伸屈较利，仅留关节酸楚，此邪去正虚。续治3次，遂痊愈。

按：曲泉、膝阳关以及阴陵泉、阳陵泉是治疗膝关节疾病的常用腧穴，一般膝关节以上病取曲泉、膝阳关；膝关节以下病取阴陵泉、阳陵泉；全膝关节病均取。以上相对穴对刺，均一阴一阳，位居膝周，配血海、委中、足三里，祛风通络，和气血，利关节。关刺为《灵枢·官针》五刺法之一，"关刺者，直刺左右尽筋上……慎无出血，此肝之应也"。多在关节的肌腱上进行针刺，治疗筋痹证，针刺较深，须注意勿伤脉出血。

🕊 文献摘录

曲泉、膝关治膝内痛。(《针灸资生经》)

梁丘、曲泉、阳关，主筋挛膝不得屈伸，不可以行。(《备急千金要方》)

（四）膝阳关透曲泉

[透刺层次] 膝外侧皮肤→浅筋膜→深筋膜→股二头肌→腓肠肌外侧头→腘窝→腓肠肌内侧头→半膜肌→缝匠肌→深筋膜→浅筋膜。膝关节内侧浅筋膜内有大隐静脉及隐神经，针自其后缘通过；腘窝内有腘动、静脉及胫神经干。

[主治] 鹤膝风，下痿。

[**刺法**] 用 4~5 寸毫针，从膝阳关穴进针，垂直深刺至曲泉，得气后施提插捻转泻法较强刺激。

（五）曲泉透膝阳关

[**主治**] 鹤膝风，局部病证。

[**刺法**] 用 4~5 寸毫针，从曲泉穴进针，垂直深刺至膝阳关，进针 3.5~4 寸。

● **现代应用**

类风湿关节炎

取穴：膝阳关、曲泉、阴陵泉、阳陵泉。采用相对穴透刺法，用 4~5 寸毫针，从膝阳关穴进针，垂直深刺至曲泉，得气后施提插捻转泻法，较强刺激，留针；再从曲泉穴进针，垂直深刺至膝阳关，手法同上；兼行傍针刺法（即在近旁斜向加刺一针）。阴陵泉、阳陵泉互透（刺法见阴陵泉与阳陵泉）。留针 30 分钟。

典型病例

例：丁某，男，38 岁。3 年前双膝关节肿疼，渐次加重，不能伸屈、站立。经中西药物治疗罔效。体格检查：双膝肿大，关节僵硬，双腿肌肉萎缩，状似鹤膝，心肺正常。实验室检查：类风湿因子实验（+），红细胞沉降率 26mm/h，血红蛋白 7.8g/L，抗链球菌溶血素 "O" 滴定在正常范围。X 线片示：类风湿关节炎。舌胖质淡，苔薄白，脉象虚细。治以益肾养血，温阳散寒。选穴：大杼、肾俞、血海、膈俞、命门、气海，均补法；委中、鹤顶、梁丘，均行短刺法（即慢慢进针，稍摇动其针而深入，在近骨之处将针上下轻轻捻转），膝阳关与曲泉，阳陵泉与阴陵泉透刺法，兼行傍针刺法。每次轮取 4~5 穴，每周 2~3 次。治疗 3 个月后，双膝肿大、拘急见减。予上穴针灸并施，再治疗 6 个月，关节已能伸展、屈曲；共治 11 个月，双膝伸屈自如，步履如常，各项检查均正常。

按：本例为肾阳不振，血气两亏，阳虚阴盛之侯，乃寒湿深伏，血脉阻滞，故其穴法悉行补之，温之，留针之。补肾俞，壮肾阳以治其本，兼补大杼，以利其骨；命门为元阳真火之所在，补之则元阳真火得以复壮，其水得治，阴霾寒凝自可消融，其骨节当趋通利；补气海、膈俞、血海，以补益气血，活血通络。以上皆系扶元培本之法，乃宗 "缓则治其本" 之意。阳陵泉为筋之会穴，再合阴陵泉等膝周诸穴，施以短刺合傍刺法，深内而互透其穴，从阴引阳，从阳引阴，以通其隧道之闭；复合艾灸以温阳散寒，舒筋宣络，展利骨节，此治标也。

十二、阳陵泉 – 阴陵泉 *

[**概说**]

阴陵泉，脾属阴经，膝内侧属阴，辅骨似陵，陵下凹陷处经气象流水入合深处，似泉，故名 "阴陵泉"，是足太阴经之合穴，为祛湿要穴。主治脾不化湿、湿困脾土、聚湿生痰和脾虚及胃、及肠引起的病证，以及穴位所在处的局部和临近病变。

阳陵泉，胆属阳经，膝外侧属阳，腓骨小头部似陵，陵前下方凹陷处经气象流水入合深处似泉，故名 "阳陵泉"，是足少阳经之合穴，筋之会穴。主治胆腑病、筋病和足少阳经体表循行通路上的病变。"合治内腑"（《灵枢·邪气脏腑病形》），为治疗胆腑病变的常用腧穴（有 "胁肋阳陵泉" 之说），治疗筋病的要穴。

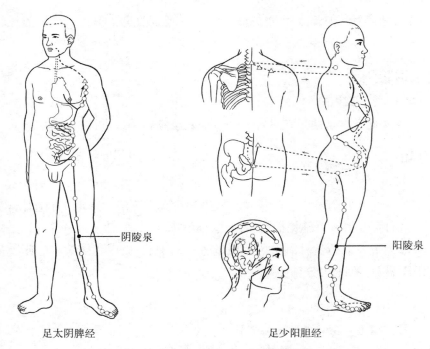

足太阴脾经　　　　　　　　　　　足少阳胆经

图 3-2-7　经穴图：阳陵泉 – 阴陵泉

[**归经**] 阴陵泉 – 阳陵泉：足太阴脾经 – 足少阳胆经，内外阴阳相对。（见图 3-2-7）

[**定位**] 阴陵泉：胫骨内侧髁下缘凹陷中。阳陵泉：腓骨小头前下方凹陷中。（见图 3-2-5）

[**进针层次**]

阳陵泉：皮肤→浅筋膜→小腿深筋膜→腓骨长肌→腓骨短肌。皮肤由腓肠外侧皮神经分布。腓总神经在腘窝上角由坐骨神经分离以后，沿着腘窝外上侧壁到腓骨小头的后下方穿腓骨长肌，分为腓浅、深神经。腓浅神经的肌支支配腓骨长、短肌。

阴陵泉：皮肤→浅筋膜→小腿深筋膜→缝匠肌（腱）→半膜肌及半腱肌（腱）→腘肌。皮肤由隐神经分布，浅筋膜内除隐神经之外，还有与神经伴行的大隐静脉。该静脉正行于该穴的皮下，针刺应注意避开。然后针穿小腿深筋膜，经胫骨粗隆内侧的缝匠肌、半膜肌及半腱肌等各肌附着处的肌腱，向后经胫骨内侧缘进入腘肌。以上诸肌由股神经、坐骨神经等支配。

[**功能**] 阳陵泉：利肝胆，舒筋络，通关节，泄湿热。阴陵泉：健脾胃，利小便，调经血，通经络。

[**主治**] 阳陵泉：半身不遂，下肢痿痹，麻木，膝肿痛，脚气，胁肋痛，口苦，呕吐，黄疸，小儿惊风，破伤风，月经过多。阴陵泉：腹胀，暴泻，黄疸，水肿，喘逆，小便不利或失禁，阴茎痛，妇人阴痛，遗精，膝痛。

[**刺法**] 阳陵泉：直刺 1~1.5 寸；阴陵泉：直刺 1~2 寸。

[**备注**] 阳陵泉：足少阳胆经之合穴；八会穴之一，筋会。阴陵泉：足太阴经之合穴。

（一）阳陵泉

● 现代应用

1. 偏头痛

取阳陵泉，毛刺。用 1~3 寸毫针，沿皮下刺入，要求针体尽可能紧贴在真皮下，不要求有酸麻重胀感，施泻法，即逆经而刺，留针2小时。

2. 肩关节周围炎

取患侧阳陵泉。患者坐位，屈膝垂足，将针以快速捻转刺入，得气后施泻法，每隔5分钟行针1次，留针30分钟；行针同时，嘱患者活动患肢，范围由小到大，不要用力过猛。每日1次。

3. 下肢抽动

取穴：阳陵泉（患侧）、足三里。针刺得气后阳陵泉施提插捻转泻法，足三里施补法，留针30分钟，隔日针治1次。

4. 下肢抽痛

取穴：阳陵泉（患侧）、膻中。先膻中以速刺进针，得气后施捻转泻法，继针患侧阳陵泉，刺入1.5寸，调节针感使向足背放散，不留针。

5. 振掉证（小儿舞蹈病）

取穴：阳陵泉、曲池，均双侧。毫针刺法，得气后平补平泻，留针20分钟。每日1次。

6. 胁肋痛

取患侧阳陵泉，针刺得气后施泻法，留针30分钟。每日1次。

7. 慢性胆囊炎

取患侧阳陵泉穴，采用温和灸。穴位消毒后，用点燃的艾条悬灸阳陵泉穴，灸后产生类似针刺的得气感应，若感传达右上腹者效果最佳。

8. 滞产（肝胃不和）

常规针刺阳陵泉，辨证取穴，滞产属肝胆不和，胃气上逆型。

● **古代应用**

腰痛

舍弟腰疼，出入甚艰。予用火针微微频刺肾俞，则行履如故，初不灸也。屡有人腰背伛偻来觅点灸，予意其是筋病使然，为点阳陵泉，令归灸即愈。筋会阳陵泉也，然则腰痛又不可专泥肾俞，不灸其他穴也。（《针灸资生经》）

按： 此证筋病使然，故取筋会阳陵泉。执中告诫曰：腰痛不可专泥肾俞也。

典型病例

例1：于某，男，27岁。左偏头痛1个月，阵发性发作，伴口苦咽干，胸闷，不思饮食。取阳陵泉，采用毛刺法，治疗2次即愈。半年后随访，未复发。

按： 本病属少阳经气滞头痛，治宜行气止痛。循经远取，阳陵泉为足少阳胆经之穴，疏通少阳气机，通则不痛。

例2：王某，女，45岁，工人。右肩疼痛半个月。半月前因睡眠时受寒，晨起觉右肩疼痛，活动后稍减轻。经热敷效果不明显，并呈逐渐加重趋势，肩部呈弥散性疼痛，夜间痛甚。治疗取患侧阳陵泉，快速捻转刺入，得气后施泻法，针刺3次而愈。

例3：曲某，男，61岁。右肩疼痛，活动受限2个月。肩关节活动时牵掣肩前、上臂部疼痛，只能上抬180°，外展70°，背伸手只能及骶部。治疗：用毫针刺右阳陵泉，得气后令患者活动右肩关节，依次做上抬、外展、背屈活动50次，再取肩髃、肩前、肩贞3穴，平补平泻。针之即刻，患者感疼痛减轻，肩关节活动范围稍大，治疗6次而愈。

按： 阳陵泉属足少阳经合穴，又是筋会，足少阳经循行过肩，据"上病下取"原则，选筋会阳陵泉，调和气血，活血化瘀，解除经筋受阻，使患肩疼痛消失，活动自如。

例4：许某，男，63岁。睡中右下肢抽动约1年。患者1年前在睡眠中出现右下肢抽动，抽动即醒，一夜发作数次，影响睡眠，次日头晕乏力，多方求治，未效。取穴：患侧阳陵泉、足三里。针治1次后，抽搐次数减少；治疗5次未再抽搐。后随访半年未发。

按： 此为下肢筋证，取筋会阳陵泉，柔筋舒筋，配足三里强壮筋脉，兼补中气。

例5：付某，男，47岁。左下肢抽痛16小时。素患腰痛，遇劳后加重，以胀重为主，甚则抽掣作痛，痛引下肢。近日因事不遂心，痼疾又发，左髋、小腿前外侧抽掣疼痛，痛引足趾。伴下肢无力，咽喉不爽，胸闷不舒。体格检查：痛苦面容，舌红，苔薄黄，脉弦，患肢抬举屈伸障碍，未引出病理征。诊断：痹证，气痹。治疗：开胸顺气，宣通闭阻。取穴：患侧阳陵泉、膻中，膻中穴行针半分钟后，穴周呈充血状（约3cm×3cm），自觉心胸舒畅，左下肢也感轻快，又捻转行针半分钟，左髋与大腿疼痛已除，惟小腿外侧尚有不适感。继针左阳陵泉，针感沿小腿外侧向足趾放散，疼痛顿除，起针后，已能下地行走，惟感下肢无力。次日自诉针后显著好转，自行来诊，患肢已能抬高，守法再针。共针3次，患肢活动自如，痛止病愈。

按： 气痹俗称气串筋，指七情内伤，累及筋肉所致的肢体痹痛。取气会膻中开胸顺气，以理气散瘀，宽胸理膈；阳陵泉为筋会，刺之濡养筋脉，而收舒筋活络，缓急止痛之功。

例6：蔡某，女，17岁。手足不自主抽动10月余。患者约10个月前，每天不自主抽动4~5次，抽动时不能持物。病初起时家长未引起注意，但病情日渐加重，遂于某医院神经科检查，确诊为"小儿舞蹈病"，服西药治疗未效。体格检查：手足呈无规律、振幅不等的抽动，舌苔白稍厚，脉缓。余均未见异常。诊断：振掉证（小儿舞蹈病），辨证为筋脉失养。治则：舒筋通络，荣养筋脉。取穴：阳陵泉、曲池，均双侧。针6次后，抽动较前减少；针13次后，仅偶有手指抽动；针至30次时，手足已不出现抽动；共治疗40次痊愈。随访1个月未见复发。

按： 小儿舞蹈病又称风湿性舞蹈病，是一种弥漫性脑病变，以肢体不随意运动为特征。小儿5岁以前好发，女性多于男性。本病属"振掉"范畴，多由外邪袭络，气血痹阻，筋脉失养所致。故治宜舒筋活络，荣养筋脉为主。取足少阳经合穴阳陵泉，可舒筋通络，又此穴为筋之会穴，故可止筋之抽搐；取手阳明大肠经合穴曲池，以疏风活络，又"阳明多气多血"，故针之又可荣养筋脉。

例7：周某，女，28岁。右胁肋痛半月。患者半月前因挫伤右侧胁肋部，出现右胁肋处疼痛，咳嗽、吸气、扭转时疼痛尤甚，弯腰、转侧活动受限，痛苦面容。取患侧阳陵泉，针刺得气后施泻法，共治疗3次痊愈。

按： 闪挫胁肋，气机阻滞，经脉不畅故而胁痛。"胁肋阳陵泉"，取阳陵泉疏通胁肋部经气，通络止痛。若胁肋痛因情志失和，气机阻滞引起，可加配内关，理气散滞通络止痛。

例8：晋某，女，40岁。慢性胆囊炎2年。右上腹持续隐痛，食欲不振，精神萎靡。熏灸右阳陵泉，灸感逐次增强，4次后方达右上腹，痛减食增。嘱其坚持自灸，3个月后症状基本消失，停灸。

按： 阳陵泉属足少阳胆经穴，足少阳胆循行"络肝、属胆，循胁里……其直者：从缺盆下腋，循胸，过季胁"，阳陵泉循经远取，为治疗胁肋部病变要穴。

例9：某滞产妇，宫缩乏力，医嘱做好剖宫产准备，孕妇惧怕，要求先用针刺催生。刻下：患者胃中感酸，泛泛欲吐，不欲饮食。即予针阳陵泉，针入患者即感泛酸顿消，胃脘得舒，而索饮食。食入气足，宫缩不久即转正规，顺利生产，母子俱安，免除了手术之苦。

按： 肝胆不和，胃气上逆，胃中感酸，泛泛欲吐，不欲饮食，临产不欲饮食则中气不足，推送无力而滞产。针阳陵泉疏肝利胆，胃脘舒，得食后中气足，宫缩加强，则胎速下。仅以阳陵一穴，治疗滞产，实为辨证准确，用穴精当的范例。

文献摘录

膝盖红肿鹤膝风，阳陵二穴亦堪攻。（《玉龙歌》）

最是阳陵泉一穴，膝间疼痛用针烧。（《席弘赋》）

阳陵泉主足痹痛。（《针灸资生经》）

胁痛只须阳陵泉。（《杂病穴法歌》）

胁下胁边者（疼痛），刺阳陵泉而即止。（《通玄指要赋》）

半身不遂，阳陵远达于曲池。（《百症赋》）

（二）阴陵泉

● 现代应用

产后尿潴留

取穴：中极、阴陵泉、三阴交、足三里。中极捻转泻法，使针感传向会阴；三阴交针尖微向上斜行刺入，得气后行捻转补法，双手同时捻转，使针感向上扩散至股内侧；阴陵泉、足三里，得气后平补平泻，使针感向下放射。留针15~30分钟。

典型病例

例：宋某，女，26岁。产后尿潴留5天。应用热敷、按摩、诱导排尿无效，保留导尿每次在拔管后不能自行排尿。取穴：中极、阴陵泉、三阴交、足三里，针刺5分钟后产生尿意，随访3天无复发。

按：《通玄指要赋》："阴陵开通于水道。"《杂病穴法歌》："小便不通阴陵泉。"阴陵泉常与中极、三阴交等穴配伍应用治疗各种尿潴留。本案取阴陵泉通利小便，中极为膀胱募穴，振奋下焦元气，阴陵泉、三阴交、足三里升发调养脾胃之气。

文献摘录

水肿不得卧，灸阴陵泉百壮。（《千金翼方》）

阴陵泉主女子疝瘕。（《外台秘要》）

阴陵开通于水道。（《通玄指要赋》）

阴陵泉治心胸满。（《席弘赋》）

小便不通阴陵泉，三里泻下溺如注。（《杂病穴法歌》）

如是小肠连脐痛，先刺阴陵后涌泉。（《长桑君天星秘诀歌》）

（三）阴陵、阳陵泉对刺

[主治]下肢痿痹、膝关节局部病变。

[刺法]一边一针，两穴分别直刺1~1.5寸。

● 现代应用

1. 胁痛

取穴：阳陵泉、阴陵泉，中脘、丰隆、内关。阳陵泉、阴陵泉采用对刺法。诸穴得气后施提插捻转之泻法，留针30分钟，隔10分钟行针1次。

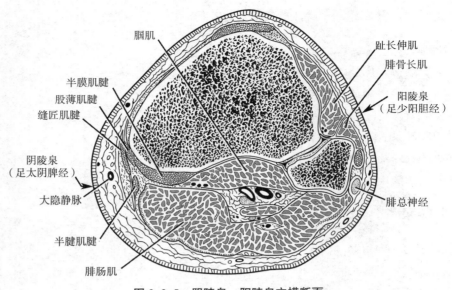

图 3-2-8　阴陵泉、阳陵泉穴横断面

2. 遗尿

取穴：阴陵泉、阳陵泉、大敦、曲骨。阴陵泉、阳陵泉，采用对刺法，针刺得气后行提插捻转泻法或平补平泻，使针感向上传导为佳；大敦点刺出血；曲骨针前排尿，直刺或向下斜刺0.5~1寸，得气后行捻转补法，针感放散至会阴。诸穴针后加灸，留针20分钟。每日1次，7次为1个疗程。

3. 白带增多

取穴：阴陵泉、阳陵泉，均双侧。采用对刺法，针刺得气后平补平泻，中等刺激，不留针或留针15分钟。隔日1次，10次为1疗程。

4. 盗汗

取穴：阴陵泉、阳陵泉，随证配穴。二陵穴采用对刺法，得气后泻阴陵泉，补阳陵泉。用28号2寸毫针，垂直进针，阴陵泉快速进针，施以大幅度捻转手法，使局部产生强烈酸胀感；阳陵泉穴徐徐进针1.5寸，施以小幅度捻转手法。得气后留针30分钟，隔10分钟行针1次。每日1次。

5. 脊髓灰质炎

取穴：阴陵泉、阳陵泉，随证配穴。二陵穴采用对刺法，得气后施提插捻转之补法。以2寸毫针，分别徐徐进针，直刺1.5寸，得气后施小幅度提插捻转手法，针下出现和缓的沉紧感时，留针30分钟，每10分钟行针1次。隔日治疗1次。

6. 膝关节积液

温针加拔罐。取穴：鹤顶、膝眼、血海、足三里、阳陵泉、阴陵泉。患者坐位，患足架在约25 cm高的矮凳上，用28号1.5~2寸毫针，直刺1~1.5寸，施提插捻转法重刺激。得气后留针，并在针柄上套置一段长约2 cm的清艾条，点燃温灸，连灸2~3壮。出针时摇大针孔，然后退针不按压，此时针孔处可见有淡黄色渗出液或少许血水样分泌物流出。用消毒干棉球擦尽后，局部拔罐10分钟。对肿胀明显、积液较多者，起针后局部用梅花针重扣刺再拔罐。每日治疗1次，10次为1个疗程，疗程间隔3~5天。

7. 风湿性关节炎

针刺取穴：肝俞、肾俞、脾俞、足三里、大杼、血海、合谷、阳陵泉、阴陵泉。随证配穴：风重，配风池、风门、膈俞；湿重配商丘；寒重配关元；化热配大椎、曲池、身柱。用

28号毫针，风重、化热者针刺得气后施用泻法；寒重、湿重者温针灸，每穴2~3壮；留针30分钟。隔日1次，15次为1疗程。

8.膝关节骨性关节炎

取穴：内外膝眼，阳陵泉、阴陵泉，足三里，血海、梁丘，阿是穴。患者仰卧位，下肢半屈曲位。用28号或30号1.5寸毫针快速进针，得气后留针30分钟。每日1次，10次为1疗程，休息1周，进行下1疗程。

◎ 典型病例

例1：章某，男，49岁。两胁胀痛1个月，伴脘腹不适，口苦纳少，神疲乏力，苔黄腻，脉弦滑。证属肝胆湿热。治以清肝利胆，祛湿热。取穴：阳陵泉、阴陵泉，中脘、丰隆、内关。针1次，疼痛已去其半；续针2次痛止。

按：足少阳胆经循行"属胆，循胁里……其直者……循胸，过季胁"。"胁肋阳陵泉"，阳陵泉是治疗胁肋部疾病经验之要穴；阴陵泉为祛湿之要穴。二穴对刺，一阴一阳，相互协调，平衡阴阳，清利肝胆，祛湿热，止胁痛。余穴为随证配穴。

例2：高某，女，7岁。夜间尿床5年，每夜尿床1~2次，劳累或紧张后尤甚。体格检查：患儿性情急躁，面色苍白，舌淡，苔薄黄，脉虚弱无力。取穴：阴陵泉、阳陵泉、大敦、曲骨。1个疗程后，精神好转，夜间小便时可自行醒来；以后隔日治疗7天。随访半年未复发。

按：本证属肝经湿热，膀胱气化不利。故取阴陵泉、阳陵泉对刺。阴陵泉调节水道，除湿热；阳陵泉为筋之会穴，能约束诸筋，凡遗尿由于膀胱气化不利，筋脉松弛者，取阳陵泉。《针灸大成·杂病》："小水不禁：灸阳陵泉、阴陵泉。"大敦为肝经井穴，肝经循行环绕阴部，取大敦疏肝理气，泄肝热而止遗尿；曲骨补肾利尿。

例3：王某，女，25岁。数月来白带量多，黄稠腥臭，连绵不断，月经先期，食少，腰膝酸软。体格检查：面色淡黄，精神疲倦，舌淡，苔薄黄，脉细数。取穴：阴陵泉、阳陵泉，均双侧。针3次后白带止，精神好。

按：证属脾虚，治宜清热健脾，利湿止带。取脾经合穴阴陵泉，健脾渗水湿，利湿止带；取胆经合穴阳陵泉，利肝胆，清湿热。二穴对刺，平衡阴阳，共达清热健脾，利湿止带之目的。

例4：赵某，女，45岁。盗汗5个月。今秋患寒热病后，每天夜间入睡后，大汗淋漓，醒后即止，伴脘腹痞满、压痛，时有低热，多梦。体格检查：精神萎靡，面色萎黄，舌红，苔黄，脉弦滑。证属伏邪未清，湿浊积滞交阻中焦，脾气失运。治宜宣解伏邪，化湿导滞。取穴：阳陵泉、阴陵泉、曲池、复溜、足三里。得气后泻阴陵泉、曲池，补复溜，阳陵泉、足三里得气后先泻后补。针后当天即安然入睡，未再出汗。自觉脘部痞满减轻，知饥思食，脉虚弦。原方去复溜，加三阴交针治1次，以善其后。

按：盗汗有外感、内伤之殊，其治截然不同。内伤盗汗，多由阴虚内热，阳热亢盛所致，治以养阴清热，补血敛汗；外感盗汗，多因邪客少阳，伏邪不清为病，治以疏导少阳经气、透邪清热之法。本例属伏邪未清，兼夹积滞。治疗取阳陵泉、阴陵泉对刺，一阴一阳，相互协调促进，平衡阴阳；而且阳陵泉合曲池清透少阳热邪；阴陵泉健脾，利水化湿。诸穴合力，清伏邪，健脾，化湿导滞。

例5：方某，女，5岁。下肢痿软3个月。于今春发烧数天后出现右下肢痿软，跛行，易跌倒，活动患肢无痛苦表情。服中西药治疗无明显疗效。辨证：经脉失调，经筋不用之痿证。治以强壮筋脉。取右阴陵泉、阳陵泉、血海，针用补法。治疗3次后下肢痿软减轻；11次后基本痊愈；又治疗2次巩固疗效。

按：本病属"痿证"范畴。治宜疏筋，活血，通络，强壮筋脉。阴陵泉、阳陵泉对刺，一阴一阳，疏通经络，调和阴阳。阳陵泉为"筋会"，疏通经络的作用强；阴陵泉属足太阴脾经，脾主肌肉、四肢；合脾经穴血海，活血通络。三穴合力，激发经络之气，达疏筋、活血、通络、强壮筋脉的目的。

例6：王某，女，14岁。摔伤后不能站立。体格检查：神清，耻骨联合处皮肤青紫、肿胀、拒按；左侧臀部疼痛，髋关节活动受限，骨盆挤压征（+）；左膝关节肿胀疼痛，局部皮肤青紫，伸屈活动受限。CT示：骨盆骨折，左侧半月板前角外缘可疑损伤。住院后经抗感染、卧硬板床、制动等对症治疗，50天后患者能坐起，但左膝关节仍肿胀，不红，轻压痛，关节活动不利，浮髌试验（+）。治疗：取鹤顶、膝眼、血海、足三里、阳陵泉、阴陵泉。阳陵泉、阴陵泉分别直刺1.5寸，施提插捻转法较强刺激，得气后，点燃温灸，连灸3壮，出针时摇大针孔，此时针孔处可见有淡黄色渗出液流出，用消毒干棉球擦尽后，局部拔罐10分钟。治疗10次，肿胀消失；又巩固治疗6次而愈。随访1年未复发。

按：本病属"鹤膝风""着痹"范畴。西医一般采用抽液、弹性绷带固定、关节制动、理疗等治疗方法，疗程较长，且易复发。鹤顶、膝眼为局部取穴，配血海促进局部通经络，行气血；阴陵泉、阳陵泉，均位居膝周，二穴对刺，一阴一阳，阴阳相助，调和膝周阴阳气血平衡。且阳陵泉为"筋会"，加强舒筋通络之效；阴陵泉祛水湿，消肿止痛；足三里益气调中。

🕊 文献摘录

小水不禁：灸阳陵泉、阴陵泉。（《针灸大成》）

阴陵泉、阳陵泉主失禁遗尿不自知。（《针灸资生经》）

阴陵、阳陵，除膝肿之难熬。（《玉龙赋》）

少腹痛与膝痛：阴陵泉、阳陵泉。（《针灸配穴》）

白带过多：阴陵泉、阳陵泉。（《针灸配穴》）

脚痛膝肿针三里，悬钟，二陵，三阴交。（《席弘赋》）

遗尿不禁：阴陵泉、阳陵泉、大敦、曲骨，针灸并用。（《针灸配穴》）

阳陵、阴陵、阳跷（申脉）、阴跷（照海）以及足三里等，同为治脚气膝肿及转筋之名穴，伍伴同用其效更增。（《金针梅花诗钞》）

（四）阳陵泉透阴陵泉

[透刺层次] 腓侧皮肤→浅筋膜→深筋膜→腓骨长肌→趾长伸肌→骨间膜→胫骨后肌→比目鱼肌→腓肠肌内侧头→深筋膜→浅筋膜。腓骨长肌与趾长伸肌之间有腓总神经的末端及其分支，针自此处经过；针应自外向内经胫骨后缘斜刺，才可达到透刺目的；针自胫前血管腓侧通过，穿过骨间膜后，经胫后血管、神经与胫骨后缘之间透刺。

[主治] 膝肿痛，中风下肢瘫痪，腹胀，小便不利，下元诸病。

[刺法] 用2~2.5寸毫针，从阳陵泉进针，斜透阴陵泉，深度1.8~2.3寸。

● 现代应用

1. 下肢血栓闭塞性脉管炎

取穴：阳陵泉透阴陵泉，夹脊L2~L5，八风。用2~2.5寸毫针，垂直进针，从阳陵泉斜透阴陵泉；用1寸毫针，夹脊穴直刺或斜刺0.5~1寸，八风斜刺0.5~0.8寸；得气后均施捻转泻法，强刺激，持续运针2~3分钟，留针1小时，期间反复持续运针。每日1次，10次为

1疗程。

2. 肩关节周围炎

取穴：阳陵泉透阴陵泉，太冲。取患侧，先针阳陵泉透阴陵泉，再针太冲穴，同时患者活动肢体。施小幅度提插捻转法，边行针，边活动，留针30~60分钟或疼痛缓解时出针。每日1次，10次1疗程。

3. 急性小儿斜颈

取穴：对侧阳陵泉透阴陵泉。患者取坐位，用28号3寸毫针，常规消毒后，从阳陵泉穴进针，向阴陵泉透刺，得气后施捻转泻法，使局部产生较强酸胀感；此时嘱患者活动颈部，幅度由小逐渐加大，尤其加强向患侧活动。

如果针刺后，颈肌肌紧张尚未松弛，可辅以局部推拿。术者站其后，用拇指推、揉、捻，拇指及三指捏拿，交替在患侧肌群进行推拿。边推拿边助患者活动颈部，并点揉太阳、风池，然后，一手托患者下颌，一手托枕后部向上牵引、旋转复位。

🌀 典型病例

例1：姚某，男，43岁。左下肢冷麻1年，加重伴左足趾冷痛半年。患者1年前受寒后左下肢冷麻，近半年加重，左下肢、左足趾冷麻疼痛，入夜尤甚，夜不得寐，得温略舒。体格检查：左足苍白，触之冰凉，跌阳脉、太溪脉波动明显减弱，舌嫩胖，苔白，脉沉紧。诊为"血栓闭塞性脉管炎"，证属寒凝脉络，血行不畅，治宜活血通络。取穴：阳陵泉透阴陵泉、夹脊L2~L5、八风。针刺得气后均施捻转泻法，强刺激，持续运针2~3分钟，留针1小时，期间反复持续运针。每日1次，10次为1疗程。针刺2个疗程后，疼痛消失。半年后随访，未复发。

按：血栓闭塞性脉管炎属"疽"范畴，为阴证。阳陵泉、阴陵泉均为治疗下肢疾患常用腧穴，阳陵泉为"筋会"，疏通经络作用强，阴陵泉属太阴脾经穴，阳陵泉透阴陵泉，从阳引阴，活血通络。针灸治疗血栓闭塞性脉管炎以早期止痛较为有效，晚期发生溃疡者，须配合外科治疗。

例2：陈某，男，54岁。右肩关节疼痛、活动受限2月余，服中西药物和局部封闭，痛未减，且日渐加重，夜不能眠。体格检查：肩关节弥漫性压痛，喜热恶寒，舌淡，苔白，脉弦紧。取患侧阳陵泉透阴陵泉、太冲。治疗1次后，肩部疼痛减轻，臂即能举；共治疗16次，痊愈。1年后随访未复发。

按：本病属"肩痹""漏肩风"范畴，是关节囊和关节周围软组织的一种退行性、炎症性疾病。阳陵泉属足少阳胆经穴，为筋之会，阳陵泉透阴陵泉，从阳引阴；合太冲，目的在于调整肝胆经经气，达舒筋活络，活血止痛之功。

例3：周某，男，14岁。颈部不能向左活动1日。患侧肩背部疼痛、酸胀。体格检查：颈椎生理弧度消失，C3、C4棘突偏歪，颈椎活动度受限，颈肌肌紧张，有明显压痛及条索感。X线片：颈椎生理弧度变直，C3、C4棘突偏歪，余无异常。取对侧阳陵泉透阴陵泉。得气后施捻转泻法，使局部产生较强酸胀感，此时嘱患者活动颈部，幅度由小逐渐加大，尤其加强向患侧活动。治疗后，当即颈椎活动度明显增大，酸胀、疼痛明显缓解。共治疗2次，症状基本消失。半年后随访，未复发。

按：本病属"筋痹""痉证"范畴。虽发病急，但属肌肉肌群紧张度失调，颈椎椎体本身并无实质性病变。故取"筋会"阳陵泉，舒筋通络，强筋骨；透刺脾经穴阴陵泉，更有疏通经络、调节气血、解痉止痛功效。

（五）阴陵泉透阳陵泉

［主治］膝关节红肿疼痛。

［刺法］用2~4寸毫针，从阴陵泉进针，斜透阳陵泉，深度1.8~3.5寸。

● 现代应用

1. 膝关节肿痛

取穴：阴陵泉透阳陵泉，足三里，腰阳关，温针灸。以4~5寸毫针，从阴陵泉穴进针，斜向透刺至阳陵泉，得气后平补平泻或先泻后补，留针30分钟，留针期间加艾条悬灸或温针灸。每日或隔日治疗1次。

2. 结节性红斑

取穴：阴陵泉透阳陵泉，血海，均双侧。用26~28号4~5寸毫针，从阴陵泉斜透阳陵泉，得气后施捻转泻法，局部酸胀向下扩散；血海直刺1~2寸，得气后施提插捻转泻法。留针30分钟，隔10分钟运针1次。每日1次，7次为1疗程。

3. 肩关节周围炎

取穴：健侧阴陵泉透阳陵泉，患侧新设穴（风池直下项后发际下1.5寸，相当于第4颈椎横突）。取健侧阴陵泉透阳陵泉穴，刺入2~2.5寸，施提插捻转泻法，强刺激，同时令患者活动上肢，疼痛缓解即出针。然后取患侧新设穴，针尖朝向C4横突，刺入1.5~2寸，得气后令患者慢慢活动患肢，功能有所恢复时出针。

4. 产后尿潴留

取穴：中极透关元，阴陵泉透阳陵泉（双），三阴交（双）。先针中极透关元，不提插捻转，次针阴陵泉透阳陵泉，得气后稍加捻转即退针；再针三阴交，得气后施热补手法，留针15~20分钟，每隔5分钟运针1次。每日1次，必要时每日针2次。一般起针后20分钟即可顺利排尿。若日针2次后不排尿，再加肾俞、膀胱俞。

5. 急性感染多发性神经炎

取穴：阴陵泉透阳陵泉，大椎，至阳，合谷透后溪，内关，委中，三阴交。针刺得气后，施提插捻转泻法，中等刺激，留针20~30分钟。每日1次，10次为1疗程，疗程间休息5~7天，再行第2疗程治疗。

典型病例

例1：马某，女，47岁。患者在一个月前淋雨后，觉双下肢膝关节酸痛，重着无力，腰痛，纳少，腹泻。自服小活络丹等药略见效，但两下肢膝关节仍微肿，压痛明显，并感沉重，麻木，活动受限。苔薄白，脉沉缓无力。属体虚脾弱，复感寒湿，伤及阳气。治宜温阳健脾，燥湿止痛。取穴：阴陵泉、阳陵泉、足三里、腰阳关。以3寸毫针，从阴陵泉穴进针，斜向透刺至阳陵泉，得气后平补平泻，留针30分钟，留针期间加艾条悬灸。治疗7次，疼痛减轻，腹泻好转；又治疗7次，诸症消失而愈。

按：患者素体虚，又冒雨受湿，益虚其脾。阴陵泉透阳陵泉，从阴引阳，针灸并用，温通经脉，散寒除湿；温针足三里、腰阳关，健脾扶阳。

例2：吕某，女，28岁。右下肢出现红斑结节3天。患者3天前右侧小腿处发现红硬块2处，自以为碰伤，用红花油涂擦无效。昨晚起发热恶寒，头痛，体温38.5℃。某医院诊为丹毒，经用抗生素治疗，热退，但红斑未消。体格检查：右下肢胫前有红斑结节2处，状如杏核，按之褪色，微恶寒发热，体温37.5℃。实验室检查：白细胞4.8×10^9/L，中性粒细胞百分比62%，淋巴细胞百分比37%。诊为"结节性红斑",辨证为湿热蕴结。治以清热解毒,和营凉血。取穴:阴陵泉、阳陵泉、血海,均双侧。用3寸毫针,从阴陵泉斜透阳陵泉,得气后施捻转泻法,局部酸胀向下扩散;血海直刺1.5寸,得气后施提插捻转泻法。治疗5次后,结节消退。随诊未发。

按: 结节性红斑属中医"瓜藤缠"范畴,好发于小腿伸侧,以青年女性多见,春秋季节多发。《医宗金鉴·外科心法要诀》:"此证发于腿胫,流行不定,或发于一二处,疮顶形似牛眼,板脚漫肿……若绕胫而发即名瓜藤缠,结核数枚,日久肿痛。"多由外感风邪,内有湿热,蕴蒸肌肤,经络阻滞所致。本例属阳斑。阴陵泉属足太阴脾经合穴,为祛湿之要穴,化湿滞利下焦;阳陵泉为足少阳胆经合穴,为筋之会穴,疏通经络;阴陵泉透阳陵泉,从阴引阳,清热解毒,通经活络;血海和营凉血。

例3:王某,女,44岁。右肩关节疼痛、沉重半年余,痛引肘部,持物艰难,每遇阴寒加重。体格检查:患肢不能高举,肩部无红肿,舌淡,苔白腻,脉弦缓。取健侧阴陵泉透阳陵泉,施提插捻转泻法,强刺激,同时令患者活动上肢,疼痛缓解即出针。然后在风池直下项后发际下1.5寸(相当于第4颈椎横突)处取患侧新设穴,针尖朝向第4颈椎横突,刺入1.5寸,得气后令患者慢慢活动患肢,功能有所恢复时出针。治疗7次而愈。

按: 本病多由风寒湿邪痹阻经络,气血运行不畅所致。治宜活血通络止痛。取健侧阴陵泉透阳陵泉,为从阴引阳,上病下取,右病取左,远端取穴以疏通局部经气,使气血通畅则不痛。对远端取穴,取患侧用补法,取健侧用泻法。新设穴为经外奇穴,临床观察,对恢复肢体功能效果较好。

例4:高某,女,28岁。分娩后尿潴留,住某医院产科,导尿20天不见好转。取穴:中极透关元,阴陵泉透阳陵泉(双),三阴交(双)。先针中极透关元,次针阴陵泉透阳陵泉,得气后稍加捻转即退针,再针三阴交,得气后施热补手法,留针15分钟,每隔5分钟运针1次。针1次,起针后20分钟即顺利排尿。出院后未复发。

按: 阴陵泉化湿,利下焦,通利小便,《通玄指要赋》:"阴陵开通于水道。"阴陵泉透阳陵泉,从阴引阳,且阳陵泉为筋会,约束诸筋;中极为膀胱募,关元为小肠募,中极透关元,振奋下焦元气;三阴交为太阴脾经穴,调养脾胃之气。

例5:郭某,男,28岁。患者数日前汗出当风,自觉咽痛,全身乏力,自行服某感冒药后好转。3天前淋雨后,突然感觉四肢麻木,软弱无力,行走不便。体格检查:面色无华,精神倦怠,双下肢肌力降低,双侧膝腱反射、跟腱反射减弱,四肢肌肉松弛无力。舌淡,苔薄黄,脉细数。诊为"吉兰-巴雷综合征"。治宜清利湿热,通经活络。取穴:阴陵泉透阳陵泉,大椎,至阳,合谷透后溪,内关,委中,三阴交。针刺得气后,施提插捻转泻法,中等刺激,留针30分钟。针刺治疗1周后,四肢麻木感明显减轻,体力增加;继治2个疗程,诸症消失,双下肢肌力及腱反射恢复正常。

按: 急性感染多发性神经炎,又称多发性神经根神经炎,是一组病因尚未明了的综合病征,又称吉兰-巴雷综合征。治以疏经和络为主。取脾经合穴阴陵泉健脾益气化湿,透胆经阳陵泉,能从阴引阳,清湿热,利肝胆;大椎、至阳清湿热,理气机;合谷、内关、委中、三阴交通经活络。

文献摘录

膝盖红肿鹤膝风,阳陵二穴亦堪攻,阴陵针透尤收效,红肿全消见异功。(《玉龙歌》)

十三、漏谷－丰隆

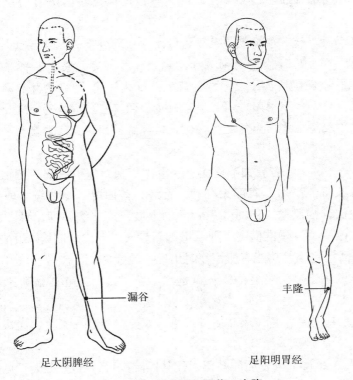

足太阴脾经　　　　　　　　足阳明胃经

图 3-2-9　经穴图：漏谷－丰隆

[概说]

丰隆，是依其位于肌肉丰满隆起之处而命名。是足阳明胃经之络穴，具有祛痰、和胃降逆和健脾益胃的作用，主治胃腑病和痰浊流注心、肺、胃、肠、肌肤、关节等处引起的病证，以及足阳明经脉、络脉循行通路上的病变，为痰病要穴。

漏谷，漏，渗漏，穴主小便不利，湿痹不能行，女人漏下赤白。功能渗湿利尿，穴处凹陷如谷，故名。健脾利湿，主治脾湿不运而致的腹胀、肠鸣、食欲不振、小便不利、湿痹等。

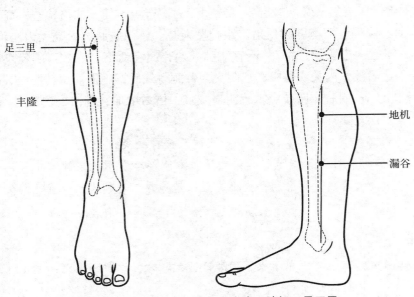

图 3-2-10　相对穴：漏谷－丰隆；地机－足三里

［**归经**］漏谷–丰隆：足太阴脾经–足阳明胃经，内外阴阳表里相对。（见图3–2–9）

［**定位**］丰隆：外踝高点上8寸，条口（膝中下8寸，胫、腓骨之间）穴外1寸。漏谷：三阴交穴上3寸。（见图3–2–10）

［**进针层次**］

丰隆：皮肤→浅筋膜→小腿深筋膜→趾长伸肌→腓骨长肌→腓骨短肌。皮肤由腓肠外侧皮神经分布。针由皮肤、浅筋膜穿小腿深筋膜，进入趾长伸肌外侧缘及其下面相重叠的腓骨长、短肌。前肌由伴行于胫前动、静脉的腓深神经支配，后二肌由腓浅神经支配。腓浅神经在腓骨颈处，由腓总神经分出，下降在腓骨长肌之深面，在小腿中部，位于该肌和趾长伸肌之间，于小腿中、下1/3交界处浅出，分布于小腿下部外侧的皮肤。

漏谷：皮肤→浅筋膜→小腿深筋膜→趾长屈肌→胫骨后肌。皮肤由隐神经分布，浅筋膜内的脂肪增多，有隐神经和大隐静脉伴行经过。针由皮肤、浅筋膜穿小腿深筋膜，在小腿三头肌（腱）前方进入趾长屈肌和胫骨后肌。在趾长屈肌的后方有胫后动、静脉和胫神经并行经过，营养并支配以上诸肌。

［**功能**］丰隆：健脾化痰，和胃降逆，通便；漏谷：健脾利湿。

［**主治**］丰隆：哮喘，咳嗽，痰多，胸疼，癫狂，善笑，痫证，咽喉肿痛，大便难，头痛，头晕，下肢痿痹。漏谷：腹胀，肠鸣，偏坠，腿膝厥冷，小便不利，女人漏下赤白。

［**刺法**］丰隆、漏谷：直刺1~1.5寸。

［**备注**］丰隆：足阳明经之络穴。

（一）丰隆

● **现代应用**

瘿瘤（单纯性甲状腺肿）

取穴：丰隆、合谷。针刺得气后施提插捻转平补平泻手法，留针30分钟。间日1次，10次为1疗程。

● **古代应用**

暴喑

一男子，年近五十，久病痰嗽。忽一日，感风寒，食酒肉，遂厥气走喉，病暴喑。与灸足阳明别丰隆二穴，各三壮；足少阴照海穴，各一壮，其声立出。（《名医类案》）

按： 久病咳嗽，肺阴必伤，喉失濡养，复感风寒，以致寒痰逆气走喉，阻于声户，发为暴喑。丰隆乃足阳明络穴，《灵枢·经脉》载："其病气逆则喉痹、卒喑。"刺之能降逆、消痰；照海属足少阴肾，为阴跷脉所起，八脉交会穴之一，具有养阴、利咽等作用，是治疗咽喉疾患的常用要穴，《标幽赋》言："治喉中之闭塞。"信无诞也。

◉ **典型病例**

例：阎某，女，40岁。咽喉部肿块半年。患者于半年前偶然发现咽喉部有一椭圆形肿块，逐渐增大如拇指大。自发病以来，自觉胸痛，项背部牵痛，转动尤甚，性情急躁易怒。体格检查：颈部可触及拇指大小一肿物，按之不痛，表面平滑，活动度良好。舌质红，苔薄黄，脉弦。诊断：瘿瘤（单纯性甲状腺肿），辨证为痰气郁结。治则：解郁化痰，散结消瘿。取穴：丰隆、合谷，针刺得气后施提插捻转平补平泻手法，留针30分钟。针刺10次后，颈部略感舒适，肿块较前稍软。按上穴继针10次后，颈部肿块逐渐平软，胸部疼痛已愈。以后又加刺肝俞、血海，连续针刺20余次，颈部肿块完全消失，其他兼症随之痊愈。

按：痰、气、瘀结于颈前，是该病的主要病理机制，治宜理气化痰，活血祛瘀为主。丰隆为足阳明之络穴，足阳明经脉循行经过颈部，而丰隆又为"化痰之要穴"，用之化痰解郁而散结；合谷为手阳明之原穴，手阳明经脉循经亦过颈，行气活血，以消颈部之结节。二穴伍用，共奏解郁化痰，散结消瘿之效。

文献摘录

痰多宜向丰隆寻。(《玉龙歌》)

哮喘发来寝不得，丰隆刺入三分深。(《肘后歌》)

主厥逆，大小便难，息惰，腿膝酸屈膝难，胸痛如刺。(《针灸大成》)

丰隆、丘墟主胸痛如刺；冲阳、丰隆，主狂妄行登高而歌，弃衣而走。(《备急千金要方》)

（二）漏谷

● 现代应用

术后尿潴留

取穴：双侧漏谷穴。患者平卧，用30号1.5寸毫针垂直刺入，得气后施提插捻转泻法，重刺激，留针20分钟，每5分钟行针1次。留针期间嘱患者放松精神，想象小河流水，直至起针。

典型病例

例：戎某，男，61岁。因混合痔，在骶麻下行消痔灵注射、外痔切除术，术后6小时小便不能排出，小腹胀痛，叩诊呈浊音。取双侧漏谷穴，用30号1.5寸毫针垂直刺入，得气后施提插捻转泻法，重刺激，留针20分钟，每5分钟行针1次。起针后约10分钟患者小便自行解出，小腹胀痛消失。

按：漏谷属足太阴脾经穴，具健脾利湿之功，针之调畅气机，利尿消胀。

文献摘录

膝痹脚冷不仁，肠鸣腹胀，疝瘕冷气，小腹痛，饮食不为肌肤，小便不利，失精。(《针灸图翼》)

漏谷、会阳，治腹寒冷气。漏谷、曲泉治血瘕。(《针灸资生经》)

（三）漏谷、丰隆对刺

[**主治**] 痰证、痹证、局部病变。

[**刺法**] 丰隆、漏谷，分别直刺1~1.5寸。

● 现代应用

中风

丰隆、漏谷，针刺补法。

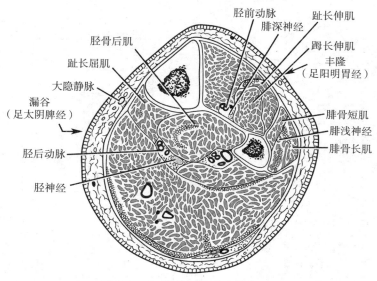

图 3-2-11 漏谷、丰隆穴横断面

◉ 典型病例

例：汪左，男，54岁。神志虽明，而舌强语謇，口眼㖞斜，偏左手足不仁，肌肤浮肿。刻诊脉缓滑，苔腻微黄。证属类中，病在心脾，治当以心脾为主。取穴：丰隆（补）、漏谷（补）、风池（泻）、地仓（补）、瞳子髎（泻）、三阴交（补）、环跳（泻）、风市（泻）、肩髃（补）、少海（补）、手三里（补）、合谷（补）、支正（泻）、通里（泻）。

按：该患年逾五旬，形体丰盛，体丰于外，气馁于内，脾运暗弱，所进饮食，易生湿生痰，积痰成热，客秋劳倦太过，将息失宣，志火失宁，陡然肝火痰热上潜，跌仆成中。取丰隆健脾化痰，漏谷健脾利湿。二穴对刺，健脾化痰利湿，重在治脾。余穴为随证用穴。

（四）丰隆透漏谷

［透刺层次］

胫前皮肤→浅筋膜→深筋膜→趾长伸肌→𧿹长伸肌→小腿骨间膜→胫骨后肌→趾长屈肌→比目鱼肌→腓肠肌内侧头→深筋膜→浅筋膜。针自丰隆向内后斜行透刺漏谷；针自胫前血管、神经束的外侧通过，穿过骨间膜后，自胫骨后缘与胫后血管神经束之间通过；胫前血管神经束位于胫骨前肌与𧿹长伸肌之间，胫后血管神经束位于比目鱼肌深面。

［主治］痰阻气逆哮喘。

十四、地机 - 足三里

［概说］

足三里，古"里"通"理"，因能治理腹部上中下三部诸证而得名。是足阳明经之合穴，是强壮要穴和肚腹疾病的常用腧穴，"肚腹三里留"。"合治内府"（《灵枢·邪气脏腑病形》），是主治胃之腑病、经病、气化病和与胃有关的脏腑器官病变的常用腧穴。本穴具有补中气、健脾胃的作用，因此，还治疗与脾虚有关的肚腹病。

地机，地指足太阴脾土；机，要也。穴属足太阴之郄，为足太阴气血深聚之要穴，故名。本穴为足太阴之郄穴，具有健脾胃，调经带功能，少腹及胃肠病常用之；脾统血，地机为脾之郄穴，凡经事改常，月经过多或崩漏等病，均可以之引血归脾及补脾摄血，以收调气养血之功。

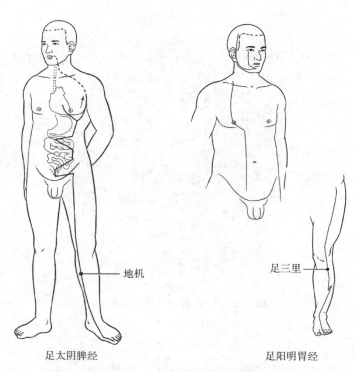

足太阴脾经   足阳明胃经

图 3-2-12　经穴图：地机 - 足三里

[**归经**] 地机 - 足三里：足太阴脾经 - 足阳明胃经，内外阴阳表里相对。（见图 3-2-12）

[**定位**] 地机：阴陵泉穴下 3 寸；足三里：犊鼻穴下 3 寸，胫骨前嵴外一横指处。（见图 3-2-10）

[**进针层次**]

地机：皮肤→浅筋膜→小腿深筋膜→趾长屈肌→胫骨后肌。皮肤由隐神经分布。浅筋膜内的脂肪组织增多，有隐神经和大隐静脉伴行经过。针由皮肤、皮下静脉穿小腿深筋膜，在小腿三头肌（腱）前方进入趾长屈肌和胫骨后肌。在趾长屈肌的后方有胫后动、静脉和胫神经并行经过，营养并支配以上诸肌。

足三里：皮肤→浅筋膜→小腿深筋膜→胫骨前肌→姆长伸肌→小腿骨间膜。皮肤由腓肠外侧皮神经分布。针由皮肤、浅筋膜穿小腿深筋膜，在趾长伸肌内侧进入胫骨前肌及其深面的姆长伸肌。腓总神经由坐骨神经分出以沿股二头肌腱内侧下行，至腓骨颈外侧，分为外侧的腓浅神经和内侧的腓深神经，后者支配胫骨前肌和姆长、趾长伸肌。

[**功能**] 地机：健脾，和血；足三里：调理肠胃，扶正祛邪。

[**主治**] 地机：腹胀，泄泻，小便不利，月经病。足三里：胃肠病症，胃痛、腹痛、肠鸣、泄泻、痢疾、便秘、呕吐、胀气、消化障碍；一般虚弱，失眠、高血压、视力减退；乳痈肿痛（乳腺炎），胸胁痛，喉痹；癫狂；膝及小腿部病症（酸痛、麻木、瘫痪）。

[**刺法**] 地机：直刺 1~1.5 寸；足三里：直刺 1~2 寸。

[**备注**] 地机：足太阴经郄穴；足三里：足阳明经合穴，有强壮作用，为保健要穴。

（一）地机

● 现代应用

1. 痛经

取穴：地机、三阴交，均双侧。二穴分别垂直进针约 1~1.5 寸，压手按在针的下方，得气后行捻转手法，使针感上传，间歇行针，留针30分钟或疼痛缓解后出针。

2. 股内侧痛

取穴：地机、阴陵泉，均患侧。二穴分别垂直进针约1~1.5寸，压手按在针的下方，得气后行捻转手法，使针感上传，同时嘱患者做患肢屈伸动作，间歇行针，留针30分钟或疼痛缓解后出针。

3. 胸胁痛

取穴：地机、阳陵泉，均患侧。二穴分别垂直进针约1~1.5寸，压手按在针的下方，得气后行捻转手法，使针感上传，同时嘱患者做深吸气运动，间歇行针，留针30分钟或疼痛缓解后出针。

🌀 典型病例

例1：赵某，女，17岁。经水将临，小腹坠胀疼痛，腰脊酸痛1天。患者14岁月经初潮，经行无定期，常于月经将临时腹痛，经服中药治疗，疼痛稍有改善。刻下：小腹胀痛难忍。取穴：地机、三阴交，均双侧。二穴分别垂直进针约1.2寸，留针30分钟后出针。疼痛渐缓解；次日继针1次，痛止。配合耳压巩固疗效。随访2个月未复发。

按：地机为足太阴脾经郄穴，善治血证，健脾气，和血脉，理气机，调冲任，使气血通畅，疼痛止；配太阴脾经穴三阴交，调理足三阴经之血脉，疏散邪气，补肝肾，益气血，以善后。

例2：胡某，女，66岁。左下肢股内侧疼痛1个月。患者左下肢股内侧痛，呈掣痛，放射至小腿，喜温畏寒，行走困难。体格检查：痛苦面容，局部无红肿，神经系统检查均正常。取穴：地机、阴陵泉，均患侧。二穴分别垂直进针1.2寸。针刺后，患者能缓慢行走，共治疗5次痊愈。

按：股内侧为脾经循行所过，地机属脾经郄穴，具有较强的解痉镇痛、行气活血之功；阴陵泉属脾经合穴。取地机激发深集的经气，使"气至病所"，阴陵泉鼓动脉气，使血随气行。

例3：张某，男，40岁。左胸胁疼痛1周。患者1周前因用力不当，致左胸胁不适，隐隐作痛，经口服三七片等治疗无效。近2日疼痛加重，咳引胁痛，转侧活动受限，无寒热。体格检查：心肺无异常，X线片无异常。取穴：地机、阳陵泉，均患侧。二穴分别垂直进针约1.2寸，押手按在针的下方，得气后行捻转手法，使针感上传，同时嘱患者做深吸气运动，间歇行针，留针30分钟。针刺后疼痛缓解；共针5次，疼痛消失。

按：本例因外力作用致胸胁脉络损伤，气血运行不畅，不通而痛。此乃治气为主。取地机健脾气，统血摄血；配筋会阳陵，行肝胆之气，疏筋和络，缓急止痛。

🕊 文献摘录

主腰痛不可俯仰，溏泄，腹胁胀，水肿腹坚，不嗜食，小便不利，精不足，女子癥瘕，按之如汤沃股内至膝。(《针灸大成》)

妇人经事改常，自有地机血海。(《百症赋》)

（二）足三里

● 现代应用

1. 上腹痛

取穴：双足三里、左内关。用28~30号2寸毫针，足三里直刺1~2寸，内关直刺0.5~1寸，得气后施泻法，强刺激，进针3~4分钟后，两穴分别运针1次，留针15分钟或痛止时出针。治疗胃痉挛、胆道痉挛、胰腺炎等引起的上腹痛，发病时间越短，针刺见效越快。

2. 泄泻

取穴：足三里、建里。毫针刺入1.2-1.5寸，得气后施捻转补法，留针30分钟，出针后每穴用大艾炷灸3壮。每日1次。

3. 婴幼儿腹泻

取双足三里、阴陵泉。毫针快速点刺，针刺深度至皮下。每日1次，腹泻严重者，可每日2次。治疗最长时间10天。

4. 关格（急性肠梗阻）

取双足三里，毫针刺入1.2-1.5寸，针刺得气后用泻法，留针30分钟，每日1次。

5. 急性尿潴留

针灸双侧足三里。针刺得气后施提插捻转补法，留针15分钟；针后加灸，每穴艾条悬灸30分钟。每日针刺1次，灸2次。

6. 化疗呕吐反应

法1：取双侧足三里穴。患者于第1天化疗结束后即开始针灸治疗，每日1次，7次为1个疗程，每疗程间隔2天。患者仰卧位，穴位常规消毒，用1.5~2寸毫针，垂直刺入，得气后施提插捻转手法1分钟，平补平泻，留针30分钟，每5分钟行针1次，每次行针1分钟。或在留针时针柄上套上2cm长的艾条，点燃，连续灸2壮，留针30分钟。

法2：取双足三里，穴位注射。应用化疗药物半小时前，用5ml一次性无菌注射器抽取10mg甲氧氯普胺注射液2ml，加配0.9%氯化钠3ml，穴位常规消毒后，取双侧足三里垂直进针2cm，得气后，回抽无血，分别注入药液各2.5ml，按压3分钟。恶心明显者，医者同时用拇指按压双内关穴2~3分钟。

7. 痤疮

取双侧足三里，穴位注射。患者仰卧位，充分暴露双侧小腿，足三里穴准确定位并用甲紫做好标记，消毒后抽取一侧肘静脉血4ml，用一次性无菌注射器，以尽快速度分别在两侧足三里行穴位注射，每穴2ml，术毕，用棉棒按压穴位并嘱卧床休息片刻。1个月后复诊。

8. 高血压

取穴：双侧足三里。隔姜灸或直接灸。

9. 失眠

取穴：双侧足三里。隔姜灸。

● 古代应用

1. 喉闭

郑惟康主薄，尝苦喉闭，虽水亦不能下咽，灸足三里而愈。(《医说续编》)

按：咽喉之疾，尝责之肺胃两经。足阳明"循喉咙，入缺盆"，气通咽喉，胃气健旺，则功能正常，若过食煎炒，致使胃腑蕴热，热毒上攻，搏于咽喉，则可见疼痛肿胀，吞咽不利。本案灸三里者，从胃论治，意在通调胃腑积热，引火下行。

2. 脚气

执中母氏尝久病，夏中脚忽肿，旧传夏不理足，不敢着艾，谩以针置火中令热，于三里穴刺之，微见血，月数次，其肿如失去。(《针灸资生经》)

按：足胫浮肿多为脾虚生湿，湿郁化热，下注足胫。故取足阳明经之足三里，疏通经络，振奋脾胃气机，刺血，以祛湿热。

◎ **典型病例**

例1：赵某，男，45岁。患者8年前因饮食不慎，以致纳呆、腹痛、腹泻，经服用复方磺胺甲基异恶唑、庆大霉素、酵母片等药而瘥。此后，每因饮食不慎痼疾引发，近1年来病情加重，大便稀薄，每日4~5次，伴有食欲不振，疲倦乏力，腹冷隐痛，喜温喜按。舌淡，苔白，脉细弱。治以温中散寒，健脾止泻。取穴：足三里、建里。分别用毫针刺入1.2~1.5寸，得气后施捻转补法，留针30分钟，出针后每穴用大艾炷灸3壮。连针10次，饮食增加，精神好转，大便次数减少；又针10次，诸症悉除，大便成形，日行1~2次。1年后随访，未见复发。

按： 足三里、建里伍用，治疗脾胃虚弱所引起的消化不良，食欲不振，自汗，倦怠乏力，腹痛腹泻。以足三里补脾胃、降浊逆；建里升清阳、健中宫。二者合用，一升一降，升降协合，健脾胃、补中气、疗虚损、增食欲、止泄泻之力倍增。

例2：吴某，男，54岁。5天前因劳累后受寒引起发热，卧床3日，热仍未退，经注射清热药物后，稍退。昨日自觉腹中胀满有块，口渴腹灼而不欲饮，食水果，当即呕吐。今日自觉腹中痞块更大，腹满痛益甚。询其已5日未大便。面色萎黄，表情痛苦，腹壁板硬，小腹包块明显，按之有压痛，舌红，苔黄厚，脉弦细。治以行气导滞，通便消胀。取双侧足三里，毫针刺入1.2寸，针刺得气后用泻法。行针6数，则闻肠鸣辘辘，自诉胀痛明显减轻；再行3数，顷刻腹中痞满全消，按其腹壁柔软。翌日复诊时已大便2次，饮食如常。

按： 此为关格实证，根据"六腑以通为用"的原则，重泻足三里，以行气导滞。仅取一穴，即使腑通痞消，实在是辨证准确，取穴精当，手法娴熟的范例。

例3：陈某，男，50岁。术后尿道刺痛，排不出尿10天，加重2天。患者面色无华，小腹胀满，脉沉细无力，舌苔白腻。针灸双侧足三里。针刺得气后施提插捻转补法，留针15分钟；针后加灸，每穴艾条悬灸30分钟。治疗3次，诸症均消失。

按： 本病因术后耗伤精气，肾阳不足，膀胱气化无权所致。治则为培补后天脾胃，以滋养先天，扶正祛邪。故用足三里，针刺加灸。

例4：孙某，男，57岁。胃癌术后肝转移。实验室检查：白细胞6.9×10^9/L，用DDP、MMC、5-Fu进行化疗。于第1天化疗结束后即开始针灸治疗。取双侧足三里穴，用1.5寸毫针，垂直刺入，得气后留针30分钟，在留针时针柄上套上2cm长的艾条，点燃，连续灸2壮。化疗6周，实验室检查：白细胞4.9×10^9/L，直到化疗结束，未出现恶心、呕吐，饮食尚佳。

按： 足三里为足阳明胃经合穴，调理肠胃，扶正祛邪。临床研究表明，针刺的即时止呕效应好，温针灸的持续止呕效应好。并且越早治疗，效果越好。

例5：张某，女，20岁。3年来面部皮肤多发粟粒样结节，高出皮肤，不痒。近半年加重，结节密布面部，甚者红肿有脓疱，按之痛。饮食睡眠可，有习惯性便秘史。取尺泽刺血；双侧足三里，穴位注射，1个月后，症状明显减轻。同法治疗3次，诸症消失，遂告痊愈。随诊未复发。

按： 痤疮多因肺部积热，郁于肌表所致。肺与大肠相表里，患者多伴有便秘。肘静脉当尺泽穴处，尺泽为肺经合穴，刺血以清泄肺热；足三里为胃经合穴，调理肠胃，疏经通络。肘静脉血自足三里穴注，可加强穴位刺激，延长作用时间，同时自血疗法有调节自身免疫功能。

例6：郭某，男，64岁。高血压患者，经常头痛，眼花，耳鸣，手指麻胀，步行不稳。针手足阳明经各穴可以暂时缓解症状，乃在左右足三里用隔姜灸，灸前血压190/100mmHg，灸感并未明显上传，造成Ⅱ度烧伤后停灸，灸后血压降至160/100mmHg。自觉头目清爽，直至灸疮

愈合，血压尚未回升。（周楣声）

按：高血压头痛及高血压，足三里用隔姜灸或直接灸，效果明显确切，值得推荐。

例7：刘某，男，47岁。失眠10余年，同时有胃痛食减及上腹膨满饱胀等诸种症状。每晚必用大剂量安眠药方可暂行入睡。六脉细数，面色㿠白。在征得本人同意后，用隔姜灸灸左右足三里，热流自股上方左右汇集入股，出现肠鸣嗳气，旋即全腹温暖，头部有清凉感，持续约一刻钟，各种感应消失而停灸。10日后复诊，云当夜未服安眠药即安睡，食欲增加，情绪稳定。近一二日稍感睡眠不稳，要求再用原法。又在足三里（原处）仍用隔姜灸，各种感应如前。月余后再来诊，云失眠基本控制，偶尔因考虑问题太多时服用少量安眠药即可有效。（周楣声）

按：足三里穴用于消化系统疾病已成常规，而在精神病方面，也同样具有良好作用，如脑脊髓膜炎继发癫痫。特别是对胃肠病而同时又有失眠头痛者，更可收一穴多用之效。

文献摘录

治气上壅足三里。（《灵光赋》）

三里却五劳之羸瘦；冷痹肾败，取足阳明之土（足三里）。（《通玄指要赋》）

欲调饱满之气逆，三里可胜……心悸虚烦刺三里。（《玉龙赋》）

忽然气喘胸膈，三里泻多须用心……寒湿脚气不可熬，先针三里及阴交。（《玉龙歌》）

泄泻肚腹诸般疾，三里、内庭功无比。（《杂病穴法歌》）

十五、条口 - 承山 *

[概说]

条口，条，指长条之形；穴在上、下巨虚之间，胫、腓骨间隙中，穴处肌肉凹陷有如条口形状，故名条口。功能祛湿温经，舒筋活络。主治小腿冷痛，脘腹疼痛，跗肿，转筋，肩臂痛，湿痹等。

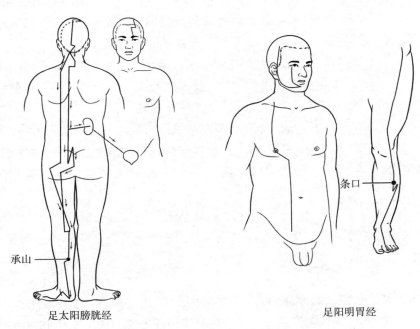

足太阳膀胱经　　　　　　　　　　足阳明胃经

图3-2-13　经穴图：条口 - 承山

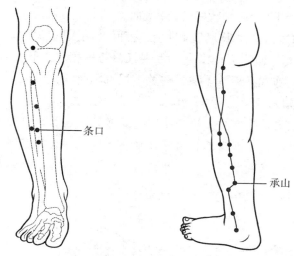

图 3-2-14 相对穴：条口 - 承山

承山，别名鱼腹、肉柱。承，指承接；山，指山谷。穴在腓肠肌两肌腹分开的下端凹陷处，其形若山谷，故以为名。在腓肠肌两侧肌腹交界下端，伸小腿时，当肌腹下出现交角处取穴。现代常用于治疗腰腿疼、坐骨神经痛、腓肠肌痉挛、下肢痿痹、痔疾、脱肛等。

[**归经**] 条口 - 承山：足阳明胃经 - 足太阳膀胱经，前后阴阳相对。（见图 3-2-13）

[**定位**] 条口：在小腿外侧，犊鼻下 8 寸，犊鼻与解溪的连线上。承山：在小腿后区，腓肠肌两肌腹与肌腱的交角处。（见图 3-2-14）

[**进针层次**]

条口：皮肤→浅筋膜→小腿深筋膜→胫骨前肌→趾长伸肌→踇长伸肌。皮肤腓肠外侧皮神经和隐神经双层分布。（参见足三里穴）

承山：皮肤→浅筋膜→小腿深筋膜→小腿三头肌→踇长屈肌→胫骨后肌。皮肤由腓肠和股后皮神经重叠分布。前神经由胫神经发出的腓肠内侧皮神经，走在腓肠肌内外侧头之间的沟内，约在小腿中部穿出深筋膜，接受来自腓总神经发出的腓肠外侧皮神经的交通支，组成腓肠神经。腓肠神经伴随小隐静脉，经外踝与跟骨之间，行于足背外侧缘。腓肠肌的内、外侧头汇合，向下形成腱膜。腱膜处皮肤表面形成一凹陷，作为取穴的体表标志。

[**功能**] 条口：舒筋活络，理气和中；承山：舒筋解痉，强健腰膝，理气调肠。

[**主治**] 条口：小腿冷痛，脘腹疼痛，跗肿，转筋，肩臂痛，麻痹，足下热，湿痹。承山：痔疾，便秘，疝气，腹痛，癫疾，鼻衄，腰背病，腿痛转筋，脚气。

[**刺法**] 条口：直刺 1~1.5 寸；承山：直刺 0.5~1.2 寸。

（一）条口

● **现代应用**

肩关节周围炎

取患侧条口穴针刺，施先补后泻手法，肩关节局部阿是穴火针点刺。

◎ **典型病例**

例1：韩某，女，26 岁。右肩背疼痛 10 余天。近 10 天来，右肩背疼痛，症状逐渐加剧，阴天痛甚，肩背沉重，后颈发硬作痛，伴心烦，肢关节稍有作痛，手指发紧，睡眠欠佳，食纳尚可，大便干，小便正常。苔薄白，脉象沉弦弱。取患侧条口穴针刺，施先补后泻手法，肩关节局部阿是穴火针点刺。针1次后症状好转，7次而愈。

例2：杜某，女，45岁。右上肢疼痛4月余，夜间及阴天则痛加剧，举高困难，右手食指有时胀痛，经某医院针灸、理疗治疗未愈。舌尖红，苔白稍腻，脉弦细。取患侧条口穴、肩髃、臂臑、曲池、合谷。施先补后泻手法，肩关节局部阿是穴火针点刺。治疗3次后，症状明显缓解，仅感活动稍不顺畅。

按：肩关节周围炎主要是卫气虚，卫外不固，复感风寒湿邪，阻滞气血经络不通而致的一种疾患。治疗应鼓舞正气，散风寒湿邪，通经活络。条口穴加火针点刺阿是穴是贺普仁贺老经验。临证表明，该法为治愈肩关节周围炎的特效穴，临床一般都能收到预期的效果。需注意的是，治疗期间不宜剧烈活动患肩，不然易加重症状。

文献摘录

胫痛，足缓失履，湿痹，足下热，不能久立，条口主之。（《针灸甲乙经》）

条口、三里、承山、承筋，主足下热，不能久立。（《备急千金要方》）

主足麻木，风气，足下热不能久立，足寒膝痛，胫寒湿痹，脚痛胻肿，转筋，足缓不收。（《针灸大成》）

足缓难行先绝骨，次寻条口及冲阳。（《天星秘诀歌》）

两足难移先悬钟，条口后针能步履。（《杂病穴法歌》）

（二）承山

● 现代应用

1. 腓肠肌痉挛

取穴：大椎、风市、委中、承山。平补平泻，留针30分钟。

2. 小儿脱肛

法1：取穴：百会、长强、会阳、承山。快速进针，行紧按慢提九阳数，留针20分钟。长强从尾骨尖下凹陷处进针，针尖向上与骶骨平行刺入1.5寸深，会阳在长强旁开1.5寸处进针，针尖向下向内刺1.5寸深。每日1次，6次为1疗程。

法2：针刺长强、肛周3点、肛周9点、承山。

3. 坐骨神经痛

取穴：秩边、承山。采用毛刺法。用4寸毫针，沿皮肤刺入，要求针体尽量紧贴在真皮下，不要求有酸麻重胀痛等感觉，秩边横经而刺，承山逆经而刺，用胶布固定，留针8小时，隔日1次。

典型病例

例1：张某，男，49岁。小腿腨部疼痛1月余。患者1个月前出现小腿腨部疼痛，不能步履，双下肢不敢活动。舌淡苔白，脉弦尺弱。诊断：腓肠肌痉挛。取穴：大椎、风市、委中、承山。平补平泻，留针30分钟。每日1次，治疗10次而愈。

按：正气不足，起居不慎，风寒湿杂气乘虚而入，侵于机体，凝滞经脉而致踝厥。《灵枢·经脉》："膀胱足太阳之脉，起于目内眦……从腰中，下挟脊，贯臀，入腘中……是动则病……项如拔，脊痛，腰似折……腘如结，腨如裂，是为踝厥。"治宜温经散寒，活血止痛。本方取大椎温经益气，风市祛风散寒，委中活血通脉，承山为局部取穴，疏通局部经气。诸穴合用共奏温阳益气，散寒活血之效。

例2：苏某，男，1岁3个月。脱肛1月余，加重5天。由于母乳不足，患儿素体消瘦，加辅食后时常腹泻，经他药治疗未效。1月余前因腹泻引起肛门脱出，逐渐加重，近5日每天脱出5~8次，常因解便、哭叫引起，但能托扶复位。就诊时肛门脱出5cm，诊为"Ⅱ度脱肛"。随即针刺治疗，每天1次，3次后再未脱出，共治疗6次，随访1年未复发。

例3：李某，男，5岁半。患儿经常脱肛1年余。每次大便均脱肛，每次脱出5~6cm，不能自行还纳，需用手托回。患儿经常腹泻，1日大便2~4次，便稀，含有黏液，有不消化食物。依上法治疗1次后脱肛减轻；复诊时针刺取穴同前，加气海，并灸气海、天枢。针灸3次后，腹泻减轻，治疗9次后，告痊愈。

按：脱肛，也叫肛门直肠脱垂，是指肛管、直肠向外翻出而脱于肛门之外。小儿较成人多见。本病由久泻久痢而致脾阳受损，或先天不足，或长期便秘，慢性咳嗽等原因，致使中气不足，气虚下陷，不能收摄，形成肛门松弛，升举无力。本病初起为排便时出现脱肛症状，便后尚能自行还纳，如病情继续加重，则便后不能自行还纳，需用手托回。针治此病的效果以脱肛后能自行还纳者较好。因此，脱肛应及早治疗。

本证属脾虚下陷，治则为健脾补虚升提。百会是手足之阳经与督脉之会，具有升阳提气，举陷固脱之功能，长强为督脉之别络，也具有升阳固脱之功效。会阳为局部取穴，与长强并用，可增强承山约束功能。长强、肛周3点、肛周9点及承山穴治疗脱肛为任守中经验，系治疗脱肛的有效穴位。泄泻者加针足三里、天枢等，并可艾灸天枢；便秘者加针支沟、外关等。针刺或艾灸百会、气海能升提下陷之气，亦为治疗脱肛之有效穴。承山为循经远隔取穴，足太阳之经别入尻，故承山能治疗脱肛，承山亦善治肛肠疾病。

例4：谢某，男，41岁。右侧腰腿疼半年。经医院诊断为"坐骨神经痛"。近日逐渐疼痛加重，活动障碍，得温稍舒，遇寒加剧。右脉弦紧，苔润。诊断：坐骨神经痛（痛痹）。取穴：秩边，承山。采用毛刺法，留针。治疗7次疼痛消失。

按：本病属"痹证"范畴，痛痹，寒邪阻络型，治则温经解表散寒。秩边、承山皆位于足太阳膀胱经上，以毛刺法刺之可祛除寒邪则痛痹得止。

文献摘录

九般痔漏最伤人，必刺承山效如神，更有长强一穴是，呻吟大痛穴为真。（《玉龙歌》）

鼽衄，腰背脚腨痠重，战慄，不能久立，腨如裂，脚跟急痛，足挛引少腹痛，喉咽痛，大便难，䐜胀，承山主之；寒热篡反出，承山主之。（《针灸甲乙经》）

主大便不通，转筋，痔肿，战慄不能立，脚气膝肿，胫酸脚跟痛，筋急痛，霍乱，急食不通，伤寒水结。（《针灸大成》）

承山筋转并久痔。（《灵光赋》）

五痔原因热血作，承山须下病无踪。（《肘后歌》）

两股转筋承山刺。（《胜玉歌》）

打扑伤损破伤风，先于痛处下针攻，后向承山立作效。（《肘后歌》）

心胸痞满阴陵泉，针到承山饮食美；脚若转筋眼发花，然谷、承山法自古。（《杂病穴法歌》）

刺长强与承山，善主肠风新下血。（《百症赋》）

（三）条口、承山对刺

[**主治**] 足软等。

[**刺法**] 两穴一边一针，条口直刺1~1.5寸；承山直刺0.5~1.2寸。

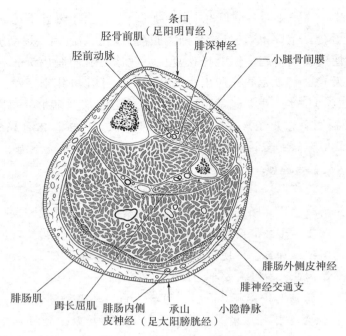

图 3-2-15　条口、承山穴横断面

标注：条口（足阳明胃经）、胫骨前肌、胫前动脉、腓深神经、小腿骨间膜、腓肠外侧皮神经、腓神经交通支、小隐静脉、承山、腓肠内侧皮神经（足太阳膀胱经）、踇长屈肌、腓肠肌

文献摘录

足软：条口、三里、承山、承筋。(《备急千金要方》)

（四）条口透承山

[透刺层次]

小腿前皮肤→小腿前薄层浅筋膜→小腿前深筋膜→胫骨前肌→踇长伸肌→骨间膜→胫骨后肌→踇长屈肌→比目鱼肌→腓肠肌→小腿后深筋膜→小腿后浅筋膜→小腿后皮肤。小腿前深层有胫前血管、腓深神经，小腿后深层有胫后血管、胫神经、腓深血管，小腿后浅层有小隐静脉，腓肠内侧皮神经。

[主治] 腰痛、背痛、骶部痛、肩关节痛。

[刺法] 从条口穴进针向承山穴刺入2~3寸。

● 现代应用

1. 肩关节周围炎（漏肩风）

取穴：条口透承山，提插捻转泻法。针刺得气后嘱患者抬举上肢，并活动肩关节，如前后摆臂，内外旋臂，耸肩垂肩等，幅度由弱到强。每日治疗1次。

2. 肩关节周围炎（肩凝症）

取穴：条口透承山，加肩关节局部穴：肩髃透极泉、肩外陵、肩内陵、臂臑。先针肩髃透极泉、于肩外陵、肩内陵、臂臑用毫针针刺1~2寸，施提插捻转泻法。条口透承山刺2~3寸，提插捻转泻法，使麻胀感到达足部，同时令患者活动患肩，待痛止或疼痛减轻时出针。

典型病例

例1：孙某，男，65岁，干部。右肩疼痛2月余，曾服吲哚美辛、泼尼松等药物，外贴伤湿止痛膏等治疗。刻下：右肩疼痛，活动幅度可。诊断：肩关节周围炎。针刺健侧条口透承山穴，配合患肩活动，治疗4次即愈。

例2：李某，女，50岁。右肩部酸痛1周，有时向颈部和上臂放散，夜间疼痛加重。取患侧条口透承山穴，治疗3次而愈。

按：本病属中医"漏肩风"范畴，气血郁滞型。治则为疏风散寒，通经活络。条口透承山为下接经取穴法，亦是上病下取，远道取穴的一种方法。以疏通肩部同名经脉之经气，使气血通畅，痛止而愈。

例3：毛某，女，47岁，教师。右肩关节疼痛1月余，加重活动受限约1周。患者于1个月前夜间睡眠时右肩暴露于被外，次日起床时自觉右肩疼痛，1个月后右肩疼痛加剧，肩关节活动范围逐渐减小，夜间疼痛尤甚，影响睡眠，不能梳头。体格检查：右肩外形无异常，活动明显障碍，上臂前举仅达60°，后伸达30°，外展45°。局部取肩髃透极泉、肩外陵、肩内陵、臂臑，条口透承山。治疗1周后疼痛减轻，右肩上举可过头，能自己勉强梳头，夜间能入睡。共治疗1个月疼痛消失。

按：此患冬季睡眠时受寒，寒邪侵袭肩部，肩部气血被寒邪阻滞，闭而不通，发为痛痹。治疗以通经活血为主。肩髃、肩内陵、肩外陵、臂臑均在肩关节附近，针刺宣散局部寒邪，通经活血。承山为足太阳膀胱经穴，膀胱经脉"寻肩髃内""从髃内左右，别下贯胛"；条口透承山为远取，上病下取，调经气，利关节，诸穴合用，可达通而不痛之目的。

十六、商丘－丘墟

[概说]

商丘，商，五音之一，金声；丘，土山也。穴为足太阴之经穴，五行属金，位于突起之内踝前下，故而得名。本穴具有健脾利湿功能，主治消化系统病证，股内侧痛以及踝关节及周围软组织疾病等。

丘墟，丘，指土丘；墟，丘之大者。丘墟，意喻足外踝，穴当外踝前下方，故而得名。本穴为足少阳胆经之原穴，具有疏肝利胆功能，主治肝胆病、下肢痿痹、中风偏瘫等神经系统病证、眼科病证，足少阳经体表循行通路上的颈项、腰胯、髀枢、膝胫等病证，踝关节及周围软组织损伤等局部病证。

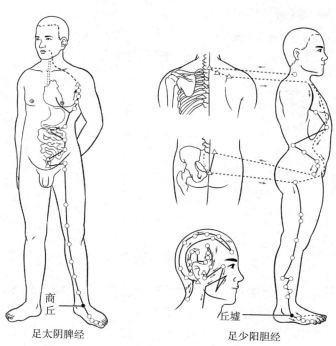

足太阴脾经　　　　　　足少阳胆经

图3-2-16　经穴图：商丘－丘墟

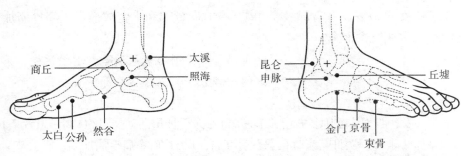

图3-2-17　相对穴：商丘－丘墟；太溪－昆仑；照海－申脉；然谷－金门；公孙－京骨；太白－束骨

［**归经**］商丘－丘墟：足太阴脾经－足少阳胆经，内外阴阳相对。（见图3-2-16）

［**定位**］商丘：内踝前下方凹陷中。丘墟：外踝前下方，当趾长伸肌腱外侧凹陷中，距跟关节间。（见图3-2-17）

［**进针层次**］

商丘：皮肤→浅筋膜→足背筋膜→屈肌支持带。皮肤由股神经的皮支，隐神经分布。浅筋膜较疏松，除皮神经外，还有足背静脉网及大隐静脉属支的起始部。足背筋膜深面有内踝（动脉）网。该网位于内踝的表面，由内踝前后动脉、跗内侧动脉、跟内侧支及足底内侧动脉的分支组成。针由皮肤、浅筋膜穿足背筋膜后，在胫骨前肌（腱）的内后方，小腿十字韧带的内侧上、下支之间深进到距骨内侧面骨膜。

丘墟：皮肤→浅筋膜→足背筋膜→趾短伸肌。皮肤由腓肠神经的足背外侧皮神经分布。足背深筋膜较薄弱，两筋膜之间有丰富的足背静脉网，分别汇入大、小隐静脉。针由皮肤、浅筋膜穿足深筋膜，在趾长伸肌腱外侧，深进股骨表面的趾短伸肌。外踝前动脉在踝关节附近发自胫前动脉，该血管向外在趾长伸肌腱的下方至外踝，与跗外侧动脉和腓动脉的穿支吻合。

［**功能**］商丘：健脾化湿，肃降肺气；丘墟：清肝，利胆。

［**主治**］商丘：腹胀，肠鸣，泄泻，便秘，黄疸，足踝痛。丘墟：胸胁痛，中风偏瘫，目赤肿痛，目生翳膜，视力减退，足部扭伤。

［**刺法**］商丘、丘墟：直刺0.5~0.8寸。

［**备注**］商丘：足太阴之经穴；丘墟：足少阳经之原穴。

（一）商丘

文献摘录

商丘痔瘤而最良。（《百症赋》）

脚背痛时商丘刺。（《胜玉歌》）

（二）丘墟

● **现代应用**

踝关节扭伤

取丘墟，穴位注射。用一次性5ml无菌注射器，抽取2%的普鲁卡因2ml，当归注射液2ml。常规穴位消毒，垂直进针约1.5寸，轻轻旋转针头，待有酸麻胀等针感时，抽取无回血后注入药液1.5ml。对于肿胀明显者，除穴位注射外，需在肿胀局部再注射药液5ml。隔日1次，3次为1疗程。

丘墟为足少阳胆经原穴，具有疏经止痛，活血化瘀的作用，是治疗踝关节肿痛的常用腧穴。针药并用，疗效确切。

🕊 **文献摘录**

髀枢脚痛泻丘墟。(《灵光赋》)

脚背疼起丘墟穴。(《玉龙歌》)

踝跟骨痛灸昆仑，更有绝骨共丘墟。(《胜玉歌》)

（三）商丘、丘墟对刺

[**主治**] 局部病变。

[**刺法**] 分别直刺0.5~0.8寸。

● **现代应用**

红斑性肢痛症

取穴：商丘、丘墟、太冲、侠溪，均取双侧。针刺得气后施捻转泻法，留针30分钟。每日1次。

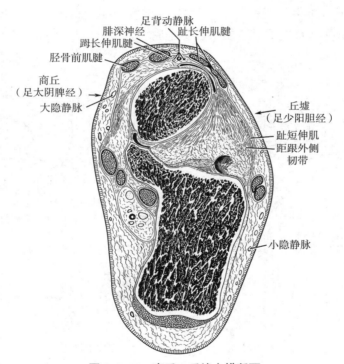

图3-2-18　商丘、丘墟穴横断面

🌀 **典型病例**

例：孙某，女，19岁。两足底疼痛3个月，加重伴足底趾端红斑半个月。患者3个月前出现两足底疼痛，尤以夜间为重，疼痛逐渐加剧。半月前，足底趾端出现红斑，有明显触痛，行走困难。经服药及0.25%普鲁卡因作穴位封闭等治疗，效果不显著。取穴：商丘、丘墟、太冲、侠溪，均取双侧。针刺得气后施捻转泻法。治疗3次，疼痛明显好转，红斑渐隐；继续治疗10次，诸症消失。1年后随访，未见复发。

按：红斑性肢痛因湿聚热蒸，蕴于经络所致。湿蕴化热郁而不通则疼痛，犯及营血则出现红斑。故选商丘健脾化湿，丘墟清肝、利胆，二穴对刺，平衡阴阳，利湿通络；太冲、侠溪清热疏肝凉血。

文献摘录

商丘、解溪、丘墟，脚痛堪追。(《玉龙赋》)

脚背疼起丘墟穴，斜针出血即时轻，解溪再与商丘识，补泻行针要辨明。(《玉龙歌》)

穿跟草鞋风：照海、丘墟、商丘、昆仑。(《针灸大成》)

十七、蠡沟 – 光明 *

[**概说**]

蠡沟，足厥阴肝经之络，别走足少阳；蠡，虫咬木也，穴在足内踝上5寸，横行直透，惟其所往，其络透于光明穴，故以蠡象；上行于胫骨之间，犹似渠沟，故名。本穴具有疏肝理气、调经功能，主治月经不调等妇科病，阴暴痒、小便不利等前阴病，以及腰背拘急不可俯仰、胫酸痛等病证。

光明，穴为足少阳胆经之络，别走足厥阴肝经，少阳厥阴主眼，肝开窍于目，本穴主治眼疾，有开光复明之功，故名"光明"。具有明目、通络功能，主治眼疾、下肢和足少阳经体表循行通路上的病证。本穴尚能回乳，主治乳房胀痛。

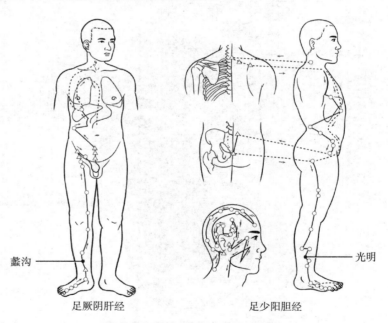

蠡沟

光明

足厥阴肝经

足少阳胆经

图 3-2-19　经穴图：蠡沟 – 光明

[**归经**]蠡沟 – 光明：足厥阴肝经 – 足少阳胆经，内外阴阳表里相对。(见图3-2-19)

[**定位**]蠡沟：内踝高点上5寸，胫骨内侧面中央。光明：外踝高点上5寸，腓骨前缘。(见图3-2-5)

[**进针层次**]

蠡沟：皮肤→浅筋膜→小腿深筋膜→小腿三头肌（比目鱼肌）。皮肤由隐神经分布，大隐静脉与隐神经伴行；浅筋膜疏松，内行有浅静脉、皮神经和浅淋巴管。当针刺由皮肤、浅筋膜穿小腿深筋膜后，可直抵无肌肉保护的胫骨骨膜，或经胫骨内侧，直抵骨后小腿三头肌中的比目鱼肌，该肌有胫神经支配。

光明：皮肤→浅筋膜→小腿筋膜→腓骨长、短肌→趾长伸肌→踇长伸肌。皮肤由腓浅神经分布。腓浅神经由腓总神经发出，进腓骨长、短肌之间，下降至腓骨肌和趾长伸肌之间，在小腿中、下1/3交界处，穿小腿深筋膜至浅筋膜内下降，分布于小腿下部的外侧及足背皮肤。

[**功能**] 蠡沟：疏肝理气，调经；光明：明目，通络，回乳。

[**主治**] 蠡沟：月经不调，赤白带下，阴挺，阴痒，疝气，小便不利，睾丸肿痛，小腹满，腰背拘急，胫部酸痛。光明：目痛，夜盲，乳胀痛，下肢痿，胫热膝痛。

[**刺法**] 蠡沟：平刺0.5~0.8寸；光明：直刺1~1.5寸。

[**备注**] 蠡沟：足厥阴经之络穴；光明：足少阳经之络穴。

（一）蠡沟

● 现代应用

1. 痛经

取穴：蠡沟、三阴交、足三里，均双侧。针刺得气后施提插捻转补法，足三里用温针灸。

2. 经闭

取穴：蠡沟、太冲、血海、阴陵泉，均双侧。针刺得气后施泻法，留针30分钟，期间行针2次。隔日针1次。

3. 阴痒

取双侧蠡沟，针尖向心而刺，得气后施迎随补泻之补法，每10分钟行针1次，留针30分钟，每日1次。

4. 厥阴腰痛

取穴：蠡沟、太冲，均双侧。针刺得气后施提插捻转补泻之泻法，间歇行针，留针30分钟。每日1次。

典型病例

例1：骆某，女，23岁。腹痛突作倒地，剧痛难忍，患者手按下腹，不能平卧，面色㿠白，唇口失荣，脉细。痛在经行之后，证属血少、胞宫失养。其治重在脾胃，益气血，暖胞宫，温通经脉。取穴：蠡沟、三阴交、足三里，均双侧。针刺得气后施提插捻转补法，足三里用温针灸。针后5分钟痛缓；15分钟后面唇有华；再留针5分钟后痛止。

按：蠡沟属足厥阴经之络穴，足厥阴"循阴股，入毛中，过阴器，抵小腹"，经脉所过，主治所及；又肝为女子先天之本，蠡沟又能疏肝理气。合三阴交、足三里，共达通经络，健脾胃，益气血，暖胞宫之功。

例2：张某，女，24岁。经闭10月有余，屡服温经活血祛瘀之剂未效。每月有乳房胀痛，白带中夹有少量瘀血。患者自觉近来下肢肿胀，颜面浮肿，口干喜冷饮，脉弦细，苔薄。辨证为肝气郁结，冲任不调。治以疏肝解郁，调冲任。取穴：蠡沟、太冲、血海、阴陵泉，均双侧。针刺得气后施泻法，留针30分钟。2次后经水已临，但量甚少。于下次月经前再针，穴法同上，针后经水如期而至。

按：蠡沟属足厥阴经之络穴，取蠡沟疏肝理气，调经；太冲，疏肝解郁；血海、阴陵泉，活血，健脾化湿，调冲任。

例3：安某，女，52岁。洗澡后出现阴部暴痒，受风吹及天冷尤为明显。到某医院就诊，予西药内服外用，效果不佳。取双侧蠡沟，针尖向心而刺，得气后施迎随补泻之补法，半分钟，针入暴痒即止，共针6次痊愈。

按：《灵枢·经脉》："足厥阴之别，名曰蠡沟……虚则暴痒，取之所别也。"以此治疗，立竿见影。

例4：林某，女，64岁。闪腰疼痛后驼背1天。患者当天午睡起床时一闪即感腰部剧痛，不能俯仰转侧，扶持下行动艰难，痛苦貌，腰背驼起，如覆着一只锅子样，局部无压痛。既往患腰痛30余年，腰痛后驼背10余年，每年发作1~2次。常在疲乏时只要一轻度扭转动作即可诱发，发则背驼无法活动，请医针治常需10多天渐缓解，月余平复。经多医诊治，未见明显效果。先取水沟、后溪等穴针治无效。经查发现其两足内、外踝下有多处血络，刺络出血后，即感疼痛有所减轻，但驼背状依旧，仍不能转侧，俯身弯腰尚可，但无法直立，且痛更剧，自腰痛后腰围亦突然增大。虑此为腹部筋肉挛急所致。于肝经原穴查之，压痛甚著。先取蠡沟刺之，针入即感轻快，背驼平复一半；继取太冲，背驼又在此基础上平复一半，能步行。次日复诊，仍取蠡沟、太冲，加筋会阳陵，针后自觉症状消失，背驼平复如常。第3天因访友走路较长，腰部稍感不舒，未驼。第4天又治疗1次而愈。1年后随访未复发。

按：一般腰扭伤病变常在膀胱经及督脉部位，而该患者却是在厥阴肝经，故以常法治疗困效。足厥阴肝经首个病候为"腰痛不可以俯仰"，《素问·刺腰痛》："厥阴之脉令人腰痛，腰中如张弓弩弦，刺厥阴之脉，在腘踵鱼腹之外，循之累累然，乃刺之。"运用经络辨证；肝主筋，经脉循行过腹，患者年老肝肾虚衰，筋失所养有关，故在肝经原、络穴施治，驼背、腰痛愈。

文献摘录

主疝痛，小腹胀满，暴痛如癃闭，数噫，恐悸，少气不足，恹恹不乐，咽中闷如有息肉，背拘急不可俯仰，小便不利，脐下积气如石，足胫寒酸，屈伸难，女子赤白带下，月水不调，气逆则睾丸卒痛，实则挺长泻之，虚则暴痒，补之。（《针灸大成》）

（二）光明

● 现代应用

1. 近视

取穴：睛明、风池、阳白、光明，均双侧。针刺得气后平补平泻，留针30分钟，每5分钟行针1次。间日1次。

2. 回乳

取穴：光明、足临泣。用1~1.5寸毫针，直刺，针刺得气后平补平泻，留针30分钟，每隔10分钟行针1次，针后每穴再予艾条灸10分钟。每日1次，连续针灸3~5次。回乳期间勿哺乳。

3. 偏头痛

取患侧光明穴，用2寸毫针，针刺得气后行泻法或平补平泻，每10分钟行针1次，留针30分钟。每日1次。

典型病例

例1：穆某，女，18岁。近视3年，双眼视力0.7，前额闷胀，双眼易疲劳。舌淡红，苔薄白，脉弦细。取穴：睛明、风池、阳白、光明，均双侧。针刺得气后平补平泻，留针30分钟。治疗30次，双眼裸视达1.0。随访1年，疗效巩固。

按：光明为足少阳胆经之络穴，别走足厥阴肝经，有"开光复明"之功，为临床治疗眼疾常用腧穴，配睛明用于治疗近视；伍太阳可治疗目赤肿痛；伍肝俞、太冲、太溪治疗老年视物昏花。取足太阳经穴睛明，疏通脉络，清利头目；足少阳经别散于目系，取足少阳经穴风池、阳白通经活络，调和气血。诸穴合力，使目有所养，视力恢复。

例2：杨某，女，29岁。足月剖宫产第一胎。哺乳13个月，断乳。取穴：光明、足临泣。用1.5寸毫针，直刺，针刺得气后平补平泻，留针30分钟。针灸3次，乳胀渐消，未感明显不适，顺利回乳。

按： 光明、足临泣二穴均有回乳之功，二穴合用，回乳效佳。一般治疗3次，全无乳汁分泌。

例3：范某，男，40岁。右头颞部疼痛1年。患者右头颞部疼痛，呈阵发性跳痛，发时疼痛剧烈。此次发作，阵发性跳痛，放射至头顶部，伴胸闷，心烦，舌红，苔黄，脉弦。诊为偏头痛，辨证为肝胆郁热。取患侧光明穴。用2寸毫针，针刺得气后行泻法，治疗1周，症状消失。随访1年，未复发。

按： 偏头痛属少阳头痛，故上病下取足少阳经络穴光明，沟通表里，疏通少阳、厥阴经气，清肝热，泻胆火，清头目，通络止痛。

文献摘录

眼痒眼痛，泻光明与地五。（《标幽赋》）

眼痒眼疼：光明、（泻）五会。（《针灸大成》）

睛明治眼未效时，合谷光明安可缺。（《席弘赋》）

（三）蠡沟、光明对刺

[**主治**] 目疾，局部病变。

[**刺法**] 蠡沟：平刺0.5~0.8寸；光明：直刺1~1.5寸。

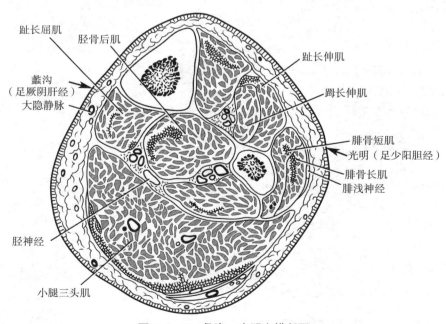

图3-2-20　蠡沟、光明穴横断面

● 现代应用

家族性视神经萎缩

取穴：风池、睛明、太阳、攒竹、合谷、神门、光明、蠡沟，均双侧。针用热补手法，先针风池，使热胀感传至眼区；光明、蠡沟对刺，进针先刺1寸，慢提紧按，令气至，产生明显酸胀感后，将针下插0.3~0.5寸，拇指向前捻动3~5次，使产生热胀感。留针30分钟，期间行针2次，出针后揉按针孔。隔日1次，10次1疗程，休息3~5天，进行下1疗程。

典型病例

例：贾某，男，21岁。视物模糊1年，加重2个月。1年前，患者觉视物模糊，呈渐进性，原因不明，近2个月视力明显下降。在某医院眼科诊为"家族性视神经萎缩"，服中西药，疗效不显。刻下：视物模糊不清，头痛。体格检查：血压120/80mmHg，视力右0.05，左0.07；眼底镜检查：双视盘色淡，边缘清晰，血管稍迂曲，可见黄斑中心凹反射；中心视野检查见乳头连接中心注射区暗点，周边视野有中心暗点。苔薄白，脉沉细。证属肝肾阴虚，目失所养，治宜补肾养肝明目。取穴：风池、睛明、太阳、攒竹、合谷、神门、光明、蠡沟，均双侧。针用热补手法，先针风池，使热胀感传至眼区；光明、蠡沟对刺，进针先刺1寸，慢提紧按，令气至，产生明显酸胀感后，将针下插0.3寸，拇指向前捻动3次，使产生热胀感。治疗10个半月，共针81次，视力恢复到右1.2，左1.0，临床治愈。

按：本病属"青盲"范畴。风池穴通经络，益肝明目；蠡沟、光明分别为足厥阴肝经之络穴、足少阳胆经之络穴，二穴对刺，一阴一阳，一表一里，相互协调促进，疏通肝胆表里二经之经气，更助疏肝理气，养肝明目；睛明系足太阳经穴，是足太阳、足阳明和阳跷、阴跷之会穴，通经活血，补肾益目；神门是心经原穴，养血安神；太阳系局部用穴，清头明目；合谷属经验用穴。诸穴合用，相得益彰。

（四）蠡沟透光明

[透刺层次] 胫内侧皮肤→浅筋膜→深筋膜→比目鱼肌→趾长屈肌→胫骨后肌→骨间膜→趾长伸肌→趾长伸肌与腓骨短肌交界处→深筋膜→浅筋膜。针自胫骨后经胫、腓骨之间向腓骨前透刺；比目鱼肌腹侧有胫后血管、神经束，胫骨前肌与踇长伸肌之间有胫前血管神经束；针自胫后血管神经束之前侧、胫前血管神经束之外侧通过。

[主治] 阴痒、诸种眼病。

[刺法] 用2~2.5寸毫针，由蠡沟穴进针，针刺得气后透刺光明穴。

（五）光明透蠡沟

[主治] 诸种眼病。

[刺法] 用2~2.5寸毫针，由光明穴进针，针刺得气后透刺蠡沟穴。

● 现代应用

结膜下出血

取光明穴，用2~2.5寸毫针，针刺得气后透刺蠡沟穴，行捻转手法，催气上行，留针20分钟，每隔5分钟行针1次。每日针一侧穴，左右两穴交替，每日1次。

典型病例

例：朱某，男，9岁。患者因患抽动秽语综合征做针刺治疗，医生针睛明穴不慎造成右眼结膜下出血，伴右目涩痛，畏光流泪，心烦易怒。体格检查：右眼白睛近眼球处溢血，呈现片状大血斑，边界鲜明，稍隆起，色深红，舌红，苔黄，脉弦细数。诊为"结膜下出血"。取光明穴，用2.5寸毫针，针刺得气后透刺蠡沟穴，行捻转手法，催气上行，留针20分钟，每日针一侧穴，左右两穴交替，每日1次。3次后，诸症改善，结膜下出血颜色由深红变为橙黄色，血块从周边开始缩小。治疗6次，积血退净而愈。

按： 光明属足少阳胆经络穴，别走足厥阴肝经，明目，通络，为临床治疗眼疾常用腧穴；蠡沟属足厥阴肝经，足厥阴肝经系目系。针睛明损伤了目内肝经脉络，血液离经而致结膜下出血。故上病下取，光明透蠡沟沟通表里两经经气，宣通肝胆经脉之壅滞。

十八、跗阳 – 交信

[概说]

跗阳，跗，指足背；阳，指跗部上方。穴在昆仑穴直上3寸处，正当跗部上方，故而得名。本穴为阳跷脉之郄穴，主治足太阳经体表循行通路上的头、腰、下肢、外踝等处的经脉病变。

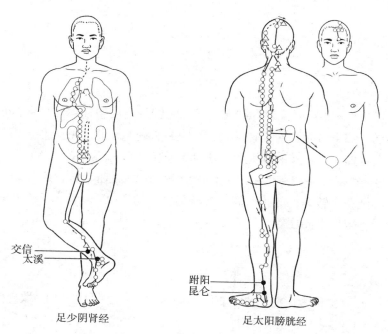

交信
太溪

足少阴肾经

跗阳
昆仑

足太阳膀胱经

图 3-2-21　经穴图：跗阳 – 交信；昆仑 – 太溪

交信，别名内踝上。信之为言伸也，少阴前太阴后交伸而上行也，交者三阴之交也；穴在足内踝上2寸，少阴前、太阴后，筋骨间，肾经之脉从此穴交会到脾经三阴交穴；古以仁、义、礼、智、信"五德"配属五行，信属脾土，足少阴之脉由本穴交汇于脾经三阴交，故而得名。本穴为阴跷脉之郄穴，功能调经血、理下焦、通经脉，常用于生殖、泌尿系统等疾病。

[归经] 跗阳–交信：足太阳膀胱经–足少阴肾经，内外表里阴阳相对。（见图3-2-21）

[定位] 跗阳：昆仑穴直上3寸。交信：内踝高点上2寸，胫骨内侧面后缘，约当复溜穴前0.5寸。（见图3-2-5）

[进针层次]

跗阳：皮肤→浅筋膜→小腿深筋膜→腓骨短肌→踇长屈肌。皮肤由腓肠外侧皮神经分布，该神经为腓总神经自腘窝内发出，向下走行于小腿后区外侧，并沿途发出分支，分布于小腿外侧的皮肤。腓肠外侧皮神经发交通支，于小腿中、下1/3交界处与腓肠内侧皮神经会合成腓肠神经，伴小隐静脉向下外方行至足背外侧缘。曲张的小隐静脉和皮神经可以反复交叉。

交信：皮肤→浅筋膜→小腿深筋膜→胫骨后肌→趾长屈肌→踇长屈肌。皮肤由隐神经分布。隐神经是股神经中最长的一皮支，该神经自股三角内下降，经其尖进入股腘管，在该管的下端，与膝最上动脉共同穿股收肌腱板（股腘管的纤维腱膜顶），离开该管；继在膝内侧缝匠肌和股薄肌之间，穿深筋膜，伴大隐静脉下降至小腿内侧，至小腿下1/3处，分为二支，一支继续沿胫骨内侧缘下降至内踝；另一支经内踝的前面，下降至足的内侧缘。隐神经可与腓浅神经的足背内侧皮神经结合。趾长屈肌和胫骨后肌由胫神经的肌支支配。

[**功能**] 跗阳：舒筋，退热，强腰膝，清头目；交信：调经血，理下焦，通经脉。

[**主治**] 跗阳：头重，头痛，腰腿痛，下肢瘫痪，外踝红肿。交信：月经不调，崩漏，阴挺，阴痒，五淋，睾丸肿痛，泄泻，泻痢赤白，便秘，大便难，腰、股及胫内麻痛，疝气等。

[**刺法**] 跗阳：直刺0.5~0.8寸；交信：直刺0.5~1寸。

[**备注**] 跗阳：阳跷脉之郄穴；交信：阴跷脉之郄穴。

（一）跗阳

● 现代应用

急性腰扭伤

取患侧跗阳穴。

法1：用28号2寸毫针，快速垂直刺入皮下，将针从浅层快速捻转插向深层，如此反复快速捻转提插数秒后，嘱患者做腰部旋转活动，再反复快速捻转提插数十秒即可快速出针。出针后嘱患者做前屈、背伸、下蹲及腰部大幅度活动数分钟，以增强疗效，每日1次。

法2：用28号2寸毫针快速刺入1~1.5寸，得气后快速提插捻转，施强刺激泻法，令针感上传，同时令患者做左右转侧，前俯后仰，下蹲起立等动作以活动腰部，待疼痛缓解后摇大针孔起针，针后可局部拔罐巩固疗效。

◎ 典型病例

例：孙某，男，32岁。打篮球时不慎将腰扭伤，刻下：不能站立行走，咳嗽、直腰时右腰部疼痛尤甚，第2、3腰椎旁压痛明显，直腿抬高试验（+），脊柱（-）。取患侧跗阳穴，用28号2寸毫针快速刺入1.5寸，得气后快速提插捻转，施强刺激泻法，令针感上传，同时令患者做左右转侧，前俯后仰，下蹲起立动作以活动腰部，待疼痛缓解后摇大针孔起针，针1次即愈。

按：跗阳为阳跷脉之郄穴，阳跷脉具有交通一身阴阳之气，调节肢体运动的功能，而郄穴又是各经气所深聚的地方，阳经郄穴多治疗急性疼痛，故取跗阳穴治疗而愈。

🕊 文献摘录

痿厥风，头重，颜痛，枢股腨外廉骨痛，瘈疭，痹不仁，振寒时有热，四肢不举，跗阳主之。（《针灸甲乙经》）

跗阳、天井，治瘈疭。（《针灸资生经》）

（二）交信

🕊 文献摘录

气癃，癫疝阴急，股枢腨内廉痛，交信主之。（《甲乙经》）

腰膝强痛交信凭。（《肘后歌》）

泻痢赤白漏血；主气淋。（《备急千金要方》）

女子少气漏血，不无交信合阳。（《百症赋》）

气淋，痔疝，阴急，阴汗，泻利赤白，气热癃，股枢内痛，大小便难，淋，子漏血不止，

阴挺出，月经不来，小腹偏痛，四肢淫泺，盗汗出。（《针灸大成》）

（三）跗阳、交信对刺

[**主治**] 睡病、遗尿、足内翻等跷脉失调引起的病证。

[**刺法**] 一边一针，从跗阳穴呈60°角向下斜刺进针约1寸，刺向交信穴；从交信穴也呈60°角向上斜刺进针约1寸，刺向跗阳穴。

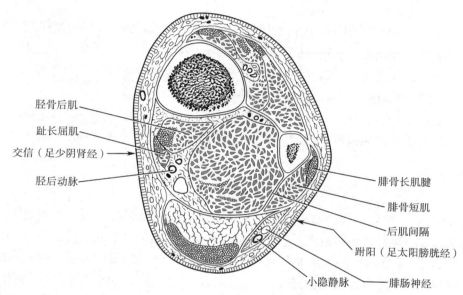

图 3-2-22　跗阳、交信穴横断面

● 现代应用

1.发作性睡病

取跗阳、交信。交信用泻法，跗阳用补法，留针30分钟。每5分钟行针1次，每天1次。

2.中风后足内翻

取穴相对穴跗阳、交信，昆仑、太溪，申脉、照海。各穴进针得气后均行捻转平补平泻手法，留针30分钟。

3.小儿遗尿

取交信（单）、跗阳（单）、攒竹（双）。选2寸毫针，用泻交信（左）、补跗阳（右）、攒竹平补平泻法，留针30分钟。每天下午针1次，10天为1个疗程。

典型病例

例1：常某，女，22岁，学生。嗜睡约2年。有时行走欲睡摔倒，上午较明显，饭后明显，睡后醒如常人。发时烦躁易怒，伴记忆力减退。舌红苔薄白，脉弦细。诊断：发作性睡病。取跗阳、交信。交信用泻法，跗阳用补法，留针30分钟。治疗14次痊愈。

按：本病属中医"多寐"范畴，阳虚阴盛。治则补阳泻阴。跗阳为阳跷脉都穴，交信为阴跷脉都穴，两脉交会于目内眦，补阳泻阴而奏效。

例2：张某，女，3岁半。其母代诉：患儿夜间睡眠很熟，难以叫醒，睡眠中不自觉排尿，每夜尿床1~3次。体格检查：患儿发育良好，未见明显异常。此为跷脉失调。治以调跷脉之法。取交信、跗阳、攒竹。针左交信、右跗阳、双侧攒竹穴。采用泻交信、补跗阳、攒竹平补平泻手法，每日1次。针治2次，夜间未发生遗尿。效不更方，按上法继续治疗1个疗程，以巩固疗效。随访3个月未发生遗尿。

按：遗尿的发生主要与肾和膀胱有关。阴、阳跷脉分别随足少阴肾经和足太阳膀胱经上行，故阴、阳跷脉与肾、膀胱经有密切关系。交信是阴跷脉之郄穴，跗阳是阳跷脉之郄穴；阴跷主一身左右之阴，阳跷主一身左右之阳。针刺交信和跗阳，交通一身阴阳之气，能调节机体阴阳动态平衡。且交信和跗阳均为郄穴，郄穴是经脉气血汇聚深入之处，对顽固性疾病有效。

（三）交信透跗阳

[**透刺层次**] 小腿内侧皮肤→小腿内侧浅筋膜→小腿内侧深筋膜→小腿后群肌浅深层之间→腓骨后缘→腓骨长、短肌腱→小腿外侧深筋膜→小腿外侧浅筋膜。小腿浅深两层肌肉之间有胫后血管、胫神经、腓深血管，小腿外侧浅层有小隐静脉、腓肠神经。

[**主治**] 足内外翻，嗜睡，遗尿等跷脉失调引起的病证。

[**刺法**] 采用1.5~2寸毫针，由交信穴斜向上45°向跗阳穴透刺，进针30~45mm，行小幅度捻转手法，以局部的酸胀感或麻电感向足部放射为最佳；留针30分钟，期间行针1次。

● **现代应用**

中风后足内翻

选用患侧腧穴。取穴：太白透束骨、交信透跗阳、丘墟透照海、阳陵泉透阴陵泉。患者取仰卧位。用40mm毫针，太白透束骨，由太白穴垂直进针透向束骨穴，进针约30~35mm，以足瞬间背屈为佳；交信透跗阳，由交信穴向上以45°角斜刺透跗阳穴，刺入30~35mm，以局部的酸胀感和有麻电感向足部放射为佳；丘墟透照海，由丘墟穴以45°角沿外踝间隙向照海穴透刺，进针30~35mm；阳陵泉透阴陵泉，50~60mm毫针，由阳陵泉直刺进针透向阴陵泉方向，进针45~55mm，以局部的酸胀感和有麻电感向足部放射为佳。留针30分钟，留针期间行针1次，行针以轻度小幅度提插捻转为主，每日针刺1次。

十九、三阴交 – 悬钟（绝骨）[*]

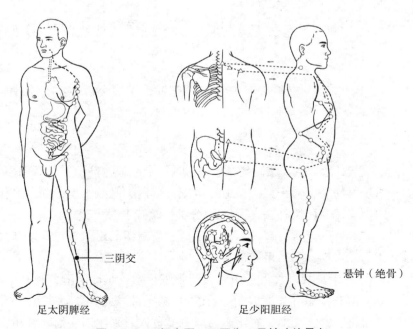

足太阴脾经　　　　　　　　　　　足少阳胆经

图 3–2–23　经穴图：三阴交 – 悬钟（绝骨）

[**概说**]

三阴交，因是足三阴经会穴而得名。其为太阴脾经穴，肝、脾、肾三经的交会穴，是治疗妇科病、血证和与肝脾肾有关的男女生殖、泌尿系疾病的常用腧穴（包括小腹部病变，有"小腹三阴交"之说）。因此，本穴治疗范围非常广泛。

悬钟，又名绝骨，《难经·四十五难》："绝骨……必以踝上小骨绝处……骨绝于此。"因从外踝向上寻摸至本穴的所在处，似骨所绝（腓骨在此穴处凹陷，似乎中断）而得名。悬钟位于外踝上一夫，为髓之会穴，是主治髓病和足少阳经循行处的下肢、髀枢、颈项、胁肋病变的常用腧穴。

[**归经**] 三阴交–悬钟（绝骨）：足太阴脾经–足少阳胆经，内外阴阳相对。（见图3-2-23）

[**定位**] 三阴交：内踝高点上3寸，胫骨内侧面后缘。悬钟（绝骨）：外踝高点上3寸，腓骨后缘。（见图3-2-5）

[**进针层次**]

三阴交：皮肤→浅筋膜→小腿深筋膜→趾长屈肌（腱）→踇长屈肌（腱）。皮肤由隐神经分布，浅筋膜薄弱，内有隐神经和起于足背静脉网内侧的大隐静脉与隐神经并行。针由皮肤、浅筋膜穿小腿深筋膜以后，在小腿三头肌（腱）的前方，进入趾长屈肌（腱）和踇长屈肌（腱）。在趾长屈肌（腱）后方，有胫后动、静脉和胫神经经过。以上诸肌（腱）由胫神经支配。

悬钟（绝骨）：皮肤→浅筋膜→小腿深筋膜→腓骨长、短肌→踇长伸肌→趾长伸肌。皮肤由腓总神经的腓浅神经分布。（参见光明穴）。

[**功能**] 三阴交：健脾胃，益肝肾，调经带；悬钟：填精益髓，舒筋活络，清热通便，理气止痛。

[**主治**] 三阴交：脾胃虚弱，肠鸣腹胀，飧泻，消化不良，月经不调，崩漏，经闭，难产，产后血晕，恶露不行，阴挺，赤白带下，癥瘕，阳痿，阴茎痛，遗精，小便不利，遗尿，疝气，睾丸缩腹，失眠，湿疹，水肿，足痿痹痛。悬钟（绝骨）：半身不遂，颈项强痛，胸腹胀满，胁肋疼痛，腋下肿，膝腿痛，脚气，中风。

[**刺法**] 三阴交、悬钟（绝骨）：均直刺1~1.5寸。

[**备注**] 三阴交：足太阴、少阴、厥阴经交会穴；孕妇慎针。悬钟（绝骨）：八会穴之一，髓会。

（一）三阴交

● 现代应用

1. 痛经

取穴：三阴交、阴陵泉，均双侧。毫针刺，得气后施提插捻转手法，重泻5分钟，间歇行针，留30分钟或疼痛缓解后出针。每日1次。

2. 眼睑下垂

取穴：三阴交，左右交替针灸。针刺得气后施烧山火或热补针法约1分钟，间歇行针，留针30分钟，针后加艾条温灸5分钟。隔日1次。

3. 脑血管意外后尿潴留

取双侧三阴交。用28号2寸毫针，快速进针，深度约1~1.5寸，待感觉针下沉紧，即施以辨证补泻手法，一般重证、虚弱、年老体衰者，采用补法或平补平泻手法及中弱刺激的兴奋法；实证、热证患者可强刺激或泻法。须产生酸、麻、胀感并运用手法，使针感达下腰部及会阴部，最好使患者出现尿意或下腹部收缩感，留针20~30分钟。留针期间以同样手法行针2~3次，起针手法仍遵循补泻原则。针刺后30分钟仍不能自行排尿者行导尿术，次日再行针刺治疗。

该法操作简便，见效快，大大减少了泌尿系感染之并发症的发生。对急性脑血管意外出现的颅内压增高、意识加深等同样有意想不到的效果，可以明显缩短病程，预后亦较好。

4. 小儿遗尿

取双侧三阴交，穴位注射。用2ml一次性无菌注射器，抽取硫酸阿托品注射液1ml（1mg），病人仰卧，取双侧三阴交穴直刺，得气后回抽无血推注药液，每穴0.2ml。每日1次，8次为1疗程。治疗期间家属要密切配合，嘱患儿睡前控制饮水，定时叫醒患儿小便，积极鼓励患儿树立战胜疾病的信心。

5. 肾绞痛

取对侧三阴交，穴位注射。用6.5号或7号针头无菌注射器，抽取黄体酮40mg，以执笔式持针准确刺入该穴，获得针感后（局部酸、麻、胀感或向足踝及会阴部放射）抽无回血，即将药物快速注入。

6. 痔疮术后尿潴留

取双侧三阴交穴，穴位注射。患者仰卧位，穴位消毒后，用2.5ml一次性无菌注射器，抽取新斯的明注射液1ml（0.5mg），直刺1寸，得气后，回抽无血，推注药液每穴0.5ml。

7. 习惯性便秘

取双侧三阴交。毫针刺1~1.5寸，得气后留针30分钟，每隔5分钟行针1次，平补平泻；出针后，穴区埋揿针24小时，埋针期间嘱患者自行按压3~4次，至局部酸胀。每隔3天治疗1次，10次为1疗程。体质壮实者，可加合谷；年老体弱者加足三里；妇人及妊娠便秘加太溪，效果更佳。治疗期间配合腹部按摩，多食蔬菜，可提高疗效。

8. 崩漏

取穴：合谷、三阴交，均双侧。针刺得气后施提插捻转补法，留针30分钟，每10分钟行针1次。每日或隔日1次。

9. 难产

取穴：合谷、三阴交，均双侧。针刺得气后，补合谷，泻三阴交，间歇运针，留针30分钟。

10. 防治药物流产后出血

取穴：合谷、三阴交、足三里，均双侧。针刺得气后补合谷，泻三阴交，足三里行补法。用30号毫针，施以较强刺激，留针20~30分钟，只针1次。耳穴：子宫、神门、耳中、内分泌、肾、肝、交感。耳郭75%酒精消毒，用生王不留行籽贴压，贴压后用手按压3分钟，以耳郭小血管充盈，耳发热，微痛为度。嘱患者当日每30分钟按压1次，以后每日自行按压3~5次，共贴压5天。早孕妇女用药物流产，第1天空腹口服米非司酮50mg，12小时后再服米非司酮25mg，第2天同上，即总量150mg，第3天空腹服米索前列醇600g。服药物后立即针刺及耳压治疗。治疗后可减少后期不规则出血天数，减少药流后的阴道出血总量。

药流后阴道出血的原因与子宫乏力、绒毛及蜕膜残留有关，出血时间长，出血量多，主要是子宫复旧不全。中医学认为，产后或流产后恶露不尽主要由气虚或血瘀所致，气滞血瘀则气机不畅，影响残胎排出，"瘀血不去，出血不止"。治宜疏通经络，调和气血。气行血畅，则有助于加速绒毛排出后的子宫恢复。人为地终止妊娠，损伤人体之正气，故扶正补脾为取穴关键。取合谷、足三里健脾胃，滋气血；三阴交调气机，行气血。施以补泻，补虚扶正，调理气血，达养血、益气、行血、止血之功。

11. 无痛分娩

取穴：合谷、三阴交、内关、太冲，均双侧。皮电刺激。用上海G-6805-2型电针仪，将电极板贴于穴位上，外加电针治疗仪进行穴位刺激，刺激强度以产妇能忍受为原则，每30分钟更换1次治疗频率，直到分娩完毕。具有分娩镇痛效应，在镇痛的同时，有加强子宫收缩、加快产程的作用，这种双重效应是镇痛麻醉药所不能达到的。

无痛分娩从20世纪50年代的精神预防、催眠术，发展到镇静止痛药及硬膜外麻醉。西医多采用药物性麻痹止痛，其镇痛效果较确切，但副作用大，镇痛的同时延长产程。产痛主要是子宫收缩引起的疼痛，针刺有镇痛催产双重作用，且无副作用。针刺合谷、三阴交等穴，在止痛的同时，使子宫肌有规律地协调运动，有收缩子宫、催产作用。

12. 产后乳少

取穴：合谷、三阴交、少泽，均双侧。毫针刺合谷、三阴交，得气后施补法，少泽斜刺0.1~0.2寸或用三棱针点刺。

13. 安胎

取穴：合谷、三阴交，均双侧。针刺得气后补三阴交，泻合谷。

14. 月经不调

取穴：双侧合谷、三阴交。针刺得气后补合谷，泻三阴交，留针30分钟，期间行针2次。每日1次。

15. 痹证

取穴：双侧合谷、患侧三阴交。毫针刺，得气后施补法，每10分钟行针1次，留针30分钟。隔日1次。

16. 手足麻木

取穴：合谷、三阴交，均双侧。毫针刺，得气后施补法，留针30分钟，间歇运针。每日1次。

17. 失眠

方1：合谷、三阴交，均双侧。针刺得气后施补法，留针30分钟。隔1~2日针治1次，10次为1个疗程。

方2：三阴交、神门，均双侧。针刺得气后施提插捻转补法，每10分钟行针1次，留针30分钟。隔1~2日针治1次，10~15次为1疗程。

典型病例

例1：白某，女，18岁。经来小腹痛2天。患者有痛经病史4年，发作时需休息和热敷才能缓解。昨日经来，小腹疼痛难忍，阵发加重，经血有块，按原法治疗未效。体格检查：急性病容，因痛烦躁不安，痛哭流涕，唇紫，身屈而卧，舌黯，苔少，脉弦数。诊断：痛经，辨证为气滞血瘀。治以活血化瘀，通经止痛。取穴：三阴交、阴陵泉，均双侧。毫针刺，得气后施提插捻转手法，重泻5分钟，间歇行针，留30分钟后出针。针刺后疼痛渐减；10分钟后腹痛基本消失。起针观察30分钟，基本无痛。后用耳压王不留行籽预防，痛经未发。

按：患者为气滞血瘀之痛经，故重泻脾经之三阴交、阴陵泉，乃因脾统血，急泻可活血化瘀，通经止痛。若经前3~5天针刺，每日1~2次，至经期过后无痛为止，可预防痛经；也可耳压王不留行籽于神门、子宫、肾、内分泌等穴预防，若配合经期的膝肘位而卧，效更佳。

例2：王某，男，27岁。双目上睑下垂1年余。患者1年前出现双目上睑下垂，睁眼无力，伴头昏乏力，经某医院眼科检查，诊断为眼肌无力（轻证）。经眼、药、针灸治疗后无效。刻下：睁眼无力，头昏乏力，形寒肢冷，神疲。体格检查：双目上睑下垂，面色萎黄，舌淡，苔薄，脉细软。诊断：眼睑下垂，辨证为脾气虚弱。治则：健脾益气，调补肝肾。取穴：三阴交，左右交替针灸。针刺得气后施烧山火针法约1分钟，间歇行针，留针30分钟，针后加艾条温灸5分钟。治疗30次后，上眼睑肌弹性增强，睁眼有力，眼胞无下垂之象，神疲乏力亦大有改善。半年后随访未复发。

按：以中医"五轮八廓"学说，目胞为"肉轮"属脾，眼肌无力属脾气虚弱。三阴交为脾、肝、肾足三阴经之交会穴，功能健脾益气，调补肝肾。施以热补针法，针后加灸，以散寒温脾，取"寒者温之"之义。考《眼科锦囊》载："上睑低垂，轻证者，灸三阴交。"该患未满而立之年，病程年余，尚属轻证，故取三阴交一穴获愈。

例3：苏某，女，24岁。腰部突然剧烈疼痛，并向右肋腹部放射，自服止痛药未效。患者在床上辗转不安，痛苦面容，面色苍白，大汗淋漓，腰部牵涉右肋腹部疼痛，伴血尿，恶心，呕吐无物。体格检查：右肾区有叩击痛，腹部无压痛。诊为"肾绞痛"。取对侧三阴交，穴位注射。5分钟后疼痛缓解，汗止，恶心消失。次日诉疼痛消失，未复发。

按：三阴交为足三阴经交会穴，调理肝肾，行气活血，疏通经络，使经络气血畅通而止痛。一般行针后当即至5分钟内疼痛消失。本法具有疗效好、止痛效果快、效果持续时间长、很少复发、无副作用等特点，且标本兼治。取穴准确是取得疗效的关键。

例4：王某，男，36岁。患混合痔，局麻下行外痔剥离，内痔结扎术，术后11小时未排尿，经热敷、诱导排尿无效，小腹胀痛。取双侧三阴交穴，穴位注射，10分钟后，排出尿液600ml。

按：三阴交为肝脾肾三阴经之交会穴，三经脉气相交贯通于此，故独取三阴交，即可达到三经并调，补肾利水，健脾化湿，调和气血，通利膀胱之目的。

例5：李某，女，23岁。便秘年余，经中西医治疗效不显。近来症状加重，大便坚硬，努责难解，伴肛裂，每次入厕需数小时，痛苦不堪。诊为"习惯性便秘"。取三阴交、合谷。毫针刺1.5寸，得气后留针30分钟，间歇行针，平补平泻；出针后，穴区埋揿针24小时，埋针期间嘱患者自行按压3次，至局部酸胀。针3次后诉肠蠕动明显，微有腹痛。加太溪，连针3次，大便顺利，诸症悉除。又针3次以巩固疗效。随访多年无复发。

按：久秘不通，不论何型，莫不责之于肠道津涸失润。三阴交为足三阴之会穴，可滋阴生津以润肠；三阴交又为足太阴脾经穴，调脾胃中气，使气机升降得顺以通便。

例6：王某，女，40岁。经血淋漓不断4个月。4个月前在行经期装修房屋，劳倦过度，出现经血淋漓不断，伴气短懒言，纳呆。在当地区医院经妇产科检查，无明显器质性病变，服中药20余剂无明显疗效。体格检查：面色苍白，神疲肢倦，面浮肢肿，经血淋漓不断，色淡而质稀，舌质淡，苔白，脉细弱。诊断：崩漏，辨证为脾虚气陷，气血亏虚。治宜健脾益气，补血摄血。取穴：合谷、三阴交，均双侧。针刺得气后施提插捻转补法，留针30分钟，每10分钟行针1次，隔日针1次。治疗2次后漏下量减少，气短神疲症状减轻；针刺4次后出血已止，精神好，饮食增加，面浮肢肿明显减轻；共治疗5次痊愈。随访2年未复发。

按：脾虚气陷，统摄无权，遂成漏下，漏下日久，更损气血。调理气血，为临床各科所常用的治疗法则，但妇女以血为本，经、孕、产、乳都是以血为用，而在经、孕、产、乳期间又易于耗血，致使机体处于血分不足、气分失助、妄动亦虚的状态。因此，任何致病因素都易于伤气或伤血，致气血失调，发生月经不调、痛经、闭经、崩漏、流产、不孕等妇科疾病。所以，调理气血在妇科病治疗中具有十分重要的意义。而针补合谷、三阴交，可收补气摄血，养血调经之效。故漏下及伴见气血亏虚症状悉愈。

例7：李某，女，31岁。经血淋漓不断半个月。患者17岁月经初潮后，经量常偏多，每次持续7~8天。今已持续半月，开始经量较多，以后乃淋漓不断，伴倦怠无力，少气懒言，食欲不振，头晕眼花，心烦不安，多梦，面色微黄，舌淡，少苔，脉细数。经妇科诊断为"功能性子宫出血"，服药疗效不显。证属肝不藏血，脾失统摄之漏证。治以清热健脾止血。取合谷、三阴交、阴陵泉，均双侧，针刺得气后施提插捻转补法，留针30分钟，针2次后血量即见显著减少而血色变成淡黄色，共针3次，经血即止，他症亦除。

按：《景岳全书》："此等症候，未有不由忧思郁怒，先损脾胃，以及冲任而然者。"女子以血为本，属血有余而气不足之体，且多愁善感，多为七情所困，由此引发气机不调，肝气郁结，脾胃中土受损，化源不足，百病丛生。肝藏血，脾统血，肝脾失和，损及冲、任、带，致使血海或枯或沸，或崩或漏。因此，治宜培土固元，条达肝木，调理气血使之平衡。本案由脾不统血，肝不藏血，致月水淋漓不断。刺合谷清热调气；脾之合穴阴陵泉健脾调中；三阴交滋阴养肝，调健脾气而止血，使统血有权以止漏。

例8：陆某，女，26岁。第一胎足月临产，因素体气血不足，滞产不下，苔薄白，脉弦滑。属原发性宫缩乏力，针前宫口开大仅2cm，宫缩不规则，予益气温补以下胎。取穴：合谷、三阴交，均双侧。针刺得气后，补合谷，泻三阴交，间歇运针，加神阙，隔药灸，用肉桂粉合樟脑少许敷脐中，上贴伤湿止痛膏4层，再用艾条温灸15分钟。针入后15分钟开始正规宫缩，起针后检查宫口已开大6cm，再隔15分钟，则羊膜破水，腹阵紧，距起针后2小时10分顺利分娩，婴儿体重3450g，母女俱安。

按：初产妇第一产程延长超过30小时为宫缩乏力，又称滞产。滞产往往对产妇和胎儿健康不利，尤其胎儿，如造成宫内窒息等危险，必须及时处理。针灸有加强宫缩，催生下胎之功用，且无副作用。早在宋代就有徐文伯补合谷、泻三阴交下胎的记载。临床用于因产力不足，宫缩乏力而滞产者确实有效。今又用肉桂粉敷脐，乃宗《沈氏尊生方》下胎用"脱花煎"，方中有肉桂乃温运之意，加强催生作用。

例9：曹某，女，30岁。第一胎足月临产，因素有胃脘痛史（虚寒型），临产腹痛更不欲食，气虚累累，宫缩乏力，滞产不下，历时一昼夜，宫口仅开5cm，神色极为疲惫，脉弦滑而细，苔薄白，予益气和胃以下胎。取穴：合谷、三阴交，均双侧，加中脘、足三里。针刺得气后，补合谷，泻三阴交，间歇运针，观察15分钟，宫缩仍未加强，继针中脘、足三里，并在中脘用艾条温灸，顿觉胃脘舒服。中脘起针，孕妇索饮食，食后10分钟，正规宫缩即开始，共留针45分钟，起针后检查宫口已开大至7cm，距起针4小时55分顺产，母子俱安，婴儿体重3150g。

按：产妇原有脾胃虚寒，中气不足，临产不欲饮食则气更虚，故推送无力而滞产。先针合谷、三阴交无效，继针中脘、足三里而胃脘舒，得食后中气足，宫缩加强，则胎速下。《景岳全书·妇人规》言："产妇临盆必须安其神志，勿使惊慌，直待瓜熟蒂圆自当落矣。"

以上滞产病例，说明辨证施治在针灸治疗的重要性，尤其合谷、三阴交两穴，对加强子宫收缩，确有一定作用。《铜人针灸经》言合谷："妇人妊娠不可刺激之，损胎气。"《医宗金鉴》言合谷："主治……水肿产难。"《千金翼方》谓三阴交治"产难，月水不禁，横生胎动"。合谷为手阳明经原穴，属气，能振奋周身之阳气；三阴交为足三阴经交会穴，属血，有调理阴血之功能。二穴相配，补泻相宜，有补气调血下胎之良效。但临床需注意的是，穴相同，施手法不同，作用截然不同，补合谷、泻三阴交则堕胎；泻合谷、补三阴交则安胎。

例10：李某，女，38岁。缺乳2个月。产后13天，右侧乳房患化脓性乳腺炎，经治疗后痊愈，但已无乳汁分泌。体格检查：面色苍白，气短乏力，纳少，畏风怕寒，舌质淡，苔白，脉细弱。诊断：缺乳，辨证为气血亏虚。治则：补益气血，通经下乳。取穴：合谷、三阴交、少泽，均双侧。毫针刺合谷、三阴交，得气后施补法，少泽斜刺0.1寸，针刺2次后婴儿能吮出少量乳汁。共针刺4次，乳汁基本充盈。

按： 乳汁来源于气血的化生，无气则乳无以化，无血则乳无以生。该患虽无气血双亏之伴见症状，但在右侧乳房患乳腺炎期间，有不同程度的发热和食欲不振症状，发热则耗伤气血，纳差则气血化源不足，致使气血亏虚，乳汁化生无源，故而渐致乳汁减少，甚至全无。施用补益气血之法，以合谷、三阴交补气摄血，益乳汁化生之源，佐少泽通畅乳络，促使乳汁分泌。

例11：王某，女，26岁。停经38天，小腹痛1天。患者结婚1年，既往月经规律。刻下：小腹隐痛阵作，小腹、腰骶部有下坠感，似来月经之象，但无阴道出血。考虑可能为怀孕，血不养胎，胎元不固。治予养血安胎。针补三阴交，泻合谷，每日1次。2次后腹痛消失，无下坠感。即停针。49天时查尿妊娠免疫试验（＋）。

按： 补三阴交，补脾生血，兼调肝气，使血旺以养胎元；泻合谷，使气弱以保血液聚集以养胎。《针灸大成》："合谷，妇人妊娠可泻不可补，补即堕胎。"但在临床上针合谷、三阴交在下胎方面应用更多，用之保胎时一定要慎重。

例12：王某，女，22岁。月经愆期2年。患者15岁月经初潮，经期正常。2年前因精神紧张，月经愆期，常2~4月一行，此后月经周期逐渐延长，形体逐渐肥胖。刻下：月经3个月未潮，伴头痛，郁闷，烦躁易怒。舌尖有瘀点，脉弦细。证属气滞血瘀，兼气虚。针补合谷，泻三阴交，行捻转补泻。3次后自觉小腹疼痛偶作，5次后小腹酸痛频作而月经来潮。次月同法复针3次，月经按期而至。

按： 补合谷推动气血运行，泻三阴交祛瘀血，而经自下。

例13：李某，男，42岁。右下肢麻木困痛2个月。2个月前涉水后出现右下肢麻木困痛，行走时酸困乏力，阴雨天或感寒时小腿发凉，伴气短乏力等。经内服止痛、抗风湿药均无明显疗效。既往患肺结核4年。体格检查：面色苍白，气短乏力，肢体关节无肿胀变形，舌质淡，苔白，脉细数。诊断：痹证，辨证为气血亏虚，筋脉失养。治则：补益气血，以养筋脉。取穴：双侧合谷、患侧三阴交。毫针刺，得气后施补法，每10分钟行针1次，留针30分钟。治疗4次后右下肢行走有力，仅右脚麻木；共治疗8次告愈。

按： 《诸病源候论·风湿痹候》："风湿痹病之状，或皮肤顽厚，或肌肉酸痛，风寒湿三气杂至，合而成痹。其风湿气多，而寒气少者，为风湿痹也；由血气虚则受风湿，而成此病，久不瘥，入于经络，搏于阳经，亦变令身体手足不随。"《丹溪心法》："肥人肢节痛，多是风湿与痰饮，流注经络而痛；瘦人肢节痛，是血虚。"张景岳认为除了寒热之痹治有温凉之异外，血虚血燥者，则"非养血养气不可"。患者素体虚弱，根据该患者出现的伴见症状及舌脉等，辨证为气血亏虚，筋脉失养，故取合谷、三阴交补益气血以养筋脉而治愈。

例14：王某，女，22岁。手足麻木1年余。1年来手足麻木，行走及持物无力，伴心悸、气短、身困乏力，时而头晕目眩欲倒。体格检查：形体瘦弱，面色苍白，舌淡，苔白，脉象沉细无力。诊断：手足麻木。治疗：补益气血。取穴：合谷、三阴交，均双侧。毫针刺，得气后施补法，留针30分钟，间歇运针。治疗5次后，手足麻木等明显减轻，持物及行走有力。共治疗7次治愈。后随访未复发。

按： 麻木，《黄帝内经》称之为"不仁"。《素问·逆调论》："荣气虚则不仁，卫气虚则不用，荣卫俱虚，则不仁且不用。"汪机《医学原理·痹门》："有气虚不能导血荣养筋脉而作麻木者，有因血虚不能荣养筋肉，以至经隧凝涩而作麻木者。"该患从其伴有症状和舌脉等，辨证为气血亏虚不能灌溉四末之手足麻木症。故补合谷、三阴交，补益气血以溉四末，濡养筋脉，俾气行血畅，顽麻自除。

例15：王某，女，62岁。失眠4个月。患者6个月前患泄泻，并见腹胀食少，在当地医院用中药20余剂治愈。但又出现失眠，已4个月，伴心悸、心跳，头晕、眼花，易于疲劳，气不接续。体格检查：形体消瘦，面色㿠白，舌淡，苔白，脉象沉细无力。诊断：不寐，辨证为气血亏虚，血不养心。治则：补益气血以安心神。取穴：合谷、三阴交，均双侧。针刺得气后施补法，留针30分钟，治疗1个疗程，诸症悉愈。

按： 人的正常睡眠，由心所主，亦与阳气的动静有关。大吐、大泻、饮食、劳倦等伤及脾胃，致胃气不和，脾阳不运，气血化生乏源，无以上奉于心，亦能影响心神而致不寐。清代郑钦安《医法圆通·不卧》说："因吐泻而致者，因其吐泻伤及中宫之阳，中宫阳衰，不能运津液而交通上下。"该患泄泻日久，耗伤气血，加之纳运不佳，化源不足，更致气血亏虚。虽泄泻治愈，但气血虚弱没有恢复，故而出现失眠。气血亏虚，血不养心为其本，故用补益气血以安心神之法，针补手阳明大肠经的原穴合谷，其为补气之要穴；配补肝、脾、肾的足三阴经交会穴三阴交，其为调理血证之要穴。二穴相配，共奏补气安神之效。

例16：徐某，女，41岁。失眠2年。患者2年前因思虑过度而失眠，平素易惊恐，多疑。刻下：入睡迟且不安，多梦易惊醒，伴头晕、心悸，气短、泄泻，善饥，腹中空虚，喜热饮，后项困痛，面色萎黄，舌淡，苔白，脉沉细。诊断：不寐，辨证为心脾两虚。治则：补益心脾，养血安神。取穴：三阴交、神门，均双侧。针刺得气后施提插捻转补法，每10分钟行针1次，留针30分钟。治疗2次后，睡眠改善；治疗7次后，诸症消失；又治疗5次，巩固疗效。后随访未复发。

按： 思虑劳倦，内伤心脾，心伤则阴血暗耗，神不守舍；脾伤则化源不足，营血亏虚，不能上奉于心，心神不宁而成不寐。《景岳全书·不寐》："无邪而不寐者，必营气之不足也，营主血，血虚则无以养心，心虚则神不守舍。"《类证治裁·不寐》："思虑伤脾，脾血亏损，经年不寐。"故补手少阴心经原穴神门，补心宁神；补足太阴脾经穴三阴交，调理肝、脾、肾，益脾养血。两穴伍用，共奏补益心脾，养血安神之效。

文献摘录

男子梦精泄，灸三阴交五十……打胎：泻三阴交，补合谷。（《针灸资生经》）

足下热痛，不能久坐，湿痹不能行，三阴交主之；惊不得眠……三阴交主之。（《针灸甲乙经》）

胸膈痞满先阴交。（《长桑君天星秘诀歌》）

产难：合谷、三阴交均灸，至阴灸三壮。（《类经图翼》）

针三阴于气海，专司白浊久遗精。（《百症赋》）

三阴交兼大敦，治小肠疝气。（《乾坤生意》）

（二）悬钟（绝骨）

● 现代应用

1.晕厥（颈动脉窦综合征）

取穴：悬钟、足三里，均双侧。毫针刺，绝骨得气后施提插捻转平补平泻法，足三里施补法，留针30分钟，间歇行针。每日1次。

2.斜颈

取穴：悬钟、落枕、列缺，均取患侧。针刺得气后采用中强刺激手法，持续行针约1~2分钟，留针20分钟。

3. 骨科术后手术部位疼痛

以悬钟为主穴，根据不同部位酌加相应穴位：颈椎手术者，加风池或天柱穴；腰椎手术者，加相应膀胱经穴，如L4、L5手术可取大肠俞、关元俞等；髋部手术者，加居髎穴等；膝关节手术者，加膝眼或委中穴；下肢截肢者，取健侧悬钟。穴位常规消毒，选用30号1.5寸毫针，刺入得气后，再匀速捻针，120次/分，每隔10分钟运针约1分钟，使患者保持较强针感，留针45分钟。隔日1次，10次为1疗程。

4. 偏头痛

取穴：患侧悬钟、阿是穴（即患侧头部触之疼痛明显处）。用28号1.5寸毫针，患者侧卧位，穴位局部消毒后，悬钟穴垂直进针，得气后，施提插泻法，使气行向头颞痛处，循经感传越早越强越好；阿是穴1~2个，得气后施捻转泻法。每次留针30分钟，每10分钟行针1次。每日1次。

● **古代应用**

1. 鼻干

执中母氏久病鼻干，有冷气。问诸医者，医者亦不晓，但云病去自愈。既而病去，亦不愈也。后因灸绝骨而渐愈。执中亦尝患此，偶绝骨微痛而着艾，鼻干亦夫去。初不知是灸绝骨之力，后阅《千金方》有此证，始知鼻干之去，因绝骨也。若鼻涕多，宜灸囟会、前顶。（《针灸资生经》）

按：《金针梅花诗钞》："绝骨，一名髓会。肝胆木火上炎，则为……鼻干。"绝骨为少阳胆经穴，具有平肝息风，疏肝益肾功能。《针灸大成》："大小便涩，鼻中干，烦满……"从本案分析，是久病体虚所致的阴精亏耗，并且出现了阴病而损及阳的症状，如鼻感冷气等，故从髓能生血，血精互生，补益精血，而补益阴精之亏耗。

2. 脚痹

有人旧患脚弱（指脚痹）且消瘦，后灸三里、绝骨，而脚如故，益知黄君《针灸图》所谓绝骨治脚疾神效尤信也。（《针灸资生经》）

按：少阳之脉从头循身之侧抵于足，故腰疼胁痛、膝胻肿、半身不遂及脚气皆效。《备急千金要方》："凡脚弱病皆多两脚……如觉脚恶，便灸三里及绝骨。"

3. 腿痹

庚辰（明万历八年，即公元1580年）夏，工部郎许鸿宇工，患两腿风，日夜痛不能止，卧床月余。宝源局（铸造钱币的机构）王公，乃其属官，力荐予治之。时名医诸公，坚执不从。许公疑而言曰：两腿及足，无处不痛，岂一二针所能愈？予曰：治病必求其本，得其本穴会归（指经脉会聚）之处，痛可立而止，痛止即步履，旬日之内，必能进部（到工部去）。此公明爽，独听予言。针环跳、绝骨，随针而愈。不过旬日，果进部。人皆骇异。假使当时不信王公之言，而听旁人之语，则药力岂能及哉？是惟在乎信之笃（诚心）而已。信之笃，是以获其效也。（《针灸大成》）

按：《素问·缪刺论》："邪客于足少阳之络，令人留于枢中痛，髀不可举，刺枢中以毫针，寒则久留针。"所指即环跳穴，与绝骨配伍，有祛风湿、利腰腿、舒筋脉的作用，通治下肢诸疾。《标幽赋》："环跳、悬钟，华佗刺躄足而立行。"杨公亦受其术也。

◎ **典型病例**

例1：宋某，男，20岁。间断性晕厥2天。2天前在劳动中突然出现颈部不能运动，头前倾后仰即晕厥，3~5分钟后自行缓解。遂到某医学院附属医院检查，未确诊，在检查中出现晕厥，未予治疗。体格检查：颈部强直，呈强迫颈位，舌淡红，苔薄白，脉沉弦。诊断：晕厥（颈动脉窦综合征）。治则：舒筋活络，扶正固本。取穴：绝骨、足三里，均双侧。毫针刺，绝骨，得气后施提插捻转平补平泻法，足三里施补法，留针30分钟，间歇行针。针1次后，症状即缓解，头颈活动自如，精神状态正常，次日复查无异常。随访8年未复发。

按：晕厥是一种急发而短暂的意识丧失，常因循环紊乱所致。颈动脉窦对血液循环调节有一定作用，如颈动脉窦受压或头部扭转失常，可引起颈动脉窦反射过敏而出现上述症状，不过此类晕厥较少见。足少阳胆经经气循行颈部两侧，从风池到肩井与颈动脉相近，该处经气失调，即可出现颈动脉窦综合征。针足少阳经绝骨穴，以调整胆经经气，经气恢复正常，晕厥自然缓解；配以足三里，以扶正御邪。

例2：何某，男，12岁。颈项向左偏歪2月余。患者2个月前突感颈项向左偏歪，转侧不利。在某医院拍片，发现颈椎向左侧弯曲。经正骨、推拿、按摩及穴位封闭等多方治疗，效果不显。刻下：颈项转侧不利，有酸胀感。体格检查：颈部向左侧歪斜，活动受限，前屈20°，后屈20°，左侧屈15°，右侧不能屈。右转时右肩胛处有压痛，臂丛牵拉试验（+），痛苦面容，舌质正常，脉弦紧。诊断：斜颈，辨证为经脉受伤，拘挛不舒。治则：通经活络，柔筋止痛。取穴：绝骨、落枕、列缺，均取患侧。针刺得气后采用中强刺激手法，持续行针约1~2分钟，留针20分钟。针刺至第6次时，疼痛感基本消失，仍有压痛，颈项可稍向右活动。共针刺25次，颈部活动自如，痊愈。

按：斜颈，属"落枕"范畴，每因颈部突然扭转或前屈、后伸等外伤，或睡眠时卧姿不当，致颈部骨节筋肉遭受长时间过分牵拉而发生痉挛所致。患者虽自诉无任何诱因，但据病情分析，可能由颈项的突然扭伤所致。治疗当以通经活络，柔筋止痛为主。落枕穴乃治该病之经验穴，以行气血，通经络；列缺为治疗颈项部疾病之要穴，"头项寻列缺"，以疏通经气，舒筋止痛；绝骨为髓之会穴，又可疏解胆经之经气，用之活络通经止痛，又益髓以养筋骨，纠其偏而复其原。三穴合用，收到良好疗效。

例3：孙某，男，24岁。于5个月前因车祸右下肢小腿截肢后，残肢端持续性钝痛，时有针刺或牵拉感，静止时疼痛加剧，活动时症状稍减轻。体格检查：残肢端口结痂愈合良好，无红肿，感觉可，无明显压痛，舌质略红，苔薄白，脉弦。针健侧悬钟穴，得气后平补平泻，使患者感到强烈的针感，嘱其膝关节做屈伸运动。治疗2次后即感疼痛缓解；5次后疼痛明显减轻，夜间可不服药自主入眠；第9次时疼痛基本消失；又巩固治疗1次。

按：悬钟属足少阳，"足三阳络"，又是八会穴之髓会，具有填精益髓，舒筋活络，理气止痛之功。应用本法治疗颈、腰椎手术，膝关节手术，股骨头置换及截肢术等术后疼痛，治疗期间停服各种镇痛药，经1个疗程后，止痛效果明显。

例4：田某，女，40岁，干部。偏头痛半年，每遇情绪波动和疲劳时发作，经针灸，口服中、西药物治疗无效。取穴：患侧悬钟、阿是穴（即患侧头部触之疼痛明显处）。用28号1.5寸毫针，针刺患侧悬钟穴，患者立即感觉麻胀感向上传导至头部，并觉半身发热，头痛速止。为巩固疗效，次日又针1次。经随访2年未再复发。

按：悬钟穴属足少阳胆经，为八会穴之髓会，足少阳行于头侧，脑为髓海。针刺悬钟，能清髓热，泻胆火，祛风湿，疏通经络而止痛。

📎 文献摘录

悬钟主小儿腹满不能食饮。（《备急千金要方》）

腹满，胃中有热，不嗜食，悬钟主之；小儿腹满，不能食饮，悬钟主之。(《针灸甲乙经》)

胻酸痛甚，按之不可，名曰胕髓病，以镵针针绝骨出血，立已。(《素问·刺疟篇》)

高血压：绝骨、三阴交。(《针灸临床经验辑要》)

悬钟、环跳，华佗刺蹙足而立行。(《标幽赋》)

足缓难行先绝骨，次寻条口及冲阳。(《长桑君天星秘诀歌》)

（三）三阴交、悬钟（绝骨）对刺

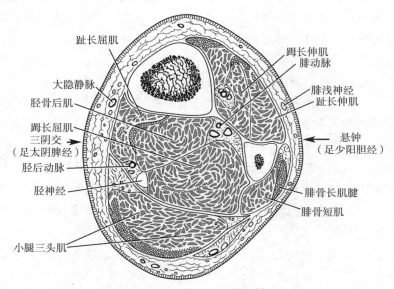

图 3-2-24　三阴交、悬钟穴横断面

[**主治**] 下肢痿痹，局部病变。

[**刺法**] 一边一针，两穴分别直刺 1~1.5 寸。

● 现代应用

1. 脚气

取穴：绝骨、三阴交、足三里，均双侧。先针绝骨、三阴交，二穴对刺，再刺足三里，针感向足部传导为佳。用 28 号 2 寸毫针，先刺绝骨，得气后使针感向下传导，再刺三阴交，针感向下传导，小腿向上抽动 2 次，均直刺 1~1.5 寸，留针 30 分钟，间隔 10 分钟行针 1 次。每日 1 次，10 次为 1 疗程。

2. 癔病性瘫痪

取穴：四神聪、阳陵泉、绝骨、三阴交，均双侧。绝骨、三阴交对刺。针刺得气后施提插捻转，平补平泻手法，针下肢穴使酸胀感沿小腿部向上传导，留针 30 分钟，隔 10 分钟行针 1 次。每日 1 次。

3. 白细胞减少症

取穴：三阴交、绝骨、血海、足三里，均双侧。毫针刺，三阴交、绝骨对刺。得气后施提插捻转补法。用 28 号 2 寸毫针，徐徐进针，针刺得气后，小幅度，缓慢提插捻转至产生酸胀感，留针 30 分钟，期间行针 2 次。隔日 1 次。

4. 红斑性肢痛

取穴：三阴交、悬钟、委中、足三里；或悬钟透三阴交，足三里。用提插捻转手法，得气后施较大幅度提插捻转泻法，留针 30 分钟，间歇运针。每日 1 次。

5. 更年期综合征

取穴：三阴交、悬钟、肾俞、中极、足三里，针刺得气后皆用补法。随证配穴：肝肾阴虚，配太溪（补），志室（补），太冲（泻），肝俞（平补平泻）；心肾不交，配太溪（补），劳宫（泻），心俞（平补平泻）；脾肾阳虚，配灸关元、命门、章门，针补脾俞；肾阴阳俱虚，配针补太溪、志室，灸关元、命门。无论何型，若兼有气滞血瘀，可泻血海、气海。

用26~28号长1~1.5寸毫针，病人侧卧位（背俞穴宜斜刺、浅刺，以免伤及内部脏器），穴位常规消毒，用提插捻转手法，针刺得气后，将中极与肾俞、三阴交与足三里分别接G6805电针治疗仪的两对电极，选用连续波，电量以患者能耐受为度，每次通电30分钟。灸穴用温和灸，点燃的艾条距皮肤2~3cm，以患者有温热感而无灼痛为宜，每穴灸10分钟左右至皮肤红晕为度。针灸每日1次，7次为1疗程。

6. 腰痛（腰椎骨质增生）

取穴：肾俞、气海俞、环跳、阳陵泉、绝骨、三阴交。肾俞针灸并用，余穴刺用补法，留针30分钟。每日1次。

7. 腰腿痛（腰椎间盘突出症）

取穴：肾俞、中脘、气海、足三里、三阴交、绝骨。毫针刺，得气后施补法。每日1次，10次为1个疗程。

典型病例

例1：陈某，男，15岁。患脚气2年，冬季缓解，夏季复发加重，用达克宁（硝酸咪康唑乳膏）涂擦稍缓解。现足趾及趾蹼间红肿痒痛1月余，无分泌物。舌红，苔黄腻，脉滑数。取穴：绝骨、三阴交、足三里，均双侧。用28号2寸毫针，先刺绝骨，得气后使针感向下传导，再刺三阴交，针感向下传导，小腿向上抽动2次，均直刺1.5寸，留针30分钟，间隔10分钟行针1次。治疗2个疗程，痒痛消失，临床痊愈。随访3个月无复发。

按：脚气由脾胃二经湿热下注而成，分糜烂型、水疱型和脱屑型。针刺对糜烂型特别是红肿痒痛者效果好，水疱型次之，脱屑型无效。治疗期间注意局部清洁透风。绝骨为胆经穴，八会穴之髓会，又为脚气八穴之一，疏通经络；三阴交为脾经穴，三阴经交会穴，调理三阴，健脾化湿；二穴对刺，一阴一阳，健脾益肾，清泻湿热，通经活络。合胃经穴足三里，扶正御邪，泻脾胃二经湿热，导邪外出。

例2：赵某，女，24岁。双下肢瘫痪1个月。1个月前，因悲伤夜不能寐，头痛乏力，两腿发软麻木，致双下肢瘫痪。患者平素体健，无外伤史。体格检查：神清语明，查体合作，双下肢肌力0级，生理反射存在，病理反射未引出。舌质淡，苔微黄，脉沉细。治以疏通经络，镇静安神。取穴：四神聪、阳陵泉、绝骨、三阴交，均双侧。绝骨、三阴交对刺，针刺得气后施提插捻转，平补平泻手法，针下肢穴使酸胀感沿小腿部向上传导，留针30分钟，隔10分钟行针1次。每日1次。治疗15次痊愈。

按：患者由于悲伤思虑过度，精神过度紧张而发病。取奇穴四神聪，安神醒脑；阳陵泉疏肝胆，利关节，并为筋之会，主治筋肉之疾；绝骨属胆经穴，八会穴之髓会，通经活络，是治疗麻痹和瘫痪的主穴之一；三阴交属脾经穴，足三阴之交会穴，健脾阳，疏肝气；二穴对刺，阴阳相助，调理阴阳平衡。诸穴合用，相得益彰。

例3：范某，女，44岁。因卵巢癌手术切除后转移直肠，化疗后，白细胞降低至1.5×10^9/L，血红蛋白85g/L，血小板39×10^9/L，头晕心慌，被迫停止化疗。应用激光穴位照射治疗1个月，白细胞仍下降至1.01×10^9/L。伴头晕眼花，心悸，手颤，纳差，身乏无力，两腿酸软。体格检查：语音低微，面色苍白，舌淡，苔白，脉细数。白细胞 $1.25 \times 10^9/L$，血红蛋白98g/L，血小板 $29 \times 10^9/L$。属气血两虚。治以补益气血。取穴：三阴交、绝骨、血海、足三里，均双侧。用28号2寸毫针，徐徐进针，针刺得气后，小幅度，缓慢提插捻转至产生酸胀感，留针30分钟，期间行针2次。隔日1次。治疗3次后，症状明显减轻，血常规各项指标回升；共治疗9次，患者食欲增加，主症消失，白细胞 $5.8 \times 10^9/L$，血红蛋白128g/L，血小板 $83 \times 10^9/L$。后多次化验血常规，均在正常范围。

按： 绝骨属胆经要穴，为八会穴之髓会，填精益髓，针刺可能兴奋骨髓造血功能；足三里属胃经要穴，三阴交、血海属脾经要穴，三穴合用，具有补气健脾，调整胃肠道功能，扶助正气而生血的作用。又三阴交、绝骨对刺，一阴一阳，滋阴潜阳，促进恢复阴阳的动态平衡。治疗血证也可取血会膈俞。当放疗到一定剂量，出现热邪入里伤阴，患者头昏、头痛、恶心、呕吐，呈阴虚阳亢，肝胃不和时，可配用肾经太溪穴，以滋阴潜阳；配肝经太冲穴，以舒肝和胃。针刺上述穴位，不但迅速缓解症状，且增加白细胞效果明显，同时还能使血液三系增加。因此，亦可用于治疗血小板减少症及再生障碍性贫血。

例4：刘某，女，22岁。双腿阵发性疼痛2个月，尤以膝关节以下疼痛明显。2个月前，患者双小腿呈阵发性疼痛，痛时如针刺样，夜间痛甚，常不能入眠，伴红肿，用冷水擦局部痛稍减。舌红，苔黄，脉弦细。治以疏通气血。取穴：三阴交、悬钟、委中、足三里。得气后施较大幅度提插捻转泻法，留针30分钟，间歇运针，每日1次。共针刺14次而愈。

按： 红斑性肢痛属中医"血证""痹证"范畴。为局限性阵发性肢端血管扩张，四肢部位出现红斑、灼痛为特征的皮肤病。两侧足部为好发部位，其次为手部，遇冷痛减，遇热加重。由于血分有热，脉络痹阻不畅，气血运行失常，经络气血流通不畅，血滞则成痹，不通则痛，因而该病疼痛甚剧。治以养阴凉血清热，和营通络止痛。三阴交、悬钟对刺，二穴一阴一阳，调理气血，平衡阴阳。又三阴交合委中，养阴凉血清热；悬钟合足三里，和营通络止痛。诸穴合力，疾病得愈。

例5：方某，女，47岁。月经紊乱1年，或2~3月来潮，或1月2潮。平素头晕阵作，胸闷烦躁，腹胀胁痛，睡眠紊乱，易激动，疲惫健忘，记忆力下降，行经前乳房胀痛。经服更年康、谷维素、维生素 B_1 及疏肝理气中药治疗，效不佳。近日因心情不畅症状加重。舌淡红，苔薄黄而干，舌边紫黯，脉弦。诊断：绝经前后诸症。证属肝郁气滞，肾阴不足。治宜疏肝理气，养血益肾。取三阴交、悬钟、肾俞、中极、足三里，加太溪、太冲、血海、气海。治疗1个疗程，自觉症状好转；治疗4个疗程，痊愈。

按： 本证属中医"绝经前后诸症"，肾气衰弱，冲任虚损，精血不足，脏腑经络失于濡养所致，肾阴不足是发病之本。心肾水火相济，肝肾乙癸同源，心、肝、肾三脏关系密切，肝又为女子先天之本，性疏泄喜条达，故肝郁气滞，肾阴不足型在临床较多见。取三阴交、悬钟对刺，二穴一阴一阳，调理气血，平衡阴阳；且三阴交调理肝脾肾，疏肝健脾，滋阴益肾；悬钟为髓会，补精益髓。合诸穴，共达疏肝健脾，行气解郁，滋阴养血益肾功效。

例6：王某，男，76岁。腰痛，右下肢麻木4年。患者4年前腰痛，活动稍多则疼痛加重，伴右下肢麻木。X线片示：L3、L4、L5椎明显钙化，椎管略狭窄。体格检查：面色黄润，语言清晰，舌质红，苔薄白，脉沉弦。诊为"腰痛"（腰椎骨质增生），辨证为肾虚。治则：滋阴补肾，通经活络。取穴：肾俞、气海俞、环跳、阳陵泉、绝骨、三阴交。肾俞针灸并用，余穴刺用补法，留针30分钟，每日1次。治疗3个疗程，症状消失，临床痊愈。

按： 腰椎骨质增生是中老年人常见的慢性病，该病起病较缓，常因受凉、受湿或劳累而诱发，属"腰痛"范畴。其因则之于肾，《诸病源候论》："肾主腰脚，三阴三阳十二经，奇经八脉，有贯肾络于脊者……"该患者年迈，气血虚衰，肾阳不足，寒湿内侵，脉络受阻。取肾俞、气海俞调理脏腑，滋阴益气补肾；环跳、阳陵泉疏筋利节；相对穴绝骨、三阴交，一为髓会，一为三阴经交会穴，疏通阴阳两经经气，填精益髓，调补肝、脾、肾。如此针灸同施，标本兼治。针刺不能使增生恢复，但可缓解临床症状，治疗效果肯定。

例7：秦某，女，26岁。腰痛1年，加重、腰以下活动受限、二便困难半个月。患者约1年前腰痛，伴有发热，住院治疗3个月，无好转，且腰痛加重，双下肢痿软无力，尚可行走。后做腰椎穿刺，未见异常改变，MR扫描提示L1/2、L2/3、L3/4各椎间盘髓核突出，压迫椎体之相应上下边缘。近半月腰以下肢体不能活动，卧床，不能翻身，10余天未大便，排尿困难，腹胀不欲食。体格检查：神清语明，面色萎黄，全身消瘦，舌红，苔白厚，脉沉细。腰以下全瘫，下肢发凉，足趾不能活动，腹膨满，无积聚。诊为"腰腿痛"（腰椎间盘突出症）。治则：壮肾健脾，补骨生髓。取穴：肾俞、中脘、气海、足三里、三阴交、绝骨。毫针刺，得气后施补法，每日1次，10次为1个疗程。治疗2次，大便解，小便通利；治疗3个疗程，腰痛缓解，双下肢不适感好转；治疗6个疗程，扶持下可行走，肌力增强，肌肉渐丰。观察3年，疗效稳定。

按：腰椎间盘突出症好发于青壮年。典型症状是腰痛，向一侧或双侧下肢放射痛，重者可伴下肢感觉障碍，临床以L4/5、L5/S1椎间盘最容易发生病变。腰为肾之府，肾主前后二阴，肾经受损，则腰以下机关不利或二便不通。《素问·痿论》："肾主身之骨髓……肾气热则腰脊不举，骨枯而髓减，发为骨痿。"该症与肾和髓有关，治疗以强腰肾，健脾胃，补骨生髓为主。取中脘、足三里健脾益气；肾俞、气海益气健肾；合相对穴三阴交、绝骨对刺，平衡阴阳，健肾补骨生髓。

文献摘录

足踝以上病：灸三阴交、绝骨、昆仑。（《针灸大成》）

疝：有因寒，因气，因湿热，痰积流下。针太冲、大敦、绝骨，灸大敦、三阴交、小腹下横纹斜尖。（《针灸大成》）

脚膝肿痛：三阴交、悬钟、足三里、阳陵泉、阴陵泉。（《席弘赋》，参见阴陵泉－阳陵泉）

四肢面目浮肿：三阴交、悬钟、人中、照海、合谷、三里、曲池、中脘、腕谷、脾俞、胃俞。（《针灸配穴》）

（四）悬钟（绝骨）透三阴交

[**透刺层次**] 腓侧皮肤→浅筋膜→深筋膜→腓骨短肌与趾长伸肌交界处→踇长伸肌→小腿骨间膜→踇长屈肌→胫骨后肌→趾长屈肌→深筋膜→浅筋膜。在骨间膜与踇长屈肌之间有腓动脉，透刺时，有刺中的可能，应尽量避开；在胫骨后肌与趾长屈肌交界处的后面有胫神经及胫后血管，透刺时，针自其前方通过，若偏向后刺，有刺中的可能。

[**主治**] 落枕，鼻衄，妇科诸疾，滑精。

[**刺法**] 持2~3寸毫针，由悬钟进针，透刺三阴交，进针1.8~2.5寸。

● 现代应用

1. 结节性红斑（红斑性肢痛）

悬钟透三阴交，足三里。

2. 偏头痛

取穴：患侧悬钟透三阴交、阿是穴。用28号2寸毫针，患者取侧卧位，常规消毒，医者左手拇指按压悬钟穴下方，右手进针，得气后施提插泻法，使气行向头颞痛处，循经感传越强越好。针感强者只取主穴，针感弱者，配阿是穴（即患侧头部触之疼痛明显处），用捻转泻法。每次留针30分钟，每10分钟行针1次。每天针1次，10次为1个疗程。尤适于由风湿、火热阻滞经络所致偏头痛。

3. 鼻衄

取穴：患侧或双侧悬钟透三阴交。从悬钟穴进针，透刺三阴交，深度达2.5~3寸，得气后持续行针1~2分钟，留针15~60分钟或更长，直至血止。

4. 落枕

取穴：患侧悬钟透三阴交。以30号毫针，垂直刺入悬钟，透向三阴交，深度2.5~3寸，得气后施以提插捻转手法，闭其下气，或针尖稍偏向上，使针感上传，同时嘱病人活动颈部，边行针边活动，留针30~60分钟或痛止时起针。治疗落枕不能左右转侧者效果好。若前后不能俯仰，加申脉穴。

典型病例

例1：郭某，女，18岁。头部右侧疼痛1年余。1年前，无明显诱因头右侧痛，注意力集中时疼痛加剧，以致影响日常学习，舌淡红，苔薄白，脉弦。取穴：患侧悬钟透三阴交、阿是穴。治疗1个疗程，痊愈。随访1年未复发。

按： 悬钟穴属足少阳胆经，行于头侧"上抵头角，下耳后"，为八会穴之髓会，脑为髓海，久病入络入脑，针刺悬钟透三阴交，从阳引阴，能清髓热，泻胆火，祛风湿，疏通经络而止痛。本法有取穴少、见效快、疗程短、疗效好的优点。多数患者在短时间内症状明显减轻或消失。取效关键在于针刺后是否出现循经感传至头部，循经感传出现越早越快越明显者，效果越佳。

例2：李某，女，45岁。突然右侧鼻孔出血，颧红，口干，盗汗，舌绛少苔，脉细数无力。取患侧悬钟穴进针，透刺三阴交。15分钟后出血减少；留针2小时后血止。次日再针1次，未复发。

按： 悬钟属足少阳胆经穴，针之以泻阳热之邪；悬钟透三阴交，能从阳引阴，既清肝胆实热，又滋阴清火，邪热去，则鼻衄止。可用于除外伤外各种原因引起之鼻衄，尤对阴虚火盛，肝胆实热者为佳。经临床验证，一般1~3次便可痊愈。

例3：陈某，女，28岁。昨夜入寐，致后项部不适，晨起后感后项部疼痛，僵直不能转侧。取穴：患侧悬钟透三阴交，以30号毫针，垂直刺入悬钟，透向三阴交，深度2.5寸，得气后留针。1小时后疼痛大减，能转侧。次日再针1次痊愈。

按： 悬钟为八会穴之髓会，又属足少阳胆经，该经"循颈行手少阳之前……下颈合缺盆"，经脉所过，主治所在；悬钟透三阴交，从阳引阴，疏通颈部气血，舒筋活络而止痛。

文献摘录

《甲乙经》谓此穴为足三阳之络，与三阴交会之三阴交内外相对，可以一针贯二穴，其效当更显也。（《金针梅花诗钞》）

（五）三阴交透悬钟（绝骨）

[**主治**] 头痛，痛经等。

[**刺法**] 3~3.5寸毫针由三阴交进针，透刺悬钟穴，进针2~3寸。

● 现代应用

1. 头痛

取穴：患侧或双侧三阴交透悬钟。病人取坐位或仰卧位，用28号3~3.5寸毫针，直刺进针，得气后针尖朝向头部，使针感慢慢向上传导，平补平泻，留针30分钟，中间行针2次。每日针1次，5日为1个疗程。

2. 痛经

取穴：双侧三阴交透悬钟。针刺得气后行捻转泻法，使酸胀感向上传导，以上传至小腹效果最佳。留针30分钟，期间行针2次。每日或隔日1次，1个月经周期为1疗程。

典型病例

例1：周某，男，34岁。前额胀痛3月余。刻下：前额胀痛，小便黄，大便干。舌红，苔薄黄，脉弦数有力。针刺三阴交透悬钟，用28号3寸毫针，直刺进针，得气后针尖朝向头部，使针感慢慢向上传导，平补平泻，留针30分钟，治疗4次而愈。

按：头痛多由情志不遂或紧张劳累过度致肝郁气滞，脾虚痰阻，浊阴上逆，气血不和，不能上荣于头而发。三阴交是足三阴经之交会穴，有健脾助运、益肾养肝、降泄湿浊、调补气血之功效。针刺三阴交透悬钟，从阴引阳，补虚泻实，则浊阴得降，气血得以上荣，头痛自止。临床采用三阴交透悬钟治疗头痛，选穴少、见效快，患者易接受。

例2：董某，女，18岁。患痛经3年。每至月经来临，则小腹疼痛难忍，经有血块，常用热敷稍缓解。舌黯，苔少，脉弦。治疗：针刺三阴交透悬钟，针刺得气后行捻转泻法，使酸胀感向上传导，以上传至小腹。每临经期开始治疗，经3个月经周期治疗而愈。

按：三阴交为足三阴经之交会穴，可疏肝、脾、肾三经之气，且三阴皆循行过小腹，有"小腹三阴交"之说，为治疗小腹，尤妇科病变常用要穴；三阴交透悬钟，能从阴引阳，以活血通滞。

二十、昆仑－太溪

[概说]

昆仑，是依其所在部位的形态而命名的，为足太阳之经穴，主治足太阳经体表循行通路上的头、项、腰背、膝、股等处的经脉病变。

太溪，因其位于内踝之后，凹陷大深之处而得名，又名吕细，是足少阴经之输穴，阴经以输代原，又是肾经原穴，具有益肾纳气，培土生金功能，主治肾之脏病、经病、气化病和与肾有关的脏腑器官疾病。本穴既能补肾气又滋肾阴，是治疗肾阴不足、肾气亏虚证候的常用腧穴。

[归经]昆仑－太溪：足太阳膀胱经－足少阴肾经，内外阴阳表里相对。（见图3-2-21）

[定位]昆仑：外踝高点与跟腱之间凹陷中。太溪：内踝高点与跟腱之间凹陷中。（见图3-2-17）

[进针层次]

昆仑：皮肤→浅筋膜→小腿深筋膜→腓骨长、短肌。皮肤由腓肠神经分布。该穴深层结构的血液营养来自腓动脉。该动脉是胫后动脉在腘肌下方2~3cm发出的，经胫骨后面与踇长屈肌之间下降至外踝，终于跟外侧支。在外踝上方4~6cm处，发出穿支，穿经肌肉和小腿骨间膜至小腿前面，与胫前动脉的分支吻合。该吻合对于小腿侧支循环的形成和血液供应有实际应用意义。

太溪：皮肤→浅筋膜→小腿深筋膜→胫骨后肌→趾长屈肌。皮肤由隐神经分布。浅筋膜内的浅静脉向前归流大隐静脉，向后归流小隐静脉。跟腱前方及两侧脂肪组织较发达。胫神经和胫后动脉体表投影的下点则在内踝和跟腱之间，神经在动脉的后方。胫骨后肌（浅层）、趾长屈肌（深层）肌腱均受胫神经支配。

[**功能**] 昆仑：清头目，理胞宫，安神志，舒筋脉；太溪：滋肾阴，退虚热，壮元阳，理胞宫，强腰膝。

[**主治**] 昆仑：小儿痫证，难产，疟疾，头痛，目眩，项强，肩背拘急，腰痛，足跟痛。太溪：头痛目眩，咽喉肿痛，齿痛，耳聋耳鸣，咳嗽气喘，胸痛，咯血，消渴，月经不调，失眠，健忘，遗精，阳痿，小便频数，腰脊痛，下肢厥冷，内踝肿痛，腹胀。

[**刺法**] 昆仑：直刺0.5~0.8寸；太溪：直刺0.5~1寸。

[**备注**] 昆仑：足太阳经之经穴，《针灸大成》："妊妇刺之落胎。"太溪：足少阴经之输穴、原穴。

（一）昆仑

● 现代应用

1. 头痛

取穴：患侧或双侧昆仑。毫针直刺，得气后施提插捻转，平补平泻法，间歇运针，留针30分钟。每日1次。

2. 坐骨神经痛

取患侧昆仑穴，穴位注射。用5ml注射器抽取654-2注射液10mg，垂直刺入昆仑穴0.5~0.8寸深，待有酸胀感后，回抽无血，快速注入药液。轻者隔日1次，重者每日1次，5次为1个疗程。

3. 落枕

"项痛不可以俯仰，刺足太阳，不可以顾，刺手太阳也"，证见颈项强直，不能左右转侧回顾，或前后俯仰不便，患部酸楚疼痛延及肩背及头部或扩散至上臂，取泻本穴，用于循经取穴，上病取下，宣畅太阳经脉的壅滞。因睡眠时体位不正，颈部过度疲劳，经络气血运行受阻者，配泻阿是穴，舒筋活络；因睡眠时感受风寒，营卫不和，经络阻滞，筋脉拘急者，配泻阿是穴，针后艾灸或拔罐，温经散寒，舒筋通络。

证见颈项疼痛，不能前后俯仰和左右回顾者，取泻本穴（治疗不能前后俯仰），配泻手太阳经之后溪穴（治疗不能左右回顾），加泻阿是穴（寒加艾灸或拔罐），宣通手足太阳经气，舒筋活络，驱邪散滞。

4. 外踝关节软组织损伤

多由跌仆闪挫，或用力过猛，损伤筋脉，致使经络气血运行受阻，气血瘀滞，局部肿胀疼痛，甚至皮肤青紫，行动困难。病初局部肿胀疼痛者，取本穴配丘墟或阿是穴，用三棱针点刺出血，泻血通络，行血祛瘀，可很快使肿消痛减。病久局部漫肿，活动胀痛或痛甚者，上穴改毫针泻法，通经活络，宣通气血。

● 古代应用

曲背

诸暨（今浙江省诸暨市）黄生曲背，须杖行。他医皆以风治之。汉卿曰：血涩也。刺两足昆仑穴，顷之投杖行去，其捷效如此。（《明史·周汉卿传》）

按：《杂病穴法歌》曰："腰痛环跳委中神，若连背痛昆仑武。"黄生背曲，腰背同病，针昆仑，功调气血，舒筋脉，亦循经远取，上病下治之法。

◎ 典型病例

例1：张某，男，39岁。头痛1个月。患者头顶偏后处呈阵发性跳痛，甚则从项后斜向耳后至顶，检查无任何异常。辨其痛在督脉、太阳之分。治疗：双侧昆仑穴。毫针直刺，得气后施提插捻转，平补平泻法，间歇运针，留针30分钟，头痛消失。

按：昆仑属足太阳之经穴，足太阳"起于目内眦，上额，交巅，其支者，从巅至耳上角，其直者，从巅入络脑，还出别下项"。故昆仑治疗头痛属循经远取，以太阳头痛，痛在巅顶或后头部，下连于项者，具有通畅太阳经气的作用。

例2：张某，男，48岁。左下肢疼痛3年，加重2天。3年前因受寒湿，左下肢疼痛，常因受凉或劳累诱发。2天前因受凉而发作，疼痛剧烈，夜间尤甚，不能行走。体格检查：痛苦病容，在环跳、殷门、委中、承山、昆仑等穴有明显压痛点，直腿抬高试验（+）。诊为"坐骨神经痛"。治疗：取患侧昆仑穴，穴位注射。患者感觉酸胀明显，放射至大腿。治疗1次后疼痛明显减轻；3次后痊愈。随访半年未复发。

按：病变部位属足太阳经，昆仑属足太阳之经穴，足太阳"从腰中下挟脊以贯臀，入腘中，其支者……过髀枢，循髀外从后廉，下合腘中，以下贯踹内"。经脉所过，主治所及，故取昆仑疏通太阳经气，配合药物双重作用而痛止。

文献摘录

大抵脚腕痛，昆仑解愈。（《通玄指要赋》）

腿足肿红草鞋风，须把昆仑二穴攻。（《玉龙歌》）

住喘却痛昆仑愈。（《灵光赋》）

踝跟骨痛灸昆仑。（《胜玉歌》）

腰痛环跳委中神，若连背痛昆仑武。（《杂病穴法歌》）

（二）太溪

● 现代应用

1. 牙痛

取穴：双侧太溪。毫针刺，得气后施提插捻转补法，每10分钟行针1次，留针30分钟。每日1次。

2. 足跟痛

取穴：太溪、大陵。太溪穴针刺得气后施补法，针灸并用；大陵穴得气后平补平泻，只针不灸。留针20分钟，间歇运针。每日1次。

3. 腕关节扭伤

取穴：太溪、照海，均对侧。针刺得气后用平补平泻手法，持续捻转约1~2分钟，留10分钟，嘱活动患关节。隔日1次。

4. 鼻衄

取穴：双侧太溪。患者卧位，穴位常规消毒，用1.5寸毫针垂直刺入，得气后施拇指向前、食指向后的捻转补法约1分钟，待鼻出血明显减少或停止后，再留针20~30分钟，每5~10分钟捻转1次。

● 古代应用

1. 喉痹

楼全善治一男子喉痹，于太溪穴刺出黑血半盏而愈，由是言之，喉痹以恶血不散故也。凡治此疾，暴者必先发散；发散不愈，次取痰；不愈，又次取污血也。（《续名医类案》）

按：楼氏治喉痹，法计有三：凡属风热犯肺，化火上逆者，以疏风解表，清热利咽为主；近世常用少商、曲池、合谷等穴。若因肺胃风热，火毒上炎，津液受灼，煎炼成痰，痰火壅结，致使咽喉肿痛者，则以清胃热、化痰浊、利咽喉为主；方用内庭、丰隆、商阳、天突等穴。以上皆属实证，针用泻法。但亦有因真阴不足，虚火上炎，灼于咽喉者，对此，则以滋阴降火为主，可用太溪、照海等穴。

典型病例

例1：黄某，女，68岁。自觉牙龈疼痛已半月余，每在午后及劳累后加重。体格检查：无龋齿，牙龈无红肿，舌尖红，无苔，脉细数。拟为阴虚牙痛。治疗：取双侧太溪。毫针刺，得气后施提插捻转补法，3次后疼痛消失。

按：牙痛之症多属胃经实火，症见牙龈肿痛，临床上多取合谷、内庭等穴。本例患者属阴虚之体，虚火上炎，故午后及劳累后牙痛即发。取足少阴肾经穴太溪，以益滋肾阴，肾阴得复，则虚火不致上扰为病。

例2：赵某，男，56岁。左足跟疼痛月余。患者月余来左足跟疼痛，不能落地，行走不便。经X线拍片检查，骨质未见异常。经用药物熏洗，疗效甚微，依然作痛。体格检查：神色形体均正常，局部检查无红肿，按压痛甚。诊断：足跟痛，辨证为肾气虚。治则：补益肾气，舒筋活络。取穴：太溪、大陵。间歇运针，患者自诉留针期间，足跟痛即明显减轻；起针后，已能用足跟踩地，行走亦不觉疼痛；又治疗1次，足跟痛完全消除。

按：少阴之脉，循内踝之后，别入跟中。患者年过五旬，气血渐虚，肾气不足，虚邪贼风，乘虚而入，邪客于少阴之脉，以致络脉痹阻，气血凝滞不通，不通致痛。治宜补益肾气，舒筋活络。取足少阴经穴为主，针灸并用，能达运行气血、补益肾气、活络止痛之效。太溪位于足跟，针之能激发局部经气，补益肾气；取大陵治疗该疾，是按"病在下者高取之"，亦是依其与患处相对应部位的取穴法，可作经验，对一些疼痛之疾，确有良效。

例3：王某，男，30岁。患者左手腕关节扭伤月余，疼痛逐渐加重，经按摩、理疗治疗效果不显著。查其左手腕关节较右手稍肿大，压痛点在手少阴心经神门及通里附近，活动时腕关节疼痛加重，舌黯红，苔白，脉弦细。治以调和气血，疏经活络。取穴：太溪、照海，均对侧。针刺得气后用平补平泻手法，持续捻转约1~2分钟，针3次后疼痛消失，3个月后随访未复发。

按：软组织损伤日久，气血不和，壅阻经脉。采用同经相应取穴法，以患部压痛点或自觉疼痛最剧处作为对应标志，然后取与患部相交叉对称之同经相应穴位或部位（阿是穴），进行针刺的方法。施以平补平泻手法调和气血，通经活络，使结散而痛愈。

例4：陈某，男，18岁。自幼常流鼻血。今日下午突然右鼻孔出血不止，头昏，舌微红，少苔，脉弦数。取双侧太溪。用1.5寸毫针垂直刺入，得气后施拇指向前，食指向后的捻转补法约1分钟。针1次而愈，数月后随访未复发。

按：肺、胃、肝经火热上炎，或肝肾阴虚或脾不统血，致鼻部阳络损伤，阴水亏损不能制阳。太溪属足少阴肾经原穴，具有滋阴补肾，调理三焦的作用。此法对单纯性鼻出血，可达针到血止效果。

文献摘录

牙齿痛，吕细（太溪别名）堪治。（《通玄指要赋》）
两足酸麻补太溪。（《杂病穴法歌》）

（三）太溪、昆仑对刺

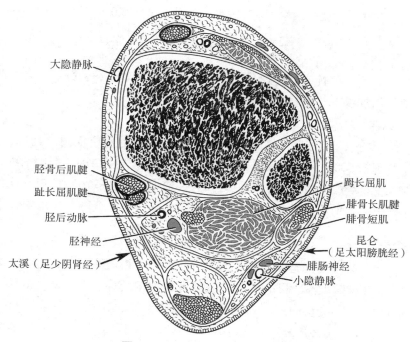

图 3-2-25　太溪、昆仑穴横断面

[**主治**] 局部病，腰部疼痛等经脉所过疾病。

[**刺法**] 一边一针，昆仑直刺0.5~0.8寸，太溪直刺0.5~1寸。

● 现代应用

1. 急性腰扭伤

法1：昆仑、太溪对刺，均患侧。用28号1.5寸毫针，快速进针，昆仑穴直刺0.5~1寸，得气后针尖略朝上，施提插捻转泻法，强刺激，并使针感向上传导；太溪穴直刺0.5~1寸，得气后平补平泻。得气的同时嘱患者做前俯后仰、左右旋转的腰部活动，直至腰痛消除，活动自如。

法2：昆仑、太溪，点穴。患者立于高于地面40cm处，两脚分开，稍比肩宽。术者于患者背侧之低位，用拇指和食指第二指关节用力捏住太溪、昆仑二穴，掌心向下，产生酸胀感后，令患者同时做前俯后仰、左右旋转的腰部活动，直至腰痛消除，腰部活动自如。施术时，用力要由轻到重，避免指甲接触皮肤。术后令患者多做腰部活动。

2. 足跟痛

法1：昆仑、太溪，按摩点穴。患者俯卧，患足平放在脚架上，先上下左右推动小腿3~4分钟使皮肤潮红，然后用按摩理筋，分筋手法施于小腿前后，足跟部及痛点各处2~3分钟，再选主穴太溪、昆仑，用拇指或拇、食二指，分别进行强刺激的捏拿，以能耐受为度，每次1~3分钟，最后用力向外旋转膝踝关节，并牵伸小腿以放松肌肉。隔日1次，5次为1个疗程。

法2（跟骨骨质增生）：针刺合中药外用。针刺取穴：太溪、昆仑、照海、仆参、阿是穴。患者坐位或伏卧位，穴位常规消毒，用28号1寸或1.5寸毫针快速直刺。牵及小腿部疼痛者配承山，用2寸或2.5寸毫针，直刺1.5~2寸。各穴得气后均行平补平泻手法，留针25分钟，每隔

5分钟捻转1次。每日1次，10次为1个疗程。

3. 足肿

取穴：太溪、昆仑、申脉。针刺得气后平补平泻，留针20分钟，隔10分钟行针1次。每日或隔日1次。

4. 足跗疼痛

取穴：昆仑、太溪、公孙、京骨、足三里。昆仑、太溪对刺，公孙、京骨对刺，足三里直刺。诸穴针刺得气后加温针。每日1次。

5. 多发性脚鸡眼

取穴：昆仑、太溪、三阴交、然谷、涌泉。按序逐穴行穴位注射。药物：2%普鲁卡因2ml，维生素B_{12}注射液500ug，维生素B_1注射液100mg，泼尼松龙1ml。局部消毒，快速进针得气后回抽无回血即可推药。每周1次。注射时如有回血应避开血管另行注射，注射后逐个穴位按摩1~2分钟，嘱患者注射后次日起每晚用热水泡脚，以促使血液循环和角质软化。

◎ 典型病例

例1：孙某，男，31岁。因运动扭伤左侧腰部，腰痛不得俯仰及左右转侧。治疗：用28号1.5寸毫针，快速进针，针太溪、昆仑穴，并嘱患者做前俯后仰、左右旋转的腰部活动，直至腰痛消除，腰部活动自如。1次即愈。3日后随访腰部无痛感，运动如常。

按：腰部扭伤，局部气血壅滞，不通则痛。取昆仑、太溪对刺，激发足太阳膀胱经和足少阴肾经表里二经之经气。足太阳膀胱经循行于背腰部，取昆仑，属"上病下取"，通经络，行气血；太溪兼能滋肾。

例2：许某，因打水时不慎扭伤腰部，当时腰部和两侧环跳穴出现触电感，继则出现腰不能伸直和弯曲，伴有胀痛并向两下肢放射，步履艰难，痛苦万分。昆仑、太溪，点穴治疗1次而愈。

按：取效的关键在于经气的传导，有传导者效捷。该法适于急性腰扭伤，病程在1周以内者，以两侧腰肌紧张，压痛明显，腰部转侧、伸屈活动不利者为佳。而对棘突之间压痛明显之扭伤疗效较差。捏拿昆仑、太溪二穴时，患者局部有明显胀痛感，若患者体力或耐力较差，不宜过久或勉强施术。一般施术后症状明显消除，仍须嘱患者多做腰部活动。若次日稍感不适，须再施术1次，方可痊愈。病程超过3天以上者，必须每日1次，连续施术2~3次，疗效较好。

例3：李某，女，46岁。右足跟疼痛月余，行走不便。体格检查：患处局部无红肿，按之痛甚。X线片示：骨质未见异常。昆仑、太溪，按摩点穴。治疗2次而愈。

按：本病属"痹证"范畴，治宜疏调经脉，宣通痹阻。太溪、昆仑位于足跟部，捏拿以激发局部经气，畅通经络而止痛；太溪兼能补益肾气。

例4：张某，女，50岁。左侧足跟痛2年余，加重1个月。走路以脚掌着地，足跟不敢着力，痛如锥刺，按之痛甚，喜温，舌淡，苔白，脉沉细。X线片示：跟骨刺形成。治疗：针刺太溪、昆仑、照海、仆参、阿是穴，平补平泻；外用中药：乌头10g，冰片3g，细辛3g，共研细末装入缝好的纱布袋中，踩在足跟部，5天后更换，10天为1个疗程。针治8次，足跟痛明显缓解，又治疗5次痛止。随访半年，未复发。

按：本病属"痹证"范畴，治宜活血通痹止痛。太溪、昆仑，一阴一阳，一表一里，二穴对刺，调节气血，平衡阴阳；合足跟部诸穴，疏通局部气血。外用温热中药，以温通经脉，冰片促渗透，共达"通则不痛"之目的。

例5：赵某，男，56岁。左足肿月余，行走时疼痛，不敢着力。体格检查：左足踝及足背肿，不红，按之痛。因疑扭伤服用中西药物及中药外洗稍见效。取穴：太溪、昆仑、申脉。针刺得气后平补平泻，留针20分钟。治疗1次，疼痛减轻；每日1次，共治疗7次，肿消，步履如常。

按：局部气血运行不畅，瘀滞，致肿痛。治宜疏通局部气血，活血通络。取太溪、昆仑、申脉，宗《玉龙赋》："太溪、昆仑、申脉，最疗足肿之迍。"太溪、昆仑，一阴一阳，一表一里，二穴对刺，激发阴阳表里之经气，调节气血之平衡；申脉疏通筋脉。经脉通畅，气血得行，则肿消痛止。

例6：陈某，男，21岁。左足跗部疼痛1周。患者约1周前因足部受寒，出现左足跗部疼痛，热敷后稍缓，此后仍痛，逐渐加重。刻下：左足跗部疼痛，触之痛甚，步行时前脚掌不敢着力。舌淡红，苔薄，脉沉弦。治疗：昆仑、太溪对刺，公孙、京骨对刺，足三里直刺。诸穴针刺得气后加温针。针后次日痛减肿消，足能踏地，触之不痛。共治疗4次而愈。

按：寒邪留置经脉，气血运行受阻，不通而痛。治宜散寒通经止痛。昆仑、太溪，公孙、京骨，二组相对穴对刺，一阴一阳，一表一里，不仅能疏通阴阳表里两经之经气，而且穴居两踝边和足部，一左一右，双面夹击，直对病所，加温针温通经络。

例7：范某，男，16岁。足底多发性鸡眼3个月。患者足底有大小不等鸡眼3个，大者约0.5cm，小者如针尖，瘢痕，疼痛。治疗：取昆仑、太溪、三阴交、然谷、涌泉，按序逐穴行穴位注射。治疗2周后鸡眼颜色变浅，向内凹陷，小的已消失。治疗4周，鸡眼消失，无瘢痕。

按：太溪、昆仑，一阴一阳，一表一里，穴居两踝边，不仅疏通阴阳表里两经之经气，且一左一右，双面夹击，直对病所。取太溪、昆仑等穴位注射，穴位合药物双重作用，能滋补肾水，通经活络，开窍泻热，消肿止痛，从而改善局部营养状态，消除过度角化层。

文献摘录

脚膝经年痛不休：太溪、昆仑。"脚膝经年痛不休，内外踝边用意求，穴号昆仑并吕细（吕细：太溪穴别名）。"（《肘后歌》）

足肿难行：太溪、昆仑、申脉。"太溪、昆仑、申脉，最疗足肿之迍。"（《玉龙赋》）

腿足红肿草鞋风，须把昆仑二穴攻，申脉太溪如再刺，神医妙诀起疲癃。（《玉龙歌》）

心痛：当灸太溪及昆仑……灸毕，服金铃子散。（《素问·病机气宜保命集》）

足腕痛：昆仑、太溪、申脉、照海、丘墟、商丘、太冲、解溪，针灸之。（《针灸配穴》）

（四）太溪透昆仑

[**透刺层次**] 外踝处皮肤→疏松的浅筋膜→深筋膜→跟腱与腓骨长短肌肌腱之间→跟与胫后血管之间→深筋膜→浅筋膜。外踝后浅筋膜内有小隐静脉及腓肠神经。在由外向内透刺过程中，若针偏向前内，则可能刺中胫神经及胫后血管。

[**主治**] 踝关节、足底等局部病，腰部疼痛等经脉所过疾病。

[**刺法**] 1.5–2寸毫针，由太溪进针，透刺昆仑穴，刺入1.2–1.5寸。不穿过昆仑穴皮肤。

● 现代应用

1. 踝关节疼痛

取穴：太溪透昆仑，患侧。用28号1.5~2寸毫针，从太溪穴直刺进针，垂直透向昆仑穴，以不穿过昆仑穴皮肤为度。施较大幅度提插捻转泻法，持续行针1~2分钟，患者局部酸胀感明显时，嘱带针活动患侧踝关节，间歇行针，疼痛缓解时出针，或留针30分钟。

2. 跖疣

取穴：太溪透昆仑，患侧，穴位注射。用一次性5ml无菌注射器，吸取2%普鲁卡因1ml，维生素 B_1 注射液50mg，维生素 B_{12} 注射液500μg混合；双侧有皮损者，普鲁卡因及维生素 B_1 量加倍。于太溪穴刺入，待得气有麻、胀感或触电感传至跖疣部，甚至到足趾，回抽无血即可缓慢推药。因太溪穴处组织少，维生素 B_1 的刺激量较大，加普鲁卡因为减轻局部疼痛。每周注射2次，若用药4周无效则停药。

典型病例

例1：苏某，女，27岁。右踝关节扭伤1日。右踝关节弥漫性肿胀，跛行。体格检查：右踝关节肿胀、青紫，触之疼痛，小腿内侧肿，按压小腿内侧皮肤凹陷不起。舌质黯红，苔白，脉弦紧。治宜活血化瘀止痛。取穴：太溪透昆仑，丘墟透照海，解溪。针刺得气后用泻法。治疗1次痊愈。2周后随访，未复发。

按：踝关节扭伤属"踝缝伤筋"范畴，在全身关节损伤中最为常见。太溪透昆仑，能从阴引阳，疏通表里两经之经气，配合踝关节周围腧穴，畅通局部经络气血而止痛。针灸治疗本病疗效好、疗程短。

例2：廖某，女，34岁。右足部起疣、疼痛6年。多次予抗病毒西药、激光、冷冻等治疗无效。右足跖部、大趾及第2趾屈侧见如高粱至黄豆大灰色表面粗糙丘疹、结节，中间见如针尖大黑点，疣挤压痛大于压痛。治疗：取太溪透昆仑，患侧穴位注射。2个疗程后，疣体全部脱落，随访半年未复发。

按：跖疣为1、2、4型人类乳头瘤病毒感染致角化性皮损。初起为一细小发亮的丘疹，逐渐增大，表面角化，粗糙不平，灰褐、灰黄或污灰色，圆形，界清，周围有稍高增厚的角质环，将角质层除去，下有疏松的角质芯，边缘往往有散在的小黑点，有明显挤压痛。临床用抗病毒或免疫增强剂等药物治疗效果较差，激光、冷冻等物理对症治疗皮损易复发，且创面不易愈合易继发感染。中医认为本病由肝经血燥，血不养筋，风邪外搏肌肤，或皮肤外伤，感染毒邪而成。太溪透昆仑，能从阴引阳，增强足太阴肾经和足太阳膀胱经表里两经气血，使局部防御功能增强。

文献摘录

从太溪直透昆仑，收一针两经两穴之效。(《金针梅花诗钞》)

（五）昆仑透太溪

[**主治**] 腿足红肿，厥心痛，肾泻，前阴不固。

[**刺法**] 1.5~2寸毫针，由昆仑进针，透刺太溪穴，刺入1.2~1.5寸。不穿过太溪穴皮肤。

文献摘录

脚肿……昆仑，在足外踝陷中，横针透吕细穴。(《玉龙经》)

二十一、申脉 – 照海 *

[**概说**]

申脉，申与伸通，含屈伸跷捷之意；脉，指阳跷脉。穴通阳跷脉，为阳跷所生也（《备急千金要方》），主治"脚屈伸难"等病证，故以为名。本穴为八脉交会穴之一，通于阳跷脉，主治神志病以及足太阳经体表循行通路上的头、目、项、腰、下肢等处经脉病变。为治疗癫痫日发的首选腧穴。

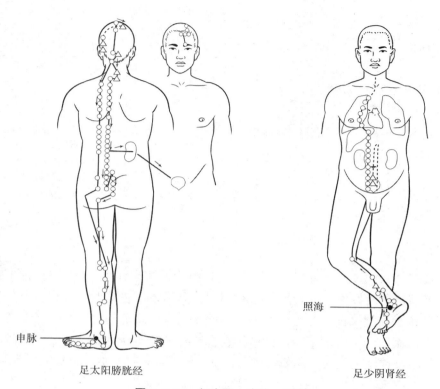

图 3-2-26　经穴图：申脉－照海

照海，照之异体字为炤，炤同昭，含明显之义；海者，百川之所归也。穴在足内踝下 1 寸，为阴跷脉所生，足少阴脉气归聚处。因穴处脉气阔大如海，其意昭然，故以为名。八脉交会穴之一，通于阴跷脉，具有滋阴降火，调经利湿功能，主治咽喉干燥、口噤喉风等肾阴不足的病证，妇科疾病，惊恐不宁、失眠等神经系统疾病，以及嗜卧、便秘、四肢懈惰等。是治疗癫痫夜发的首选腧穴。

[归经] 申脉－照海：足太阳膀胱经－足少阴肾经，内外阴阳表里相对。（见图 3-2-26）

[定位] 申脉：外踝下缘凹陷中。照海：内踝下缘凹陷中。（见图 3-2-17）

[进针层次]

申脉：皮肤→浅筋膜→腓骨肌下支持带→腓骨长、短肌（腱）。皮肤由腓肠神经分布，深筋膜形成腓骨肌下支持带，限制腓骨长、短肌（腱）于外踝下方的踝沟内。二肌腱穿经支持带的内面时，有一总腱鞘包绕，以减少肌腱在运动过程中的摩擦。二肌由腓浅神经支配。血液供应来自外踝前后动脉、跗外侧动脉、腓动脉的跟外侧支，以及足底外侧动脉的分支等形成的外踝网供应。

照海：皮肤→浅筋膜→屈肌支持带→踝管及其内容。皮肤由隐神经分布。在小腿深筋膜的下面，内踝的周围，由内踝前后动脉、跗内侧动脉、跟内侧支和足底内侧动脉的分支组成内踝网，营养内踝周围的结构。

[功能] 申脉：安神志，舒筋脉，利腰膝，清头目；照海：滋肾阴，清虚热，利小便，宁神志，调经血。

[主治] 申脉：痫证，癫狂，失眠，目赤痛，项强，头痛，眩晕，腰痛，足胫寒，不能久

立。照海：痫证夜发，嗜卧，惊恐不宁，月经不调，痛经，赤白带下，阴挺，阴痒，疝气，小便频数，咽喉干燥，目赤肿痛，脚气，梅核气。

[**刺法**] 申脉、照海：直刺0.3~0.5寸。

[**备注**] 申脉：八脉交会穴之一，通于阳跷脉；照海：八脉交会穴之一，通于阴跷脉。

（一）申脉

● 现代应用

1. 癫痫

取穴：后溪、申脉，均双侧。针刺得气后施提插捻转泻法不留针。每日1次，10次为1疗程。

2. 腹泻

取穴：双侧申脉。穴位消毒后，用1.5~2寸毫针刺入，得气后，轻捻转提插，留针10~20分钟。每日1次。

◎ 典型病例

例1：张某，男，3岁。癫痫发作1年半，加重1个月。患儿自1岁半时，种牛痘后出现高热抽搐，热退后仍不时发作。近1个月加重，1日发作数次，抽搐时口吐白沫，牙关紧咬，角弓反张。不发作时精神呆钝，萎靡，智力明显低于正常儿童，睡眠不安，饮食尚可，大便稍干。经各地中西医治疗，症情不减。体格检查：精神呆钝，面色萎黄，哭声低微，舌尖边色红，苔薄白，指纹紫红至气关。诊断：癫痫，辨证为肝风内动。取穴：后溪、申脉，均双侧。针刺得气后施提插捻转泻法不留针。经3个疗程治疗后抽搐消失。为巩固治疗，改为每周1次，又治疗3个月痊愈。

按：患者因高热，致肝风内动，气机逆乱，上扰清窍，蒙蔽心神而发癫痫。治以镇惊安神为主。取后溪、申脉醒脑开窍，安神定惊，此两穴均通于督脉，督脉又通于脑；癫痫日发首选申脉（癫痫夜发，取照海），《通玄指要赋》："病发癫狂兮，凭后溪而疗理。"二穴相伍，相得益彰。

例2：佟某，男，3岁。腹泻10天。时值夏末秋初，患儿腹泻，每日腹泻7~8次，泻下如水样，夹有残渣，色暗绿，时呈黏液状。经服小儿鸡内金散、妈咪爱（枯草杆菌二联活菌颗粒）、思密达（十六角蒙脱石散）等药物，效不显。治疗：针刺申脉穴。得气后，轻捻转提插，3次后，腹泻次数明显减少；针刺5次，排便转为正常。

按：申脉有健脾，益气摄血，止泻作用。临床实践表明，针刺申脉用于治疗成人和婴幼儿腹泻，疗效满意。

文献摘录

申脉能除寒与热，头风偏正及心惊，耳鸣鼻衄胸中满，好把金针此穴明。（《兰江赋》）

一身四肢拘急。（《玉龙经》）

主风眩，腰脚痛，胻酸不能久立，如在舟中，劳极，冷气逆气，腰髋冷痹，脚膝屈伸难，妇人血气痛，洁古曰：痫病昼发灸阳跷。（《针灸大成》）

阳跷脉：治病，腰背屈强腿肿，恶风自汗头疼，雷头赤目痛眉棱，手足麻挛臂冷，吹乳耳聋鼻衄，痫癫肢节烦憎，遍身肿满汗头淋，申脉先针有应。（《针灸大成》）

头风头痛，刺申脉与金门。（《标幽赋》）

（二）照海

● 现代应用

1. 不孕症

取穴：单侧照海，左右交替取穴。病人仰卧，单侧照海刺入0.5寸，得气后施补法，间歇行针，留针30分钟。肝郁气滞者加太冲，泻法；血瘀者加三阴交，平补平泻。每日1次，7次为1个疗程，疗程间休息3天。

2. 不寐

取穴：双侧照海。温和灸，患者感到温热舒适为度，每次每穴灸15~20分钟，多在下午治疗。每日1次，10次为1疗程。

3. 尿潴留

法1：取双侧照海。直刺进针0.3~0.5寸，得气后施捻转之平补平泻手法，留针30~40分钟，间隔10分钟捻转行针1次，或加电针。每日1次。

法2：单侧或双侧照海、大敦。用32号1.5寸毫针，照海刺0.3~1寸，大敦刺0.1~0.2寸，得气后，大幅度捻转2分钟，每隔5分钟行针1次，每次行针2分钟，留10~20分钟。留针期间用3根清艾条一起在下腹部行温和灸。

4. 带下

取穴：列缺、照海、关元。双侧列缺、照海，采用温针；关元隔姜灸。每日1次，10次为1个疗程。

◎ 典型病例

例1：鲁某，女，29岁。婚后4年未孕。少腹凉，时有胀痛、刺痛，月经数月一至，色紫黯有块。证属肝郁，气滞血瘀。治以疏肝解郁，活血化瘀。取单侧照海，左右交替取穴，配太冲、三阴交。施术10次，停针数日后月经复来，量、色、质均属正常。之后，月经按期而至。3个月后怀孕，足月生一女婴。

按：照海为足少阴肾经腧穴，八脉交会穴之一，通阴跷脉。阴跷脉起于跟中，至咽喉与冲脉交贯；而冲脉起于胞中，有"血海""十二经脉之海"之称，与女性的胎妊、月经关系密切。针刺照海可间接起到调节冲脉的功能；太冲疏肝解郁；三阴交为理血要穴，有活血化瘀作用。

例2：潘某，女，40岁。失眠3个月。3个月前患者因事思虑，辗转难眠，渐致入睡难，睡后易醒，伴头昏，倦怠，口干，五心烦热，舌红，苔薄少津，脉细数。取双侧照海，温和灸。治疗3次后，患者自觉睡眠好转；共治疗1个疗程，诸症消失，睡眠正常。

按：患者思虑，暗耗阴液，致机体阴液不足，不能上奉于心，心神失养，则睡眠难安。照海为足少阴肾经穴，八脉交会穴之一，通阴跷，具滋肾、清热、宁神功效。热清，肾阴得复，心神安，则睡眠恢复。

例3：夏某，男，56岁。小便点滴不解2天，下腹胀满。体格检查：患者小腹膨隆，按之有波动感。治宜疏调膀胱，通利小便。取双侧照海。直刺进针0.4寸，得气后施捻转之平补平泻手法，治疗后5分钟，患者即排尿。

按：本证属肾气不足，膀胱气化无权，治宜滋肾，助膀胱气化，通利小便。照海属足少阴肾经，肾与膀胱相表里，针之能滋肾，清热，利小便。

例4：玄某，女，34岁。子宫肌瘤术后不能自行排尿，依赖导尿管排尿3天。因尿道口疼痛不适，拔除导尿管后腹胀难忍，小便30小时不解。体格检查：腹部膨隆，叩诊浊音。取双侧照海、大敦。用32号1.5寸毫针，照海刺0.5寸，大敦刺0.1寸，得气后，大幅度捻转2分钟，10分钟后患者即有尿意，遂起针，当即排尿约700ml。

　　按：《灵枢·热病》："癃，取之阴跷及三毛上及血络出血。"意小便不通，可取阴跷始发部即肾经照海穴和肝经位于足大趾外侧丛毛上的大敦穴。大敦疏肝利气，泻肝郁，调气机；阴跷上循阴股入阴，取照海滋肾，清热，利小便，又癃多由膀胱气化不利所致，肾与膀胱相表里，照海调节肾与膀胱气机而通利小便。

　　例5：患者，女，30岁。带下量多如溲，状如清水，色白无臭味，外阴部瘙痒。经用药物治疗，效果不显。取双侧列缺、照海，采用温针；关元隔姜灸。治疗6次后，白带转为稠厚，量减少，外阴瘙痒感减轻。治疗2个疗程后，白带明显减少，外阴瘙痒消失。

　　按：照海、列缺配伍乃八脉交会穴相配，治疗咽喉、胸膈疾病，还能治疗妇女带下量多。列缺通任脉，任脉为"阴脉之海"，主治"男子内结七疝，女子带下瘕聚"；照海通冲脉，循行于少腹，又为阴跷脉所生处，治疗肾气虚弱，下元不固。二穴伍用，培元固本，故可治疗带下因虚寒所致者。

文献摘录

嗓口喉风针照海，三棱出血刻时安。（《兰江赋》）

取照海治喉中之闭塞……照海、外关治胎衣不下。（《标幽赋》）

大便闭结不能通，照海分明在足中。（《玉龙歌》）

四肢之懒惰，凭照海以消除。（《通玄指要赋》）

癃，取之阴跷及三毛上及血络出血。（《灵枢·热病》）

（三）照海、申脉对刺

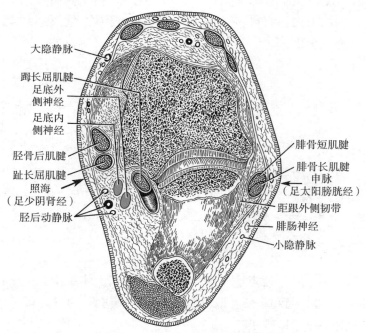

图3-2-27　照海、申脉穴横断面

[**主治**] 失眠、遗尿、足内外翻等跷脉失调的病证。

[**刺法**]两穴一边一针，分别直刺0.3~0.5寸；或申脉斜刺1~1.2寸。

● 现代应用

1. 失眠

取穴：照海、申脉。针刺得气后补照海，泻申脉。照海直刺0.5寸，得气后时时轻提针体并使针下出现和缓的沉紧感和吸针感，即为"谷气"至之征，稍候片刻，当此针下感减弱时，即为"谷气"欲去之征，此刻立即按压针柄，使针尖再向内深刺0.1~0.2寸，以引谷气入内，充实其里。进针5分钟后出针，出针后急闭针孔。取申脉穴斜刺1.5寸，得气后，待针下出现较明显紧涩感时，立即提针0.1~0.2寸，进针5分钟后出针，出针时摇大针孔，不闭孔。每日1次。

2. 遗尿

取穴：照海、申脉、跗阳、交信。诸穴针刺得气后平补平泻，留针30分钟，每10分钟行针1次。每日1次。

3. 足内、外翻

取穴：照海、申脉，均双侧。以30号1.5寸毫针，照海直刺0.5寸，申脉直刺0.3~0.5寸，得气后行捻转提插补泻法，足外翻，补照海、泻申脉；足内翻，泻照海、补申脉。均留针30分钟，期间行针2次。每日1次，10次为1个疗程。疗程间隔5天。

4. 小儿足跛

取穴：照海、申脉，均双侧。针刺得气后泻照海，补申脉。用1寸毫针，针刺得气后，照海穴施以捻转泻法，食指向前，大指向后，捻转幅度大；申脉穴施以捻转补法，大指向前，食指向后，捻转幅度小，不留针。

5. 发作性睡病

取穴：照海、申脉，均双侧。针刺得气后补申脉，泻照海。先取申脉穴，徐徐进针1寸后，小幅度捻转至局部有热胀感；照海穴快速进针，刺入1.2寸，用强刺激手法，大幅度提插捻转3~5次，得气后出针。每日治疗1次。

6. 眼睑下垂

法1：取穴：照海、申脉、跗阳、交信。得气后均施平补平泻手法以导其气，留针30分钟，每5分钟行针1次。每日1次。

法2：取穴：申脉（双）、照海（双）、左侧阳白透鱼腰。得气后施提插捻转补泻法，平补平泻，留针15分钟。每日1次。

7. 眼睑眲动

取穴：照海、申脉，均双侧。补申脉、泻照海。申脉穴，徐徐进针1寸后，小幅度捻转至局部酸胀感；照海穴快速进针，刺入0.5寸，强刺激，大幅度提插捻转3~5次，至局部酸胀感，留针30分钟。隔日1次，10次为1疗程。

8. 翼状胬肉

取穴：申脉、照海、跗阳、交信、至阴、睛明，均平补平泻。用1~2寸毫针直刺申脉、照海、跗阳、交信，先取同一经脉远端穴，得气后取近端穴，待两穴得气后，双手同时捻上下两针，下针手法稍重，上针手法稍轻，以催气沿经脉上行至内眦方向；针刺睛明时，取仰靠坐位或卧位，以1寸毫针刺入0.5~0.8寸；均留针30分钟。至阴三棱针点刺放血。3日治疗1次，10次为1个疗程，疗程结束后休息1周再行第2疗程。

9. 眼球运动神经麻痹

取照海、申脉为主穴，局部取患侧睛明、承泣。根据病情酌情加配穴。得气后留针30分钟。每日1次，10次为1疗程。

10. 腰腿痛

取穴：申脉、照海为主穴，根据疼痛部位，酌情加配穴。用于各种原因导致的腰腿部神经痛。

11. 肢体运动功能障碍

取穴：申脉、照海为主穴，根据病情临床表现等，灵活选用配穴。用于脑部病变导致跷脉功能失调引起的肢体运动功能障碍。

 典型病例

例1：陈某，男，57岁。失眠半月。半月前出现入睡困难，睡后易醒。近1周来睡后常自觉有逆气上冲头部，因此由梦中惊醒，醒后即难以入睡。次日精神疲乏，头昏脑涨，胸闷气紧。经服西药、中药治疗均无好转。体格检查：慢性病容，面色青黑，舌淡，苔厚腻，脉弦缓，重压无力。辨证：冲跷二脉失调。治以调理跷脉，降冲安神。治疗：取照海、申脉、公孙、太冲。针刺得气后补照海、泻申脉，公孙、太冲均用泻法。治疗1次后，当晚即可入睡，气逆上冲现象明显好转。共治疗6次，睡眠稳定。经2个多月追踪观察，疗效稳定。

按：《灵枢·寒热病》："阳气盛则瞋目，阴气盛则瞑目。"《甲乙经》："病目不得眠者，卫气不得入于阴，常留于阳，留于阳则阳气满，阳气满则阳跷盛，不得入于阴，则阴气虚，故目不瞑也。"说明失眠与卫气运行障碍、阴阳跷脉功能失调有关，治以调理跷脉。故补照海，泻申脉。照海、申脉，一阴一阳，一表一里，二穴均属八脉交会穴，照海通阴跷，申脉通阳跷，二穴对刺，阴阳表里，相互促进，相互协调，调理阴阳，恢复平衡。《素问·骨空论》："冲脉为病，气逆里急。"取公孙泻之，以平上逆之气；太冲降逆、平肝、镇惊，强化镇静、安眠之效。

例2：何某，男，58岁。失眠10年。患者于10年前常常熬夜渐致入睡困难，自觉睡眠不深，易惊醒，伴心烦心悸，病情逐渐加重。间断服用安定（地西泮）后睡眠有所改善，但停药后再犯，服药量日趋加大，一次服用安定（地西泮）20mg方能奏效。因恐药物副作用，求治于针灸。先按"心肾不交"调治，穴选神门、内关、百会、太溪，每日1次。经治疗10次后，除心烦心悸有所减外，睡眠改善不显。改用调跷脉为治，取照海、申脉，跗阳、交信。得气后补照海、泻申脉，跗阳、交信平补平泻。治疗后当晚即很快入睡；连续治疗5次后，诸症尽除。后改用每周治疗1~3次，共计20次。随访6年无复发。

按：针灸取效的关键，一是准确辨证，随证选穴；二是合理补泻，恰当施用手法。有术无穴则无以为体，有穴无术则难以为用，两者相辅相成。辨证有误，则难以取效。据临床观察，跷脉失调所致失眠的特点是：入睡困难，一旦入睡，又如常时，次日自动醒来精神如常；若是被动醒来，如被他人唤醒等，则觉睡意绵绵，精神不振；少有或无兼症。除治疗失眠外，调理跷脉治疗嗜睡也能获得满意疗效，取穴施术与失眠同。

例3：齐某，女，12岁。自幼尿床，每晚1~2次，量多，夜间睡眠很深，不易唤醒，即使能应，又迅即入睡。经西医检查排除各种可能的器质性病变后，予中药桑螵蛸散等治疗，效果不理想。刻诊：面色萎黄，体质瘦弱，舌体大，色淡，苔薄白，脉沉弱。辨证属阳气虚衰，跷脉失调。调跷脉以治其标。取穴：照海、申脉、跗阳、交信，诸穴针刺得气后平补平泻，留针30分钟。当晚即能叫醒起床，解小便2次，未遗尿。连续治疗4次后，加用督脉之腰阳关、命门、百会以固其本，用米粒灸，每次1穴，灸3~5壮，令灸处留轻微小灸疮。15次治疗结束时，一直未遗尿，告愈。随访6年，未复发。

按：《灵枢·寒热病》："足太阳有通项入于脑者，正属目本，名曰眼系……在项中两筋间，入脑乃别。阴跷、阳跷，阴阳相交……交于目锐眦。"即二跷脉于睛明合而入脑，入脑后再分，达于目锐眦。其中有脑的参与，司眼睑开合而主睡眠。照海通阴跷，申脉通阳跷，二穴一阴一阳，一表一里，对刺，沟通阴阳，阴阳相协，表里相助，使阴阳恢复平衡协调。通过对睡眠的改善与调整，间接地协调机体功能而治疗与睡眠相关的疾病。

例4：杨某，女，70岁。足外翻2个月。患者患脑血栓形成，经治疗后遗留左侧肢体活动不灵活，左足外翻严重，行走时常扭伤左足踝部，甚则摔倒。治以调理二跷脉。取穴：照海、申脉，均双侧。二穴对刺，以30号1.5寸毫针，照海直刺0.5寸，申脉直刺0.3寸，得气后行捻转提插补泻法，足外翻，补照海、泻申脉，治疗10次，下肢功能恢复较好，生活能自理。

按：跷脉具有交通一身阴阳之气，调节下肢运动之功能。中风后，十二经脉气血运行失常，阴、阳跷脉脉气紊乱；或痰湿、血瘀直中阴、阳跷致使足内或外翻。照海、申脉对刺，一阴跷，一阳跷，泻实补虚，平调阴、阳跷脉，使跷脉气机运行复常，从而纠正足内、外翻，有利于患者及早进行功能锻炼。

例5：周某，男，2岁半。患儿1岁时，发现左足走路跛行，起因不明，近期无发热及扭跌伤史。体格检查：左足内翻，拇指上翘，左下肢无红肿畸形，无压痛，肌力及肌张力均正常，腱反射存在，Babinski征（–）。舌质红，苔薄白，脉弦细。治疗：泻照海、补申脉，治疗1次后，左足跛行即好转，拇指不再上翘；治疗3次后恢复。随访2年，患儿情况良好。

按：杨玄操注《难经》曰："跷，捷疾也，言此脉是人行走之机要，动足之所由，故曰跷脉焉。"两跷脉皆起于跟中，行于下肢内外侧，身体前后而终达于脑，"其流溢之气，内灌脏腑，外濡腠理"。若跷脉气机阻滞不畅，则脏腑失养，腠理失濡，肢体阴阳拘急，活动异常。因此，《难经·二十九难》曰："阴跷为病，阳缓而阴急；阳跷为病，阴缓而阳急。"说明阴阳跷脉为病可分别在其循行所过部位反映出肢体内外两侧的肌肉拘挛、疼痛及功能活动受限。针刺泻阴跷之照海穴，补阳跷之申脉穴，二穴一阴一阳，一表一里，相互协调，使跷脉脉气得以调和，阴阳得以平衡，则肢体运动功能自能恢复，足跛得愈。

例6：王某，男，31岁。困睡4年。连续入睡，醒后仍感疲乏，并呈加重趋势。现无规律性困睡，发作时周身无力，双眼难睁，有时外出时睡倒。检查未见其他异常，诊为"发作性睡病"，多方用药未见明显疗效。治疗：调理跷脉，补申脉，泻照海。治疗7次后，发作停止，饭后稍感困意；又治疗3次，基本病愈。随访1年，未见复发。

按：本病属机体阴阳不和，跷脉失调。取统摄人体阴阳的跷脉之会穴，照海通阴跷，申脉通阳跷，二穴对刺，阴阳相协，表里相助，沟通阴阳交通的道路。"虚则补之，实则泻之"。补阳跷之不足，泻阴跷之有余，以调理阴阳虚实，恢复阴阳平衡。

例7：张某，女，57岁。周期性睁眼困难2个月。患者2个月前突发双眼不能睁开，需以手助之方能睁眼，发作持续2~3天后自愈，3~4天后再度发作。如此已形成周期，严重影响劳动与生活。经中西药物治疗无效。刻诊：自觉双眼干涩，完全不能自主睁开，口干喜冷饮，大便干燥气臭，小便黄，舌红少津，苔少，脉沉细。辨证：气血亏虚为本，跷脉失调为标。遵急则治其标的原则，首以调跷脉为治。取穴：照海、申脉、跗阳、交信。得气后均施平补平泻手法以导其气，后3个小时，患者即能半睁双眼；再过3个小时，双眼全睁。连续治疗5次，未再发。后加用夹脊L5、L7、L9、L14，太渊、太溪、足三里、三阴交，以治其本。每次选用3~4穴，针刺补法并加灸。如是续治9次后结束治疗，随访2年，未再复发。

按：阴阳跷脉失和则眼睑开合失常。照海、申脉，一为足少阴肾经穴，阴跷脉气所生，补肾壮水，通调阴跷；一为足太阳膀胱经穴，阳跷脉气所生，畅通阳跷。二者对刺，一表一里，一阴一阳，表里相应，补泻相宜，调理阴阳跷脉，治其标；以太渊、太溪、足三里、三阴交等穴，调补气血，补脾胃益生化之源，培补其本。如此，则标本兼治。临床应用调跷脉之法治疗面瘫出现的眼裂增大不能闭眼者，无论面瘫早期还是病程较长者，在常规取穴治疗效果不显时，可改为调跷脉之法，往往能获速效，具体用穴仍为照海、申脉、跗阳、交信四穴，得气后平补平泻，或可加灸。

例8：王某，女，20岁。眼睑下垂1年。1年前不慎左眼被树枝打伤，事后渐觉左眼睑乏力下垂，劳累后加重，多方医治无效。眼科检查正常。苔薄，脉弦。证属跷脉损伤，脉气不布。治疗：通调跷脉。取穴：申脉（双）、照海（双）、左侧阳白透鱼腰。得气后施提插捻转法，平补平泻，留针15分钟。连针5天，左眼睑遂能自行抬起，眼睑乏力、沉重感消失。半年后随访，未复发。

按： 跷脉起于足部，向上与手足太阳、足阳明五脉会于睛明穴，二脉调和，能运肾之精气以濡眼目；若跷脉不和，出现眼目疾病。本患者因外伤所致二跷脉脉气不和，眼睑失于开合。故取其交会穴申脉、照海以调之，迅速奏效。申脉、照海，一为阳跷脉气所生，一为阴跷脉气所生，一阴一阳，一表一里，二穴对刺，交通阴阳，调理跷脉。

例9：于某，男，58岁。上下眼睑抽动10余年，加重2年。患者因经常熬夜，致两目干涩，眼周不适，逐渐上下眼睑不自主抽动。近2年加重，眼睑抽动累及面部，口唇、鼻翼也时有抽动。晨起症状较轻，注意力集中时抽动较重。既往有高血压、糖尿病病史。体格检查：双目巩膜充血，眼周皮肤发黑，舌红，苔薄黄，脉弦。治以濡经筋，平眴动。取照海、申脉为主穴，配穴：睛明、瞳子髎、太阳、攒竹、三阴交、太冲，配穴每次3~4穴，得气后平补平泻，均留针30分钟，隔日针刺1次。3个月后，患者眼睑眴动明显好转，鼻翼口角已不再抽动。半年后，基本痊愈，眼周黑色已退。随访半年未发。

按： 眼睑眴动俗称眼皮跳。多由气血亏损或劳伤过度伤及心脾，致肝脾经筋失养所致。《难经·二十九难》："阴跷为病，阳缓而阴急。"又："阳跷为病，阴缓而阳急。"《灵枢·寒热病》又有"阳气盛则瞋目，阴气盛则瞑目"。阴阳跷有疾则眼睑开合失常而出现眴动。照海、申脉，一阴一阳，一表一里，照海通阴跷，申脉通阳跷，二穴对刺，调其经气，泻阴补阳，沟通表里阴阳，恢复跷脉阴阳平衡，故为主穴。取三阴交补脾以益生化之源；太冲调肝益血息风；眼周穴调理局部经气。达到疏通经络，调理气血，濡养经筋的作用。

例10：翟某，女，58岁。右目内眦胬肉2年余，稍有异物感。体格检查：胬肉从右目内眦伸进瞳孔边缘，局部充血肥厚。取穴：申脉、照海、跗阳、交信、至阴、睛明，均平补平泻。用1.5寸毫针直刺，配合胬肉头部剥离术。治疗1个疗程，痊愈。2年后随访，未复发。

按： 本病属中医"胬肉攀睛"范畴，发于足太阳膀胱经之起始部。阳跷脉为足太阳之别，起于申脉，循外踝，沿下肢外侧上行于目内眦；阴跷脉为足太阴之别，起于照海，沿下肢内侧上行至目内眦，并与阳跷脉相交。针刺阳跷脉之申脉、跗阳，阴跷脉之照海、交信，可以畅通阴阳跷脉气血，达到活血化瘀去滞作用。睛明为足太阳经之起始，两跷脉、手足太阳经会于此，该穴与至阴一上一下，加强足太阳经气血流通。

例11：王某，女，16岁。右侧臀部及大腿后外侧疼痛十余日。患者无明显诱因突感右侧腰臀部疼痛，需坐地休息方可缓解，痛甚时不能行走，疼痛自右侧臀部沿大腿后外侧放射至腘窝，腰椎X线片未见明显异常。诊断：右侧臀上皮神经痛。取穴：申脉、照海、风市、阿是穴、气海俞（均患侧），肾俞（双侧）。治疗15次而愈。（按见例14后）

例12：吴某，女，48岁。两侧腰臀部肌肉酸痛伴左下肢后侧顿痛10月余。10个月前患者感腰部持续性酸痛，劳累后加重，腰椎X线片示：L3、L4、L5椎体前缘唇样增生，椎间隙变窄。经服正清风痛宁及芬必得治疗，只能即刻镇痛。近十余日来，背胀，两侧腰臀部酸痛，行走过快可见左下肢后侧顿痛。诊断：腰椎退行性骨关节病。取穴：申脉、照海、环跳、殷门（均患侧），肾俞、关元俞（双侧）。共针10次，诸痛消失。后随访1年未复发。（按见例14后）

例13：陈某，男，28岁。腰部酸痛伴右下肢后外侧放射痛数日。患者数日前某夜通宵玩麻将正欲起身时，突然腰痛如折，不能动弹。回家后逐渐出现沿右下肢大腿后外侧、小腿腓骨后缘及内踝后缘至足背放射痛，咳嗽及活动则腰腿部疼痛增加。体格检查：直腿抬高右30°，左90°，挺腹试验（＋），L4、L5棘突右侧旁开2cm处压痛伴放射痛，踝膝反射正常。腰椎CT提示L4/5椎间盘突出。诊断：腰椎间盘突出症。取穴：双侧大肠俞、关元俞及患侧环跳、风市、阳陵泉、阳辅、申脉、照海穴，并嘱其卧硬板床休息及起床时用腰围护腰。共针20次，诸症消失。

按： 跷脉从下肢内、外侧上行头面，具有交通身体半侧阴阳之气，调节肢体运动的作用。若跷脉失调则出现"阴跷为病，阳缓而阴急；阳跷为病，阴缓而阳急"，可分别在其循行所过部位反映出肢体内外两侧的肌肉拘挛、疼痛及功能活动受限。各种原因导致的腰腿部神经痛属跷脉失调的表现。而照海、申脉分别是阴跷、阳跷的起始穴，二穴对刺，使跷脉脉气得以调和，阴阳得以平衡，则肢体疼痛等得愈。

例14：卢某，男，47岁。复视、左眼球不能外展半月。患者有糖尿病病史10年，半月前因头晕、视物模糊、复视、左眼内斜而前往某医院神经科就诊。颅脑CT示：未见明显占位病变。查尿糖（＋＋＋＋），血糖21.1mmol/L。给予甲苯磺丁脲及大剂量维生素B_1口服治疗半月无效。刻下：形体消瘦，头晕，复视，左眼球内斜固定而完全不能外展，纳呆，舌淡白，苔薄腻，脉缓。诊断：①左眼外展神经麻痹；②糖尿病。治疗：取照海、申脉、足三里、三阴交，左右交替取穴，患侧睛明、承泣。得气后留针20分钟。每日1次，10次为1疗程。共治疗3个疗程而愈。

按： 外展神经麻痹属中医"风牵偏视"范畴。由于阴阳二跷脉"分主一身左右之阴阳"，且均上行与足太阳经脉交于目内眦，故取照海、申脉对刺，平衡二跷阴阳；足三里、三阴交补益气血；睛明、承泣调和眼部经络气血。

例15：韩某，男，34岁。复视，左侧瞳孔散大近8个月。患者约8个月前被汽车撞伤昏迷，被送往某医院抢救。颅脑CT提示：蛛网膜下腔出血，右侧脑干旁小血肿。出院时颅脑CT示血肿消失，但左眼仍不能睁开，初步诊为动眼神经麻痹。经某医院摄眼眶正位X线片及颅脑MRI均未发现异常。患者自急救苏醒后即一直肌注维生素B_1和维生素B_{12}，另又两次住院行高压氧治疗2月余及口服都可喜（阿米三嗪萝巴新片）、肌注康络素治疗均未奏效。刻下：视物模糊、复视。体格检查：左侧眼球不能向内、内上及外上、外下转动，左眼睑上抬尚可，但闭眼时左侧上睑下落迟缓且有睑裂；左侧瞳孔圆形散大且向上注视时瞳孔逐渐扩大，向下注视时瞳孔逐渐缩小；右眼对光反射灵敏，左眼对光反射迟缓。治疗：给予针刺睛明、申脉、照海、风池、脾俞、胃俞、足三里、三阴交。每日1次，10次为1个疗程。治疗3个疗程后病情有所改善。后增百会、玉枕、肩井、阴陵泉、外关及腕谷穴，分二组针刺之。现水平方向无复视，左眼外上活动灵活，内上及外下能轻微活动，眼球上下垂直活动范围约3.5cm，唯左上眼睑下落受限及瞳孔注视时上大下小之症无改善。后患者因故终止治疗。

按： 该患初起用平衡二跷阴阳，补益气血之法，收效不大。《灵枢·经筋》："足少阳之筋……支者结于目外眦，为外维。"外维指维系目外眦之筋，此筋收缩即可左右盼视。张景岳《类经》注："此支者，从颧上斜趋，结于目外眦，而为目之外维，凡人能左右盼视者，正以此筋为之伸缩也。"此筋的功能除左右盼视外还可主眼睑开合，故增补足少阳经筋所过腧穴而收到较好疗效。

例16：刘某，女，22岁。四肢活动异常，语言謇涩3个月。体格检查：神清，四肢活动不协调，肌张力增高，下肢腱反射亢进，指鼻试验（±）。舌苔白腻，脉弦细，重按无力。诊断：小脑共济失调；中医属痿证，辨证为肝肾虚弱，跷脉不和，经脉失养。治疗：疏调跷脉，补益肝肾。取穴：申脉、照海、仆参、跗阳、风池、大椎、上廉泉、曲池、外关、合谷、肝俞、肾俞、环跳、阳陵泉、丰隆、悬钟。每次取7~8个穴位，轮流使用，留针15分钟，用G6805型治疗仪通电，每日1次。经治3个疗程，生活能自理。

按：两跷脉皆起于跟中，行于下肢内外侧、身体前后而终达于脑。跷脉"其流溢之气，内溉脏腑，外濡腠理"，跷脉脉气阻滞不和，则脏腑失养，腠理失濡，肢体阴阳拘急。阴跷脉别出足少阴肾经，上连脑海，阴精循经而上，益脑填髓；阳跷脉别出足太阳膀胱经，上出于脑，主持阳气。此证跷脉失和为标，肝肾不足为本，故取相对穴申脉、照海，申脉通阳跷，照海通阴跷，二穴对刺，沟通阴阳，气血同调，着重调理跷脉而治标，再调补肝肾治其本，如此则标本兼治。

● 古代应用

痫

一小儿四岁，与长老念咒摩顶受记发搐，后见皂衣人即发。罗谦甫先与灸两跷各二七壮，此服沉香天麻汤。（《针灸聚英》）

按：两跷即阴阳两跷之总称。洁古云：昼发灸阳跷，夜发灸阴跷。阳跷、阴跷者，即申脉、照海也。

文献摘录

足踝以下病：灸照海、申脉。（《针灸大成》）

足踝以下灸照海，再兼申脉病绝因。（《针灸聚英》）

阴跷、阳跷两踝边，脚气四穴先寻取。阴跷阳跷与三里，诸穴一般治脚气，要在玄极宜正取。（《灵光赋》）

癫狂，互引僵仆，申脉主之，先取阴跷，后取京骨。（《针灸甲乙经》）

头风目眩项揆强，申脉金门手三里，二陵二跷与二交，头项手足互相与。（《杂病穴法歌》）

眼睛痛：照海、申脉、风池、风府、合谷、通里、大敦、窍阴、至阴。（《针灸配穴》）

二十二、然谷－金门

[概说]

然谷，指然骨，即舟骨粗隆；谷，意指凹陷处。本穴位于足舟骨粗隆前下方凹陷处，故名。本穴为足少阴肾经荥穴，具有退肾热，益肾阴，理下焦，利水湿功能，主治生殖泌尿系统疾病，小儿脐风、口噤不开等神经系统疾病和与肾有关的脏腑器官疾病。

金门，金者，水所从出。金门为足太阴之郄穴，"阳维所别属也"（《针灸甲乙经》）。足太阳经至此，将与足少阴之气交接，犹时届九秋，金风肃起，乃寒水所生之门，故以为名。主治神志病以及足太阳经体表循行通路上的头、腰、下肢、外踝等处经脉病变。

[归经]然谷－金门：足少阴肾经－足太阳膀胱经，内外阴阳表里相对。（见图3-2-28）

[定位]然谷：足舟骨粗隆下缘凹陷中。金门：申脉穴与京骨穴连线中点，当骰骨外侧凹陷中。（见图3-2-17）

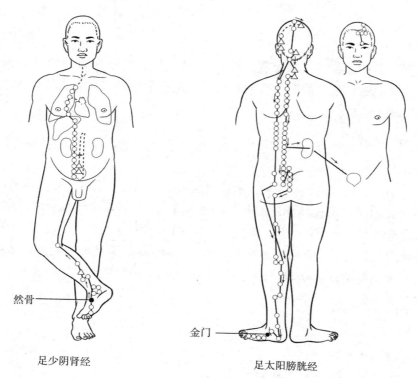

足少阴肾经　　　　　　　　　足太阳膀胱经

图 3-2-28　经穴图：然谷 - 金门

［进针层次］

然谷：皮肤→浅筋膜→足底筋膜→跗展肌→跗长屈肌（腱）。皮肤由隐神经分布。该处为足底与足背皮肤移行部位。跗展肌由足底内侧神经支配，跗长屈肌（腱）由胫神经的肌支支配。

金门：皮肤→浅筋膜→足底筋膜→小趾展肌→跟骨膜。皮肤坚厚致密，由足背外侧皮神经分布。浅筋膜由致密的结缔组织和脂肪组织形成。致密的结缔组织形成纤维束，连于皮肤与足底深筋膜。足底深筋膜外侧厚于内侧，覆盖于小趾展肌表面。针由皮肤、浅筋膜穿足底筋膜的外侧，在腓骨长、短肌腱的下方，达跟骨和骰骨之间，刺入足底外侧的小趾展肌，该肌由足底外侧动脉伴行的足底外侧神经支配。

［功能］ 然谷：退虚热，益肾阴，理下焦，利水湿；金门：开关窍，舒筋脉。

［主治］ 然谷：月经不调，阴挺，阴痒，白浊，遗精，阳痿，小便不利，泄泻，胸胁胀痛，咯血，小儿脐风，口噤不开，消渴，黄疸，下肢痿痹，足跗痛。金门：头痛，癫痫，小儿惊风，腰痛，外踝痛，下肢痹痛。

［刺法］ 然谷：直刺 0.5~1 寸；金门：直刺 0.3~0.5 寸。

［备注］ 然谷：足少阴经之荥穴；金门：足太阳经之郄穴。

（一）然谷

● 现代应用

1. 足跟痛

取穴：然谷，穴位注射。用一次性无菌注射器吸入骨刺注射液 2ml，然谷穴严格消毒后，医者押手消毒，用力按压穴位，使患者有先疼痛后麻木感，进针约 1 寸，回抽无血，较快推入药液，迅速出针，按压针孔，加 TDP 照射 30 分钟。每日或隔日 1 次，10 次为 1 个疗程，间隔 1

周,进行下1疗程。

2.足趾疼痛

取穴:然谷,太冲透涌泉,均患侧。用1.5~2寸毫针,然谷直刺1~1.5寸;局部酸胀或胀麻可至足底;太冲斜透涌泉,酸胀麻感向足趾及足底扩散。得气后施提插捻转泻法,留针30分钟,每日或隔日治疗1次。

● 古代应用

咽喉肿痛

吴孚先治一小儿咽喉忽肿胀,痛甚,米饮汤水不下,危甚。吴曰:此名锁喉风(病名,又名咬牙风,症状类似今之扁桃体周围脓肿、咽后壁脓肿等)。以银针刺少商、然谷二穴出血,其喉即宽,与之茶即下,咽无苔,饮食遂进。(《续名医类案》)

按:锁喉风乃儿科急症,多由痰涎或疫毒之邪结聚于喉,致使气血凝结,脉络瘀阻,气道阻塞。临床常见牙关拘急,口噤如锁,气道受阻,死在须臾。喉既锁,水药难进,非针莫属。取荥(火)穴然谷泄血,少商乃肺经井穴,火随血泻,喉宽锁开,方化险为夷。

 文献摘录

然谷泻肾。(《通玄指要赋》)

此穴主泻肾脏之热。(《针灸图翼》)

脐风须然谷而易醒。(《百症赋》)

凡不嗜食,刺然谷多见血,使人立饥。……然谷、太溪,主嗌内肿气走咽喉而不能言。(《备急千金要方》)

然谷、太溪,治咽内肿。然谷、复溜治涎出。(《针灸资生经》)

(二)金门

● 现代应用

跟骨骨刺

取穴:金门,穴位注射。先在足跟找出最明显压痛点,用20ml注射器抽取25%硫酸镁10ml,加2%普鲁卡因4ml,在足跟部消毒后,从金门穴进针,针尖直达痛点骨膜,回吸无血,以痛点为中心,注入药物3~5ml,注毕紧按针孔,嘱患者用醋敷局部,休息3日。

 文献摘录

尸厥暴死,金门主之。(《针灸甲乙经》)

疟疾连日发不休,金门深刺七分是。(《肘后歌》)

但患伤寒两耳聋,金门听会疾如风。(《席弘赋》)

转筋兮,金门丘墟来医。(《百症赋》)

耳聋临泣与金门,合谷针后听人语。(《杂病穴法歌》)

(三)然谷、金门对刺

[主治]足掌顽麻。

[刺法]一边一针,然谷直刺0.5~1寸;金门直刺0.3~0.5寸。

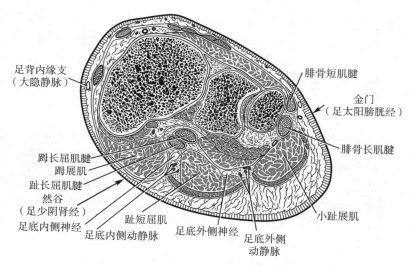

图 3-2-29 然谷、金门穴额状断面

● 现代应用

足掌顽麻

取穴：然谷、金门，均患侧。二穴对刺，用1~1.5寸毫针，然谷直刺0.5~1寸，局部酸胀或胀麻可至足底；金门直刺0.3~0.5寸，局部酸胀或麻感可至足底。得气后施提插捻转补泻法，留针30分钟，每日或隔日治疗1次。

（四）金门透然谷

[透刺层次]

足外侧缘皮肤→浅筋膜→深筋膜→小趾展肌→趾短屈肌→踇展肌→深筋膜→浅筋膜。针偏足底侧可能刺到足底腱膜，偏足背侧可能刺到趾长屈肌腱。

[主治] 头痛。

[刺法] 持1.5~2寸毫针，由金门透刺然谷穴，进针1.2~1.5寸。

● 现代应用

偏头痛

取穴：颔厌透曲鬓，风池，阳陵泉，金门透然谷。风池取双侧，余穴患侧。诸穴针刺得气后施较大幅度捻转泻法，留针30~60分钟。留针时酌情接电针治疗仪，给以较强电流和较高频率的脉冲电刺激，以患者能耐受为度。急性期每日2次，病情缓解后每日1次。

典型病例

例：程某，男，48岁。右侧头痛1个月。患者1个月前突感右侧头痛，呈持续性剧烈跳痛，坐卧不安，不能入睡，服止痛药无效。经某医院神经科检查后，诊断为"血管痉挛性头痛"。经西药、中药治疗近1个月，疼痛无缓解，仅在局部热敷后，剧烈跳痛有短暂减轻。体格检查：急性病容，痛苦表情，唇干，舌红有瘀斑，苔薄黄，脉弦数。治疗：调经理气，活血止痛。取穴：风池，颔厌透曲鬓，阳陵泉，金门透然谷。风池取双侧，余穴患侧。诸穴针刺得气后施较大幅度捻转泻法，留针30分钟。治疗2次后剧痛消失；治疗4次后已不疼痛。又治疗5次，巩固疗效。1年后随访无复发。

按：导致偏头痛的原因甚多，而剧烈的持续性跳痛多因数经气血失调，造成头部气滞血瘀所致，尤以足少阳、足太阳二经为甚。金门深刺透然谷，从阳引阴，为上病下取，能调理足太阳与足少阴表里二经之气血。局部与少阳、太阳经远道穴相配，以疏通经络之气，通则不痛。

二十三、公孙 – 京骨

[概说]

公孙，是太阴脾经之络穴，通于冲脉，具有调肠和胃，平冲降逆之功。为主治脾、胃、肠、腹、胸、膈疾患的常用腧穴。临床多从脾经络穴和通于冲脉之八会穴论治。

京骨，京者大也（《正韵》），位在足外侧大骨下，即第五跖骨粗隆下，此大骨本名京骨，故以为名。本穴为足太阳经之原穴，主治神志病和足太阳经体表循行通路上的头、目、鼻、项、膝股、腰背等处病变。

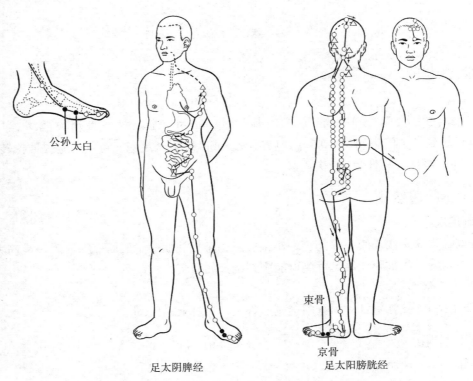

足太阴脾经　　足太阳膀胱经

图 3-2-30　经穴图：公孙 – 京骨；太白 – 束骨

[归经] 公孙–京骨：足太阴脾经–足太阳膀胱经，内外阴阳相对。（见图 3-2-30）

[定位] 公孙：第一跖骨基底部前下缘，赤白肉际。京骨：第五跖骨粗隆下，赤白肉际。（见图 3-2-17）

[进针层次]

公孙：皮肤→浅筋膜→趾跖侧筋膜→𧿹展肌（腱）→𧿹短屈肌。皮肤由腓浅神经的分支、足背内侧皮神经的内侧支和隐神经双重分布，浅筋膜内有血管网及少量的脂肪。趾跖侧筋膜在足底部形成跖腱膜，前方止于跖趾关节囊和屈肌腱鞘。针经上述结构，进入𧿹展肌和𧿹短屈肌，该二肌由足底内侧神经支配。

京骨：皮肤→浅筋膜→足底筋膜→小趾展肌→第五跖骨（骨膜）。皮肤由足背外侧皮神经分布。（参见金门穴）。

[功能] 公孙：健脾胃，调冲任；京骨：清头目，开关窍，舒筋脉，利腰膝。

[**主治**] 公孙：胃痛，呕吐，饮食不化，肠鸣腹胀，腹痛，痢疾，泄泻，多饮，霍乱，水肿，烦心失眠，发狂妄言，嗜卧，肠风下血，脚气。京骨：癫痫，头痛，善摇头，目翳，鼻衄，项强，膝痛脚挛，腰腿疼。

[**刺法**] 公孙：直刺0.6~1.2寸；京骨：直刺0.3~0.5寸。

[**备注**] 公孙：足太阴经之络穴；八脉交会穴之一，通于冲脉。京骨：足太阳经之原穴。

（一）公孙

● 现代应用

1.月经失调

取穴：公孙、内关，温针灸。于每次月经前1周开始治疗，至月经来潮时止。

2.慢性腹泻

取穴：公孙、内关、足三里、天枢。针刺的气候平补平泻，留针30分钟。

3.绞肠痧

取穴：公孙、内关，十宣。针刺公孙、内关，用泻法，间歇行针；十宣刺血。

◉ 典型病例

例1：李某，女，29岁。因产后气血不足，致月经后期，经量少色淡，少腹隐隐作痛。治疗先针关元、三阴交无效，后改用公孙、内关，温针灸，于每次月经前1周开始治疗，针刺3~4次至月经来潮时止。治疗3个月经周期，恢复正常。

按：公孙系脾经之络穴，与任脉相交于少腹，有调理脾胃，益气生血之功；内关属心包经络穴，与三焦相表里，能疏通三焦气机，又与足厥阴肝经相交会，针刺内关又能疏肝调经，因此公孙配内关，起到健脾助运，调和经血的作用。

例2：刘某，男，34岁。腹泻数年，大便日行2~4次，伴少腹部胀满，泻后腹胀依然。治疗：先取足三里、天枢穴，治疗数次后无好转，后加公孙、内关，治疗5次后，大便如常，腹胀消失。

按：公孙是治疗胃、肠、腹部疾病的常用穴。公孙配内关，公孙通于冲脉，内关通于阴维脉，二穴通合于心、胸、胃，对于气机不利，气逆上冲的心、胃、胸膈的疾患，具有理气降逆，通肠和胃，宣通上下的功效。亦能治疗下腹部疾病，如慢性腹泻，妇女月经不调等。

例3：颜某，男，27岁。患者当日在烈日下劳作，晚餐后饮冰镇汽水，突然上腹部剧烈绞痛，有阻塞感，双手捧腹辗转不安。取公孙、内关，用泻法针刺，行针10分钟后，全腹仍然剧烈绞痛。乃取十宣穴，经针刺1次后，腹痛仍然未减，再刺十宣时，每穴放血量如大豆粒许，随即获得显效，腹痛完全消失。

按：患者时逢盛夏之时而感暑，暑痧之邪气内盛，加以饮冷诱发为绞肠痧。腹痛剧烈，取公孙、内关调理脾胃，健脾助运；此因暑瘀邪气深入血分，故根据《灵枢·本输》"夏取诸腧孙络"，又加取十宣穴，放血而愈。

🕊 文献摘录

肚疼须是公孙妙。（《席弘赋》）

脾心痛急寻公孙。（《胜玉歌》）

脐下公孙用法拦。（《兰江赋》）

脾冷胃疼，泻公孙而立愈。（《标幽赋》）

公孙主治痰壅膈，肠风下血积块疝，治妇人气蛊病，先补后泻自然瘥。(《十四经要穴主治歌》)

腹痛公孙内关尔。(《杂病穴法歌》)

（二）京骨

文献摘录

主头痛如破，腰痛不可屈伸，身后侧痛，目内眦赤烂，白翳侠内眦起，目反白，目眩，发疟寒热，喜惊，不饮食，筋挛，足胕髀枢痛，颈项强，腰背不可俯仰，伛偻，鼻衄不止，心痛。(《针灸大成》)

癫疾，狂，妄行，振寒，京骨主之。(《针灸甲乙经》)

内眦赤烂：束骨、京骨。(《针灸资生经》)

厥心痛，与背相控，善瘛，如从后触其心，伛偻者，肾心痛也，先取京骨、昆仑，发狂不已，取然谷。(《灵枢·厥病》)

（三）公孙、京骨对刺

[主治] 胃脘痛，足跗痛。

[刺法] 两穴一边一针，公孙刺0.6~1寸，京骨直刺0.3~0.5寸。

（四）公孙透京骨

[透刺层次] 足内侧缘皮肤→浅筋膜→深筋膜→踇展肌→踇短屈肌→趾短屈肌→小趾短屈肌→小趾展肌→深筋膜→浅筋膜。透刺过程中可能会遇到踇长屈肌腱或趾长屈肌腱，刺中肌腱时，进针阻力增大。

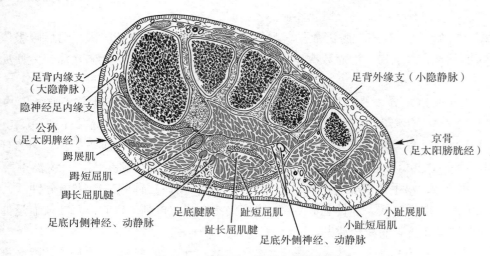

图 3-2-31 公孙、京骨穴额状断面

[主治] 胃脘痛，腹胀。

[刺法] 持1.5-2寸毫针，由公孙穴进针，刺向京骨穴，进针1.2-1.5寸。

二十四、太白 – 束骨

[概说]

太白，是前人借星名而命名的。为足太阴经之输穴，阴经以输代原，故又是足太阴经原穴。"病在阴之阴者，刺阴之荥输"（《灵枢·寿夭刚柔》）；"治脏者治其输"（《素问·咳论》）。太白主治脾之脏病、经病，气化病和与脾有关的脏腑器官病变。

束骨，束指收束，穴在第五跖骨小头后下方，由京骨至本穴，第五跖骨渐成收束状，故而得名。本穴为足太阳之输穴，主治神志病以及足太阳经体表循行通路上的头、目、耳、项、背、腰、髋部、下肢后侧、腘等处病变。

[归经]太白–束骨：足太阴脾经–足太阳膀胱经，内外阴阳相对。（见图3-2-30）

[定位]太白：第一跖骨小头后缘，赤白肉际。束骨：第五跖骨小头后缘，赤白肉际。（见图3-2-17）

[进针层次]

太白：皮肤→浅筋膜→趾跖侧筋膜→趾纤维鞘→蹈展肌腱→蹈短屈肌。皮肤由腓浅神经的足背内侧皮神经的内侧支分布。针由皮肤、浅筋膜进入趾跖侧筋膜及其形成的趾纤维鞘的十字部，再深进蹈展肌（腱）和蹈短屈肌（腱），该二肌由足底内侧神经支配。

束骨：皮肤→浅筋膜→足底筋膜→小趾展肌→小趾短屈肌→第五跖骨骨膜。皮肤由足背外侧皮神经分布。腓肠神经沿跟腱外侧缘下降，经外踝与跟骨之间，在外踝下方转向前行，改称为足背外侧皮神经，沿足及小趾外侧缘，达小趾末节基底部。

[功能]太白：健脾和胃，活络止痛；束骨：舒筋脉，利腰膝，清头目，调营血。

[主治]太白：胃痛，腹胀，腹痛，肠鸣，呕吐，泄泻，痢疾，善噫食不化，饥不欲食，便秘，痔疾，脚气，心痛脉缓，胸胁胀痛，体重节痛，痿证。束骨：癫狂，目黄，耳聋，项强，头痛，目眩，痔疮，腰背痛，下肢后侧痛，痈疽，背生疔疮。

[刺法]太白：直刺0.5~0.8寸；束骨直刺0.3~0.5寸。

[备注]太白：足太阴经之输穴、原穴；束骨：足太阳经之输穴。

（一）太白

文献摘录

主身热烦满，腹胀食不化，呕吐，泄泻脓血，腰痛大便难，气逆，霍乱，腹中切痛，肠鸣，膝股胻酸转筋，身重骨痛，胃心痛，腹胀胸满，心痛脉缓。（《针灸大成》）

太白、公孙，主腹胀食不化，鼓胀腹中气大满，肠鸣。（《备急千金要方》）

肠痈痛：太白、陷谷、大肠俞。（《针灸大成》）

（二）束骨

● 现代应用

1. 落枕

取穴：后溪、束骨，均双侧。先刺后溪，后刺束骨，针刺得气后施提插捻转泻法，留针30分钟。每10分钟行针1次，每日1次。

2. 胃脘痛

取穴：束骨、冲阳，均双侧。针刺得气后施泻法，持续行针使针感沿胃经上传至腹部，留针20~30分钟或至腹痛消失。

典型病例

例1：赵某，男，37岁。左侧颈项强痛，活动受限12小时。昨日夜卧不慎，今晨始感左侧颈项酸楚强痛，并向同侧肩背、上肢扩散，不能俯仰，亦不能向右侧回顾。体格检查：向右侧扭头时，左侧天柱穴疼痛明显、有压痛，舌淡，苔薄白，脉弦细。诊断：落枕。治则：舒调经气，活络止痛。治疗：取后溪、束骨，均双侧。先刺后溪，行针约3分钟后，左右回顾时疼痛减轻，惟仰头疼痛如故；继针束骨，顿时疼痛大减，起针后，活动基本自如。翌日又针1次，痛止病除。

按：《灵枢·杂病篇》："项痛不可仰，刺足太阳；不可以顾，刺手太阳也。"后溪为手太阳小肠经腧穴，乃小肠经气所注，为输木穴，具有宣通阳气，通络止痛之功；束骨为足太阳膀胱经腧穴，乃膀胱脉气所注，为输木穴，能宣通足太阳之阳气，而有祛风散寒，通络止痛之效。按"输主体重节痛""木主疏泄"之旨，输木穴对经络之气血有良好的疏通作用。后溪、束骨伍用，一手一足，一上一下，同经相应，同气相求，相互促进，共收疏通太阳经气，祛风散邪，通络止痛之功。

例2：郭某，男，38岁。上腹部疼痛，恶心、呕吐4小时。患者于当日下午3时突然上腹部疼痛，伴恶心、呕吐，吐出为胃内容物，持续至4时30分左右，送来急诊。体格检查：面色青白，汗出，四肢厥冷，腹部平软，上腹部有明显压痛，无反跳痛，肝脾未触及，心肺无异常。舌淡，苔白，脉沉弦。诊为寒邪犯胃。治疗：取束骨、冲阳，均双侧。针刺得气后施泻法，持续行针使针感沿胃经上传至腹部，10分钟后腹痛开始减轻；20分钟后，腹痛完全消失，无压痛，脉平缓，乃出针。

按：此为按时取穴。寒邪伤胃，痛而作呕，就诊时间为当天壬戌时，依《子午流注逐日按时定穴歌》"壬戌膀胱寻束骨，冲阳土穴必还原"开束骨，束骨为足太阳经之输穴，用以祛除寒邪；并取返本还原开胃经的原穴冲阳，来宣导胃之气化。邪去胃复，则痛自止。

文献摘录

寒热腰痛如折，束骨主之；身痛，狂，善行，癫疾，束骨主之。（《针灸甲乙经》）

项强多恶风，束骨相连于天柱。（《百症赋》）

束骨、飞扬、承筋，主腰痛如折。（《备急千金要方》）

（三）太白透束骨

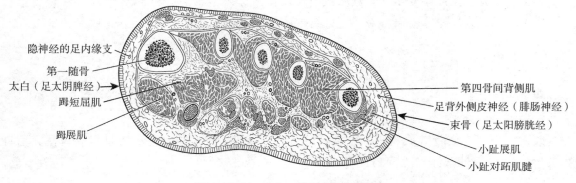

图3-2-32　太白、束骨穴额状断面

左侧标注：隐神经的足内缘支；第一随骨；太白（足太阴脾经）；蹈短屈肌；蹈展肌
右侧标注：第四骨间背侧肌；足背外侧皮神经（腓肠神经）；束骨（足太阳膀胱经）；小趾展肌；小趾对跖肌腱

［透刺层次］

足内侧皮肤→足内侧浅筋膜→足内侧深筋膜→蹈短展肌→趾短屈肌与足底腱膜之间/趾短屈肌与足底方肌之间→小趾短屈肌→小趾展肌→足外侧深筋膜→足外侧浅筋膜。足底浅深两层肌肉之间有足底内、外侧动脉，足底内、外侧神经。

[**主治**] 脾胃疾病。

[**刺法**] 持1.5寸毫针，由太白穴垂直进针透向束骨穴，进针约1~1.2寸。

● 现代应用

中风后足内翻

选用患侧腧穴，取穴：太白透束骨、交信透跗阳、丘墟透照海、阳陵泉透阴陵泉。（取穴治疗见交信透跗阳）。患者取仰卧位。用1.5寸毫针，太白透束骨，由太白穴垂直进针透向束骨穴，进针约30~35mm，以足瞬间背屈为佳；交信透跗阳，由交信穴向上以45°角斜刺透跗阳穴，刺入30~35mm，以局部的酸胀感和有麻电感向足部放射为最佳；丘墟透照海，由丘墟穴以45°角沿外踝间隙向照海穴透刺，进针30~35mm；阳陵泉透阴陵泉，50~60mm毫针，由阳陵泉直刺进针透向阴陵泉方向，进针45~55mm，以局部的酸胀感和有麻电感向足部放射为佳。留针30分钟，留针期间行针1次，行针以轻度小幅度提插捻转为主，每日针刺1次。

二十五、陷谷－涌泉

[**概说**]

陷谷，穴在第二、三跖骨结合部前方处，穴处凹陷如山谷，故以名之。本穴是足阳明之输木穴，主治头面、全身水病，肠鸣、腹泻等消化系统疾病，疝气痛，足背肿痛等。《金针梅花诗钞》言其"兼下脘治肚腹病"，颇有良效。

涌泉，是足少阴经之起始穴，"肾出于涌泉，涌泉者足心也"（《灵枢·本输》）。具有开窍苏厥、降火潜阳之功能，是主治神志突变，意识昏迷等阳实闭郁之证的急救穴。

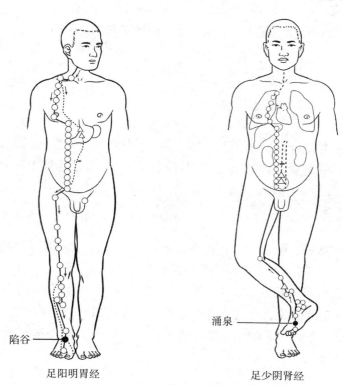

陷谷

足阳明胃经

涌泉

足少阴肾经

图3-2-33　经穴图：陷谷－涌泉

[**归经**] 陷谷－涌泉：足阳明胃经－足少阴肾经，上下阴阳相对。（见图3-2-33）

[**定位**] 陷谷：足背第二、三跖趾关节后凹陷中。涌泉：于足底（去趾）前1/3处，足趾

跖屈时呈凹陷。(见图3-2-34)

[**进针层次**]

陷谷:皮肤→浅筋膜→足背深筋膜→趾短伸肌→第二跖骨间隙。皮薄,由腓浅神经分布。浅筋膜少而疏松,除皮神经外,当有足背静脉网。足背深筋膜薄,但很坚韧,其形成的足背韧带的表面有足背(动脉)网,由跗外侧动脉、弓形动脉的分支和腓动脉的穿支等吻合而成。此网并借跖背动脉的穿支与足底动脉吻合。针经上述结构以后,在趾长伸肌腱第二、三趾骨的肌腱之间,穿经趾短伸肌至第二跖骨间隙内的骨间肌。以上诸肌均由腓深神经支配。

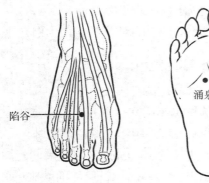

图3-2-34 相对穴:陷谷－涌泉

涌泉:皮肤→浅筋膜→跖腱膜→趾短屈肌→第二蚓状肌→踇收肌(斜头)→骨间跖侧肌。足底皮肤坚厚致密,由足底内、外侧神经及其伴行的动脉分布和营养。跖腱膜的浅面发出许多纤维束,穿浅筋膜内的脂肪,止于皮肤;其深面向足底深层肌发出两个肌间隔,分别止于第一、五跖骨,将足底分为3个足筋膜鞘。针经皮肤、浅筋膜穿跖腱膜,入中间鞘内的上列结构。足底外侧神经支配踇收肌、足的骨间肌;足底内侧神经支配趾短屈肌和第二蚓状肌。

[**功能**]陷谷:和胃行水,理气止痛;涌泉:苏厥开窍,降逆止呕,泄热清心,回阳救逆。

[**主治**]陷谷:肠鸣腹痛,水肿,足背肿痛,腹胀满喜噫,面肿目痛,热病汗不出。涌泉:咽喉痛,舌干,失声,小便不利,大便难,头顶痛,头晕眼花,小儿惊风,癫疾,昏厥,霍乱转筋,足心热。

[**刺法**]陷谷:直刺0.5~0.8寸;涌泉:直刺0.5~1寸。

[**备注**]陷谷:足阳明经之输穴;涌泉:足少阴经之井穴。

(一)陷谷

● 现代应用

呃逆

取双侧陷谷。患者仰卧位,穴位消毒后,用1.5寸毫针,垂直刺入1~1.2寸,得气后针感可向穴位四周放散,强刺激,同时嘱患者缓慢深呼吸,力求使膈肌上下移动,留针15~20分钟,中间行针2次,并做上述深呼吸动作。

典型病例

例:罗某,男,38岁。呃逆月余,声短而频,伴胸闷不适。取双侧陷谷,用1.5寸毫针,垂直刺入1.2寸,得气后嘱患者缓慢深呼吸,留针20分钟,中间行针2次,并做上述深呼吸动作。经4次治疗而愈。1个月后随访,未复发。

按:陷谷属足阳明胃经穴,理气和胃,取陷谷治疗呃逆为"上病下取"。得气后,患者做深呼吸,以促使膈肌上下移动(即松缓患部肌肉紧张度),同时采用强刺激手法是取效的关键。本法尤其适用于各种腹部手术后出现的呃逆。

文献摘录

水中留饮,胸胁支满,刺陷谷出血立已;面肿目臃肿,刺陷谷出血立已。(《针灸甲乙经》)

陷谷主腹大满喜噫。(《针灸资生经》)

主面目浮肿及水病喜噎，肠鸣腹痛，热病无度汗不出，振寒疟疾。(《针灸大成》)

腹内肠鸣，下脘陷谷能平。(《百症赋》)

陷谷、列缺，主面目痈肿。(《备急千金要方》)

（二）涌泉

● 现代应用

1. 咯血（支气管扩张症）

法1：取双侧涌泉穴。用大蒜数个，去皮后捣烂如泥，分别用5g蒜泥敷灸。

法2：药物贴敷。药物组成：肉桂末3g、冰片3g、硫黄末6g、大蒜粉9g（或用新鲜大蒜捣成泥）。上药研匀后以蜂蜜调成膏状，分成两等份置于医用胶布中间，洗足后敷贴双侧涌泉穴。药量宜结合年龄、性别等灵活掌握。成人男性贴6~8小时，成人女性贴4~6小时，儿童贴3小时。为防止局部皮肤发红、发泡，可先在足底擦少许液状石蜡或其他食用油。2次为1疗程，一般1~2个疗程可获效。

2. 呕吐（慢性胃炎）

取双侧涌泉穴，艾条悬灸，持续1小时，每日1次。

3. 不寐

取双侧涌泉穴，艾条悬灸。晚临睡前用温热水泡脚10分钟，擦干后由患者家属或自行用清艾条温和灸涌泉穴，以感觉温热舒适不烫为度，每穴各灸15~20分钟。每日灸1次，7日为1个疗程。

4. 足麻木

取患侧涌泉穴，温针。消毒后，垂直进针0.5~0.8寸，施捻转手法，得气后平补平泻，中等刺激。针刺得气后，再捻转1分钟，然后在针柄上捏艾绒点燃，留针1小时。出针时再捻转1分钟，并按压针孔防止出血。每日1次，10次为1个疗程。如在进针后10分钟左右，患者仍未感到足跟部有发热感，则可加大刺激强度。

5. 头痛

取穴：涌泉，双侧，温和灸。

典型病例

例1：丛某，男，38岁。间断咳痰血15年，大咯血1日。近15年来经常咳痰伴有血丝，并先后有4次大咯血，每次咯血量约300~500ml。在几个医院诊治，经数次X线片检查，均诊为"支气管扩张症"。因不符合手术要求，遂收入院进行保守治疗。入院时患者常口干渴，咽干痛，胸胁引痛，脾气急躁，易怒，便秘溲赤。入院后经用针灸、中药离子透入等综合治疗，食欲大增。今日午休起床后，突然暴发阵咳，继而大咯血，口鼻出血如泉涌，血色鲜红。即用安络血（卡巴克洛）、维生素K注射，垂体后叶素静脉点滴，针刺两侧孔最穴后咯血之势稍缓，但仍时有大咯血。体格检查：患者形体消瘦，面色萎黄，神清，语音低微，频频咳嗽，咯血，舌质红，苔黄燥，脉弦滑数。诊断：咯血（支气管扩张症），辨证为肝火刑金，热灼肺络。急则治标，引泻肝火。治疗：取双侧涌泉穴，大蒜泥敷灸。敷灸后15分钟，患者足心即有热痒感；30分钟后咯血停止。敷灸1小时后，将蒜泥取下，患者慢慢安静入睡。当晚及翌日清晨咯出少量陈旧性黑色血块，出血完全停止。以后服云南白药3天。至今已有8年，随访观察除仍有支气管扩张外，咯血未再出现。

按：以蒜泥敷灸涌泉穴治疗咯血、衄血，是临床经常选用的方法之一。如用之得当，多可收到立竿见影之效。患者属肝火刑金，热灼肺络，治宜釜底抽薪，引火下行，采用急则治标之法。涌泉穴为肾经井穴，属木，肝肾同源，泻涌泉井木则可泻肝火；又肾为水脏，属水，肺为金脏，属金，泻涌泉则为"实则泻其子"之法，以清泻肺热；同时该病属火热实证，用蒜泥敷灸，取其辛温之性，"以热治热"，引火下行，使肺络不被火灼，实属反治之法。

例2：董某，男，50岁。慢性咳嗽2个月，反复发作，加重1周。1周来咯血，日咯血100ml以上，血色鲜红，咳嗽白痰，痰血混杂，伴口干，口苦，食欲不振，舌红，苔黄，少津，脉细滑。肺部可闻及湿啰音。胸部X线片示：右肺纹理增多、紊乱，伴卷发状阴影。提示支气管囊状扩张。治疗取双侧涌泉穴，药物敷贴。2个疗程后咳嗽减轻，咯血症状消失。1年后随访，咯血未复发。

按：本法为上病下取。涌泉穴为肾经井穴，贴温药而引热下行，是急则治标之法。

例3：周某，女，26岁。胃脘隐痛，呕吐频频5天。患者素有脘腹痛、呕吐病史。5天前做阑尾手术，近日脘腹隐痛，腰酸肢冷，呕吐频频，不敢进食，倦怠乏力，数度呕吐，近于晕厥。体格检查：精神虚惫，面色㿠白，四肢不温，舌淡胖嫩，苔白滑，脉沉细。腹壁反射存在，腹平坦，腹部听诊、叩诊及X线片，排除外科疾病。诊断：呕吐（慢性胃炎），辨证为脾肾两虚。治则：温肾暖脾，和胃止呕。取双侧涌泉穴，艾条悬灸1小时。灸后呕吐立即减轻，3次治愈。追踪随访2年未再复发。

按：该患素有脾肾两虚，加之术后体虚，阳气大伤，致火不暖土，脾阳不振，胃失和降，胃气上逆，故呕吐频频。治以温肾暖脾之法。灸肾经井穴涌泉，不仅能温肾暖脾，又可降胃之逆气。

例4：杜某，男，58岁。失眠1年余，加重3天。1年多来，睡眠欠佳，每晚赖安定（地西泮）1~2片方能入睡6小时。近3天加重，服3片安定（地西泮）仅入睡5小时，醒后再难入睡。次日精神委顿，头晕健忘，耳鸣，二目干涩，舌淡，苔薄白，脉细数。乃劳倦内伤，心肾不交。嘱勿服他药，艾灸涌泉穴。当夜即能安静入睡8小时；信心增强，又连续施灸6天。经1个疗程治疗后，已能正常入睡，唯有时多梦，嘱再灸1个疗程巩固疗效。后随访半年，未复发。

按：涌泉为足少阴肾经井穴，灸涌泉可滋阴降火，宁心安神，引火归原。

例5：梁某，男，62岁。双足麻木1年余。患者双足麻木，双下肢膝关节以下发凉，皮温低，伴腰酸软，时有膝关节疼痛。舌淡，苔薄白，脉沉细。取患侧涌泉穴，温针。经2个疗程治疗而愈。

按：足少阴肾经起于足小趾下，斜向足心，出于舟骨粗隆，沿内踝后进入足跟，故足麻木者肾虚精亏者居多。涌泉位于足底，为肾之井，有滋水涵木之功，故补涌泉，使肝肾得补，营血得生；泻涌泉使肝木调和，行气活血；加温针增强温经通络，行气活血，逐湿散寒之功。肝肾足，气血充，瘀滞消而足麻木得愈。

例6：赵某，女，35岁。头痛，头晕，贫血，低热（每日体温盘旋于38℃上下），手足心发热，已近2个月。熏灸双涌泉，先是双足背发热，继而热感沿下肢外侧上传抵腰，从脊柱两侧自后脑上头，传感扩布缓慢，共约45分钟。取穴：双侧涌泉，温和灸。灸3次后精神好转，各症先后消失；又续灸5次以作巩固。（周楣声）

按：此为上病下取，对于阴虚发热的头痛，取涌泉，滋阴清热，具有双重意义。

● 古代应用

1. 衄血

例1：李时珍治一妇人衄血，一昼夜不止。诸治不效。令捣蒜敷足心，即时遂愈。（《续名医类案》）

按：此属上病下取、阳病治阴的案例。足心为足少阴肾经所过，用蒜泥外敷，可导热下行，引火归原，故衄血遂愈。

例2：一人患脚气，两胻骨（即胫骨）连腰日夜痛不可忍，为灸涌泉穴五十壮，服金液丹，五日痊愈。（《扁鹊心书》）

按：下元虚损，寒湿之气壅滞于下，久而不除，湿气上攻，连及肾府，拘挛疼痛，此乃肾经湿盛。灸涌泉，即可益肾气，利水湿，又可起到引而下之的作用。

2. 脚气

万密斋（明代著名儿科医家，治疗小儿杂证颇具经验）治一儿，四岁，病惊痰涌，针其涌泉穴而醒，自后不发。谓曰：未服豁痰之药，恐发痫也。不信，似痰迷，饮食便溺皆不知，时复昏倒，果成痫矣。问其发时能自知呼？曰：目昏即发。乃与钱氏安神丸，加胆草服之。教其父曰：病将发时急掐两手合谷，如此调理，一月而安。（《续名医类案》）

3. 急、慢惊风

陈自明（约1190—1280，宋代名医，临川，即今江西抚州人）治小儿，昏愦六日不省，惊风发搐，诸药不效，手足尚温。谓其父母曰：吾能活之。与之针涌泉二穴足心，良久而苏，喜而称谢，曰：此病得之伤食，宿食成疾，痰壅作搐，今病虽愈，宿痰未去，恐他日再作，当制丸药以除其根，不然神气渐昏，必成痫也。乃谓为牟利不信。次年八月，果成痰迷之病，二便不知，水火不避，复求治。因治一方，以黄连、山栀泻其浮越之火，胆星、白附子炮以去其壅积之痰，茯神、远志、石菖蒲、朱砂以安其神，麝香以利心窍，用獖猪心中血和神曲糊为丸如黍米大，灯心汤下，调理半年，不复发矣。又与之灸风池、曲池、（手）三里六穴而安。（《续名医类案》）

按：惊风，古时多与痫证混淆，如《备急千金要方》《外台秘要》等均以惊痫、风痫、食痫命名。宋后立"惊风"病名，并分急惊风与慢惊风两类。由于惊风的主要症状为强直、痉挛，故有些学者把"痉"和"惊"通用，如《温病条辨》中就有"痉为惊风"之说。近代习惯上将小儿时期的抽搐、痉挛等症状称为惊风。痉挛、抽搐，皆系于肝。取涌泉者，不仅可镇惊醒神，亦能滋水涵木。神清风停，诸症悉减，但宿痰未除，终成后患，若能遣中脘、三里、丰隆等穴，健运脾胃，荡涤痰浊，岂不两全？

4. 热厥

济北王阿母自言足热而懑，臣意告曰：热厥也。则刺其足心各三所，案之无出血，病旋已。（《史记·扁鹊仓公列传》）

按：经曰："阴气衰于下，则为热厥。"热厥之成，责乎肾阴不足，阳热偏亢，阴阳失调。《医学入门》有"心移热于肾则为热厥"之说。涌泉是肾经井穴，为肾经经气始发处，对于热厥所致的失神、昏厥现象，针刺涌泉能调和阴阳，清热开窍，引火下行，故《百症赋》曰："热厥涌泉清。"

🕊 文献摘录

厥寒厥热涌泉清。（《百症赋》）

胸结身黄，取涌泉而即可。（《通玄指要赋》）

足掌下去寻涌泉，此法千金莫妄传，此穴多治妇人疾，男蛊女孕两病痊。（《灵光赋》）

顶心头痛眼不开，涌泉下针定安康；伤寒痞气结胸中，两目昏黄汗不通，涌泉妙穴三分许，速使周身汗自通。（《肘后歌》）

劳宫能治五般痫，更刺涌泉疾苦挑。（《杂病穴法歌》）

（三）陷谷透涌泉

[**透刺层次**] 足背皮肤→薄层浅筋膜→深筋膜→趾长伸肌腱之间→骨间肌→踇收肌斜头→第二蚓状肌→趾短屈肌腱间→足底腱膜→足底浅筋膜。足背浅层有足背静脉网、腓浅神经的足背支，深层有第二跖背血管；足底深层有足底弓、第二趾底血管、第二趾底总神经等。

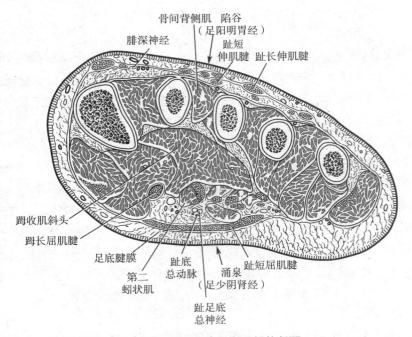

图 3-2-35　陷谷、涌泉穴额状断面

[**主治**] 厥证，暴发火眼，巅顶痛。

[**刺法**] 持 1.5~2 寸毫针，由陷谷穴进针，针尖朝向涌泉穴刺入 1.2~1.5 寸。

● 现代应用

1.顽固性呃逆

取双侧陷谷透涌泉。患者仰卧，局部常规消毒，用 2 寸毫针，从陷谷穴进针，针尖垂直刺入 1.5 寸许透向涌泉穴，行大幅度提插捻转 5 分钟，同时嘱患者深吸一口气后屏住，屏气时间越长越好，然后慢慢呼出，留针 30 分钟，在留针过程中重复此屏气动作，每隔 5 分钟行针 1 次。每日 1 次，10 次为 1 疗程。

2.传染性结膜炎

取穴：双侧陷谷透涌泉。用 1.5~2 寸毫针，针刺陷谷透涌泉，勿穿出涌泉穴处皮肤，紧提慢按，令气至，产生明显麻胀感后，将针向上提 0.1~0.2 寸，拇指向后捻转 3~5 次，使患者产生凉麻感，每 10 分钟行针 1 次，留针 30 分钟。每日 1 次至痊愈。

🌀 典型病例

例 1：郭某，男，25 岁。呃逆频发，4 日不止，入夜亦作，其声连连，响亮有力，影响饮食及睡眠，舌尖红，苔薄。取双侧陷谷透涌泉，行大幅度提插捻转 3~5 分钟，同时嘱患者深吸一口气后屏住，然后慢慢呼出，留针 30 分钟。治疗 2 次而愈。

按：本病属"呃逆"范畴，胃气上逆或胃火上逆。治宜泻火、顺气降逆。取陷谷透涌泉治疗为从阳引阴，上病下取，陷谷泻胃火，涌泉引火下行，二穴通降胃气。大多数患者针后

10分钟症状可逐渐缓解，继之停止。尤其对各种腹部手术后出现的呃逆效佳，一般1~2次即可治愈。

例2：郑某，男，16岁。双目红肿疼痛4天，痛痒交作，逐渐加重，目眵多。体格检查：球结膜高度充血，流脓样目眵，舌尖红，苔微黄，脉弦数。取穴：陷谷透涌泉，耳尖放血。用三棱针在耳尖穴轻轻点刺一下，放血3滴，用消毒棉球将血擦干净。治疗2次而愈。

按：本病属"天行赤眼"范畴，风热上扰于目。治宜疏风清热，泻火解毒。陷谷穴为足阳明经输穴，是治疗头面部浮肿、目赤肿痛常用穴位，故有"头目痛肿刺陷谷出血立止"之说，针刺陷谷穴能泻胃火；涌泉穴滋阴平肝，引火下行；耳尖放血，泻头目壅滞之热邪。治疗此病重在泻火、解毒。二者合用，疗效更佳。临床验证，一般经1~4次治疗可治愈。

第三节　头面部

二十六、人中（水沟）- 风府*

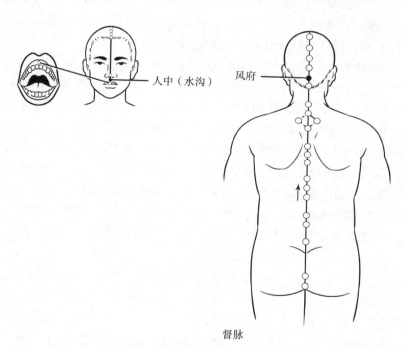

督脉

图3-3-1　经穴图：人中（水沟）- 风府

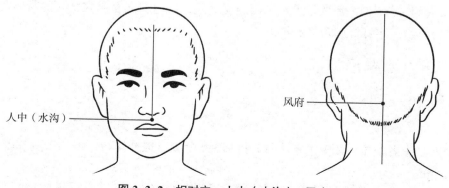

图3-3-2　相对穴：人中（水沟）- 风府

[概说]

人中（水沟），前人依其所在的形态命名曰"水沟"。是手足阳明、督脉之会，是主治神志病、督脉为病和面部疾患的常用腧穴。为急救要穴，止痛要穴，用于各种急症，尤以神志昏迷为独长，故有"昏迷刺水沟"之说。

风府，指风邪聚结之处，"伤于风者，上先受之"，穴当人身上部之头顶处，易为风邪所袭，本穴主治一切风疾，故名。功能醒神清脑，息风开窍；本穴与风池、翳风穴相平，居其正中，可统领风穴，为外感风寒、头痛、鼻塞、鼻血、喉痹、项强、反视，眩晕及舌强暴喑之要穴。偏风、半身不遂及腿脚诸病亦效，为祛风要穴。又为十三鬼穴之一，主治一切癫狂病。

[归经] 人中（水沟）–风府：二穴均属督脉，一前一后，前后（阴阳）相对。（见图 3-3-1）

[定位] 人中（水沟）：在人中沟的上 1/3 与中 1/3 交界处。风府：后发际正中直上 1 寸。（见图 3-3-2）

[进针层次]

人中（水沟）：皮肤→浅筋膜→口轮匝肌→黏膜。皮肤由上颌神经颜面终支之一——上唇支左、右交织分布。浅筋膜内有面动脉的分支，上唇动脉迂曲横行，并与对侧吻合。口轮匝肌由面神经的颊支支配。黏膜内有许多黏液腺（唇腺）。在唇腺和口轮匝肌的肌纤维束之间，有致密的弹性纤维网，以维持口唇的弹性和组织结构的稳定。

风府：皮肤→浅筋膜→项筋膜→项韧带→环枕后膜→硬膜外腔。皮肤由第一颈神经后支枕下神经的分支和第二颈神经后支的内侧支枕大神经分布。椎管是所有椎骨的椎孔被椎间盘等连接而成的管道。管的上端与枕骨大孔相通，下端至骶骨。管内有骨髓、脊神经根、脊髓被膜、血管和脂肪等结构。脊髓的上端连脑的延髓，下端终于第一腰椎下缘。包裹脊髓的硬脊膜、蛛网膜和软脊膜与脑外的三层膜与脑被膜相互移行。硬脊膜与椎管之间有硬膜外腔，其中充满脂肪和疏松结缔组织、椎内静脉丛等，颅内无此腔。在软脊（脑）膜和蛛网膜之间有蛛网膜下腔，内充满有脑脊液，局部扩大成池。在枕骨大孔上方有小脑延髓池。因为椎管内三层膜均较薄，为了保护脊髓和枕骨大孔上方的延髓，所以针刺时，均不应盲目进针，而危及生命。

[功能] 人中（水沟）：开窍，醒脑，清热息风；有升血压作用。风府：祛风散寒，清热泻火，镇静安神。

[主治] 人中（水沟）：昏迷，晕厥，癫狂（精神分裂症等），痫症，急慢惊风，鼻塞鼻衄，风水面肿，腰脊闪痛（扭伤），口眼㖞斜。风府：头痛，眩晕，风从外入，舌急难言，音哑，咽喉痛，头项强急，四肢不举，中风偏瘫，鼻衄。

[刺法] 人中（水沟）：向上斜刺 0.3~0.5 寸；风府：直刺或向下斜刺 0.5~1 寸，不可向上斜刺或深刺，以免伤及深部延髓。

[备注] 人中（水沟）：督脉与手足阳明经交会穴；风府：属督脉穴，又为督脉与阳维脉交会穴，深部为延髓，注意针刺角度和深度。

（一）人中（水沟）

● 现代应用

1. 昏厥

取人中穴。患者坐位，用 1 寸毫针向上斜刺 3~5 分，行提插捻转泻法，中等强度刺激。

2. 口腔溃疡

患者取坐位，穴位消毒后，用 1 寸毫针向上斜刺水沟 0.3~0.5 寸，行提插捻转泻法，中等强度刺激，留针30分钟。每天1次，3次为1疗程。

3. 强迫症

取人中穴，用1寸毫针向上斜刺0.3~0.5寸，快速捻转约30分钟，留3分钟起针。

4. 顽固性呃逆

取人中穴，穴位常规消毒后，用30号1寸毫针垂直刺入，向上斜刺0.3~0.5寸，患者出现明显酸胀、疼痛感，持续行提插法，约2~3分钟，直至呃逆停止。针刺同时嘱患者屏气。每日1次。适用于呃逆无明确病因或不能祛除病因者。

实验证实针刺水沟，可降低迷走神经兴奋性，使呃逆停止。结合屏气，能提高疗效，两者有协同作用。

5. 急症抽搐、休克

干预治疗。在急诊突发抽搐的疾病中，如高热惊厥、癫痫发作、糖尿病昏迷、低血糖晕厥、子痫发作，患者出现昏迷、抽搐、休克，给予针刺水沟穴干预治疗。方法：水沟穴常规消毒，快速进针，强刺激，不留针。水沟是手足阳明与督脉之会，具有调和阴阳，镇静安神，醒脑开窍作用，为抢救抽搐、昏迷、休克之要穴。

6. 癔病发作

取人中、合谷透劳宫。强刺激，不留针。

7. 溺水窒息

取人中、会阴、中冲。会阴用粗短针直刺0.5~1寸，强刺激，中冲三棱针点刺，人中向上斜刺0.3~0.5寸，持续捻转强刺激，不留针。

8. 急性腰扭伤

取穴：人中、哑门；或人中、风府；人中、后溪；人中、委中等。人中均以速刺进针，刺0.3~0.5寸深，施以同步捻转、雀啄术；余穴常规刺法。得气后嘱患者活动腰部，活动范围由小到大，且勿用力过猛。隔10分钟行针1次，留30分钟。

针刺治疗急性腰扭伤，对扭伤产生的瘀血、水肿，以火针速刺，或三棱针点刺出血，能加快血肿的吸收消散。对于有瘀血而血肿不严重者，针刺后加拔罐。对于扭伤痛点，可施以艾条灸或穴位注射。

● **古代应用**

水肿

水肿惟得针水沟，若针余穴，水尽即死，此《明堂》《铜人》所戒也。庸医多为人针水分，杀人多矣。若其他穴，亦有针得差者，特幸焉耳，不可为法也。或用药，禹余粮丸为第一，予屡见人服验，故书于此。（然灸水分，则最为要穴也）。（《扁鹊心书》）

● 典型病例

例1：陈某，女，40岁。患者乘汽车远行，因脘闷呕吐多次，未进午餐，继而突然昏迷不省人事。查其面色苍白，汗出，四肢厥冷，舌淡，苔白，脉沉细。治以温行气血，通阳醒脑，取人中、内关、合谷，针灸并施。经针刺人中、内关后，未见苏醒，继用艾炷直接灸合谷2壮，患者即刻苏醒。

按：患者长途颠簸劳倦，加之晕车呕吐，造成元气已虚，复因过度饥饿，以致中气不足，脑海失养而发厥。人中为督脉经穴，督脉入络于脑，故刺之有醒脑开窍之功；内关可活血醒神；用艾炷直接灸合谷穴以温行气血。三穴并用获立即苏醒的显著效果。

例2：闫某，女，28岁。口腔溃疡3天。体格检查：口腔内有一豆大圆形溃疡面。小便黄，舌红，苔黄，脉弦数。治疗：用1寸毫针向上斜刺水沟0.3~0.5寸，行提插捻转泻法，中等强度刺激，留针30分钟。每天1次，针后患者诉感觉到一团火顺针而泄，似将针烧热之感。共治疗3次，疼痛消失，溃疡面愈合。

按：口腔溃疡是以反复发作、疼痛为特点的急慢性炎症。中医认为本病为火邪熏蒸肌肉所致。水沟为督脉与手足阳明经交会穴，善泄胃肠诸阳之火，使所郁之火畅达消散，从而促进溃疡愈合。

例3：刘某，女，32岁。患者3天前与家人争吵后，哈欠频频，诊断为"强迫症"。予镇静药物无效。取人中穴，用1寸毫针向上斜刺0.3~0.5寸，快速捻转约30分钟，留3分钟起针。治疗1次而愈，随访7年未复发。

按：人中为督脉与手足阳明经交会穴，针之疏通气血，化瘀消滞，神机得运。

例4：孙某，男，51岁。腰痛3天。患者3天前不慎将腰扭伤，疼痛难忍，不能弯腰屈背，呈直立挺腰行走，也不能自行穿、脱鞋袜，咳嗽时疼痛加剧。体格检查：命门穴周围有明显压痛，不能前后俯仰、左右侧弯、下蹲，咳嗽痛甚。舌淡，苔薄白，脉弦。诊断：急性腰扭伤。治则：通经活络，散瘀止痛。治疗取人中、哑门。均以速刺进针，刺0.3~0.5寸深，施以同步捻转、雀啄术，得气后嘱患者活动腰部，活动范围由小到大，且勿用力过猛。行针1分钟后，疼痛大减；行针2次，留针30分钟，起针后痛除病愈，腰部活动自如。

按：人中、哑门伍用，以治急性腰扭伤、挫伤诸症。人中属督脉，穴居口鼻之间，有祛风清热，调和阴阳，醒脑开窍，回阳救逆，镇静安神，活络止痛之功；哑门穴居脑后，有通经络，利机关，清神志，畅窍络，疗失语之效。二穴参合，一前一后，相互对应，通调督脉，宣导经气，散瘀定痛之功益彰。

文献摘录

人中治癫功最高，十三鬼穴不须饶。（《席弘赋》）

人中除脊膂之强痛。（《通玄指要赋》）

强痛脊背泻人中，挫闪腰酸亦可攻，更有委中之一穴，腰间诸疾任君攻。（《玉龙歌》）

水沟、间使治邪癫。（《灵光赋》）

面肿虚浮，须仗水沟、前顶。（《百症赋》）

中风不醒人事：人中、中冲、合谷。（《针灸大成》）

（二）风府

● 古代应用

1. 头风

例1：曹操闻召佗，常在左右。操积苦头风眩，佗针随手而瘥。（《后汉书·华佗传》）

例2：嘉祐初，仁宗寝疾，药未验，间召草泽医（民间医生），始用针自脑后刺入，针方出，开眼曰："好惺惺。"翌日圣体良已，自尔以此穴为惺惺穴。经初无此名，或曰即风府穴也。（《续名医类案》）

例3：一人头风，发则眩晕、呕吐、数日不食。余为针风府穴，向左耳入三寸，去来留十三呼，病人头内觉麻热，方令吸气出针，服附子半夏汤，永不发。华佗针曹操头风，亦针此穴立愈。但此穴入针，人即昏倒，其法向左耳横下针，则不伤大筋而无晕，乃千金妙法也。

（《扁鹊心书》）

按：《素问·风论》："风气循风府而上，则为脑风。"风府为风邪入脑之门户，同时也是治疗头风要穴。《素问·骨空论》："风从外入，令人振寒，汗出头痛，身重恶寒，治在风府。"《行针指要歌》："或针风，先向风府百会中。"临床不论内风、外风，均可应用。

2. 衄血

徐德占教衄血者，急灸项后发际两筋间宛宛中三壮立止。盖血自此入脑，注鼻中。常人以线勒项后尚可止衄，此灸决效无疑。（《医说》）

按："项后发际两筋间宛宛中"指风府。《外台秘要》载治衄。有潜阳清热，热去衄止之功。

🌀 **典型病例**

例1：任某，女，54岁。左下牙痛半月余。半月前因事着急突发左下牙痛，但分辨不清具体痛处，呈阵发性、电击样疼痛，病甚则夜不能寐，大便干，小便黄，脉弦滑数。辨证为阳明热痛，治以清解阳明郁热。选健侧合谷、患侧大陵、头维，使头维得气感下传至面颊，针后痛减。又用承浆、风府，立时痛止，留针20分钟后，病人愉快离去。

例2：李某，男，32岁。牙痛3天。3天前，患者因劳累，突患牙痛，痛剧难忍，彻夜难眠，伴心烦急躁，坐卧不安。用口服或注射药物，均暂时缓解复又疼痛而求针灸治疗。体格检查：牙痛处无红肿，脉象弦，舌红，少苔。常规选合谷、下关、内庭、颊车，痛止片刻，未起针复痛。后用承浆、风府，针入得气后痛止，留针1小时，疼痛未作。次日，痛未发，连针3次。

按：《玉龙歌》："头项强痛难回顾，牙痛并作一般看，先向承浆明补泻，后针风府即时安。"《百症赋》："承浆泻牙痛而即移。"风府散风息风。此二穴治疗风火牙痛，无论上下左右牙痛，都有止痛快、疗程短的满意效果；又治疗落枕或外感所致头项强痛，回头困难。

🕊 **文献摘录**

风伤项急，始求于风府。（《通玄指要赋》）

风从外入，令人振寒，汗出头痛，身重恶寒，治在风府；大风，颈项痛，刺风府。（《素问·骨空论》）

伤寒一日刺风府。（《杂病穴法歌》）

头项强痛难回顾，牙痛并作一般看，先向承浆明补泻，后针风府即时安。（《玉龙歌》）

或针风，先向风府百会中。（《行针指要歌》）

腿脚有疾风府寻。……狂言盗汗如见鬼，惺惺（风府别名惺惺）间使便下针。腰腿疼痛十年春，应针环跳便惺惺。（《肘后歌》）

（三）人中（水沟）、风府对刺

[**主治**] 昏迷，急性腰扭伤，狂症。

[**刺法**] 人中（水沟）：直刺或向上斜刺0.3~0.5寸；风府：直刺或向下斜刺0.5~1寸，风府不可向上斜刺或深刺，以免伤及深部延髓。

● **现代应用**

1. 昏迷

取人中、风府。人中向上斜刺0.3~0.5寸，持续捻转强刺激；风府直刺0.5~1寸，持续行针，不留针。

2.急性腰扭伤

取人中、风府。人中直刺或向上斜刺0.3~0.5寸，风府直刺0.5~1寸，针刺得气后持续行针约1分钟，留针30分钟，每隔10分钟行针1次。得气同时嘱患者活动腰部。

3.狂证

取穴：人中、风府、大椎、太冲、间使、神门、中脘、丰隆。强刺激泻法，留针30分钟，每隔10分钟行针1次，隔日1次。

典型病例

例1：赵某，男，32岁。晨起突然昏仆，面色苍白，汗出如洗。急以毫针，速刺人中、风府，行针片刻，人即苏醒。

按：人中开窍，醒脑，清热息风，"昏迷刺水沟"，为治疗昏迷之要穴；风府清热泻火，镇静安神。二穴同属督脉，位置一前一后，对刺，两面夹击，疏散阳邪而醒脑。

例2：孙某，男，38岁。因活动时不慎将腰扭伤，左侧腰部疼痛不已，活动受限，勉强直立行走。治疗：刺人中、风府，行针1分钟后，疼痛大减，30分钟后痛止而愈，腰部活动自如。

按：腰部属督脉，腰扭伤损伤督脉经气，经气、气血运行不畅而疼痛。人中、风府属督脉，针之疏通督脉经络而止腰痛。

例3：于某，男，28岁。患者2年前因受刺激而精神失常，经某医院治疗无效。现不识亲人，少卧不饥，时或嬉笑好乐，妄行不休，甚则登高而歌，弃衣而走。舌红，苔黄腻，脉弦数。治以清热化痰，醒脑安神。治疗取人中、风府、大椎、太冲、间使、神门、中脘、丰隆，强刺激泻法，留针30分钟，每隔10分钟行针1次，针1次后，躁动渐见平静，唯夜间恼怒间作，不能入寐。前方加四神聪、心俞、太溪，针2次后，狂躁已定，夜寐较酣，唯觉头昏神疲，胃纳呆滞，原方去丰隆，加印堂、肝俞、胃俞。针3次后，神识清，睡眠佳，食欲振，共针4次而愈。

按：本症由情志抑郁，肝胆火炽，痰浊交阻，扰乱神明所致。故取人中、风府、大椎，泻督脉阳邪而醒脑；取太冲、中脘、丰隆，疏肝和胃而化痰，配间使、神门、心俞、太溪诸穴，以交通心肾，安神益志。上穴共用，以奏清热化痰，醒脑安神之功。

二十七、哑门 – 廉泉

[概说]

哑门，位于项后两筋之间，形如大门，具有开喑治哑的作用，故前人命名"哑门""瘖门"。是督脉、阳维脉交会穴，治疗喑哑失语、神志病和督脉病以及头颈项部病变，是治疗喑哑失语的常用腧穴。开宣喑窍，益脑增音，偏于治疗脑病之喑哑失语。为回阳九针穴之一，凡暴亡诸阳欲脱者，均宜取治。又为醒神清脑之要穴，治疗因情志不遂引起之精神障碍较好。

廉泉，是任脉、阴维脉之交会穴。具有清利咽喉、通调舌络、消散壅滞等功效，是治疗舌、咽喉疾病的常用腧穴。宣通舌络，补益舌本，偏于治疗舌病之喑哑失语。

[归经] 哑门 – 廉泉：督脉 – 任脉，前后阴阳相对。（见图3-3-3）

[定位] 哑门：后发际正中直上0.5寸。廉泉：舌骨体上缘的中点处。（见图3-3-4）

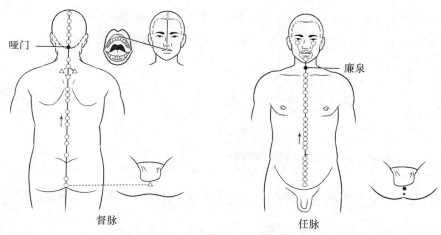

图 3-3-3　经穴图：哑门－廉泉

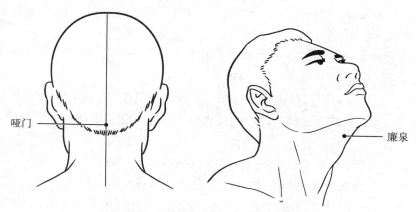

图 3-3-4　相对穴：哑门－廉泉

[进针层次]

哑门：皮肤→浅筋膜→项筋膜→项韧带→棘间韧带→弓间韧带（黄韧带）→（硬膜外腔）。皮肤由第二、三颈神经后支的内侧支，即枕大神经和第三枕神经分布。皮肤与浅筋膜均厚而致密。前者富有毛囊和皮脂腺，后者由致密结缔组织和脂肪组织构成。其内的纤维束紧密地连于皮肤和项筋膜。束间的间隙内有小血管及皮神经经过。项筋膜厚而坚韧，覆盖项肌，与项韧带紧密相连。项韧带是棘上韧带的延缓，其两侧为项肌附着。针刺经上列结构，由第二颈椎棘突和寰椎后弓之间的弓间韧带（黄韧带）可以入椎管内的硬膜外腔。不宜再深刺，否则易损伤脊髓，甚或延髓，影响心跳、呼吸中枢，引起严重后果。

廉泉：皮肤→浅筋膜与颈阔肌→颈深筋膜→甲状舌骨正中韧带→会厌。皮肤由颈丛的颈横神经交织分布。浅筋膜疏松，其内的颈前静脉沿颈深筋膜在中线形成的颈白线的表面两侧下降，注入颈外静脉。针由皮肤、浅筋膜穿颈白线至甲状舌骨膜中央增厚部，称甲状舌骨正中韧带，在舌骨会厌韧带的下方，达会厌的前面。穴位两侧，有甲状腺上动脉的分支喉上动脉至喉。

[功能] 哑门：醒神清脑，开窍镇静；廉泉：利喉舌，增津液，通耳窍。

[主治] 哑门：暴喑，舌缓，重舌，鼻衄，脊强反折，瘿疬，癫疾，中风。廉泉：舌下肿痛，舌缓流涎，舌强不语，暴喑，吞咽困难。

[刺法] 哑门：直刺或向下斜刺0.5~1寸，不可向上斜刺或深刺；因为深部接近延髓，必须严格掌握针刺的角度和深度。廉泉：向舌根斜刺0.5~0.8寸。

[备注] 哑门：督脉与阳维脉交会穴，深部接近延髓，必须严格掌握针刺的角度和深度。《针灸甲乙经》："不可灸，灸之令人喑。"廉泉：任脉与阴维脉交会穴。

（一）哑门

● 现代应用

1. 音喑

取穴：哑门、关冲。哑门直刺或向下斜刺0.5~1寸，关冲三棱针点刺出血。

2. 精神分裂症

取穴：哑门为主穴，三阴交、神门、外关为配穴。据症状、病情灵活加用辅穴。

典型病例

例1：王某，男，40岁。患者因严重失眠，服用过量苯巴比妥后不能说话1周。治疗取哑门、关冲。哑门直刺或向下斜刺0.5~1寸，关冲三棱针点刺。先针哑门，未见动静，后点刺左手关冲，患者即惊呼"好了"。

按：哑门为治哑要穴；关冲属少阳三焦之井穴，泄热，开窍，利喉舌。上两穴为音喑的经验穴，来自临床实践，经重复验证，果如所述。

例2：胡某，女，26岁。患精神分裂症半月。患者哭笑无常，语无伦次，时而愤怒，时而高歌，时而狂笑，夜卧不眠，烦躁不安，精神昏瞀，问是答非，面红气促，诊脉不予合作。经用豁痰、安神、通便之中药，镇惊安眠的针剂均未效。取哑门，家人协助，固定其头部，进针约1寸，患者大声嘶叫，再进针5分时狂躁嘶叫即停，全身瘫软。以为晕针，速将针提至皮下，随即呼唤病人。患者神志清楚，自觉疲乏无力，周身酸痛，睡意很浓，不愿多语。血压120/75mmHg，脉搏96次/分，呼吸均匀，熟睡2小时后方醒。翌日患者仍觉困乏，但已坐起，自述针时似觉触电，又似一盆凉水从头浇下，全身及足跟都觉冰凉，顿时感到头脑清醒。继取哑门、三阴交、神门、外关，每日1次。共3次，病告痊愈。随访3年，未见复发。

按：精神分裂症多与精神创伤，遭受过度刺激有关，多发于青壮年。治疗以清心通窍，豁痰降浊为主。哑门属督脉，具有醒神清脑，开窍镇静功能，是治疗精神分裂症的主穴。

文献摘录

哑门治寒热风痉，脊强反折。（《针灸资生经》）

项强刺喑门（哑门别名喑门）；舌缓，喑不能言，刺喑门。（《针灸甲乙经》）

偶尔失音言语难，哑门一穴两筋间，若知浅针莫深刺，言语音和照旧安。（《玉龙歌》）

脊反折：哑门、风府。（《针灸大成》）

哑门、关冲，舌缓不语而要紧。（《百症赋》）

（二）廉泉

● 现代应用

1. 声带结节

取穴：廉泉、声带、照海。廉泉穴刺入0.6~0.8寸；声带穴位于结喉两旁0.5~0.7寸，依各人的颈项粗细而异，在水突穴前方的凹陷中；以毫针刺入0.3~0.4寸，不能深刺；二穴得气后行补法，留针10~20分钟，留针期间轻捻1次。照海穴以梅花针轻叩20~25次。每日治疗1次。若患者兼有咽炎，加天容，慢性者平补平泻；急性者用泻法。

2. 中风（假性延髓麻痹）

取穴：风池、廉泉。风池穴用3寸毫针自右风池向左风池穴横刺2~2.5寸，取得针感后，留针30分钟；廉泉穴用2寸毫针向舌根方向刺入1~1.5寸，待舌根有胀痛感时出针，不留针。每日1次，2周为1个疗程。

◉ **典型病例**

例1：伍某，女，35岁，音乐教师。声嘶4个月。初起因连续教唱，致声音嘶哑，日渐加剧。屡服中药及理疗，均未见效。刻下：声嘶，完全不能发高音，经五官科检查，确诊为"双侧声带结节并有声带水肿及充血"。舌红，苔薄微黄，脉细尺弱。治以滋阴补肾。治疗取声带、廉泉，照海，经1次治疗后声嘶即见减轻；治疗5次后已可恢复发高音；共治疗9次声音完全恢复，经五官科检查结节消失，声带恢复正常。5年后随访无复发，仍旧教唱。

按：廉泉，利喉舌，增津液；照海滋肾阴，清虚热；声带穴为局部取穴。诸穴合用，共达滋阴补肾之目的。

例2：赵某，男，55岁。舌头僵硬5个月，饮水即呛、语言不利半个月。患者5个月前自觉舌头发僵，讲话声音变低，声哑；近半个月来感觉舌头发木，饮水呛，讲话费力，吐字不清。到某医院神经科检查，诊断为"假性延髓麻痹"。口服中西药物治疗半个月未见好转。体格检查：舌居中，发"啊"时悬雍垂位置偏左。舌质淡红，苔薄黄，脉沉弦。诊断：中风（假性延髓麻痹），中经络。治疗取风池、廉泉。风池穴用3寸毫针自右风池向左风池穴横刺2~2.5寸，取得针感后，留针30分钟；廉泉穴用2寸毫针向舌根方向刺入1~1.5寸，待舌根有胀痛感时出针，不留针。每日1次，2周为1个疗程。治疗3个疗程后，饮水不呛，吞咽费力好转；针5个疗程后，自觉症状基本消失，语言较流利。

按：吞咽、迷走、舌下神经，皆发源于脑干延髓部位，总称为延髓神经，如果这些神经麻痹，称延髓麻痹。延髓麻痹的主要特征为"言语、吞咽、构音"三大障碍。临床分上运动神经元（假性）延髓麻痹和下运动神经元（真性）延髓麻痹。该病属中医学"中风""舌缓""音哑"等范畴，治以平肝息风，疏经通络。廉泉穴为任脉与阴维之会，有通利咽喉之作用；风池穴为足少阳与阳维之会，有醒脑开窍之作用。针风池、廉泉以疏通经络，促进延髓周围的气血运行，并息风潜阳，促进吞咽功能的恢复。

（三）哑门、廉泉对刺

[**主治**] 暴喑，失语，聋哑，假性延髓性麻痹。

[**刺法**] 哑门：直刺或向下斜刺0.5~1寸，不可向上斜刺或深刺；因为深部接近延髓，必须严格掌握针刺的角度和深度。廉泉：向舌根斜刺0.5~0.8寸，留针。

● **现代应用**

1. 暴喑

暴喑可由暴怒伤肝，肝气郁结所致。治宜泻肝降浊，理气开郁。针刺厥阴俞、肝俞、外关、太冲、三阴交、廉泉诸穴，先施泻法，后用平补平泻，每日1次。

2. 失语

取穴：哑门、廉泉、通里、照海、金津、玉液。针刺得气后，先泻哑门、廉泉、左通里，补右照海，均留针30分钟，出针后金津、玉液点刺。

3. 聋哑

法1：听宫、听会、翳风、外关、中渚、通里、哑门、廉泉。耳部穴得气后施平补平泻手法，手部穴施泻法，哑门、廉泉施补法不留针，余穴留针20~30分钟，期间行针2~3次。

法2：哑门、廉泉、听宫、翳风、外关、中渚。用32号1~1.5寸毫针，弱刺激手法，垂直刺入，缓慢捻15~30秒钟后出针。每日针治1次，6天后改隔日针治1次。

4.假性延髓性麻痹

主穴取哑门、廉泉、风池，配内关、丰隆、三阴交。主穴针刺得气后均施提插捻转泻法1分钟后出针，不留针，要求针感传到咽喉部，并嘱患者进行吞咽及发音练习；配穴平补平泻，留针20分钟。每日1次，10次为1疗程。

典型病例

例1：郭某，女，42岁。夫妻吵架后，次日患者自觉胸闷隐痛，咽喉部似有物阻塞，呼吸气促，言语不能。经住院治疗3天未效。刻下：面红气促，捶胸拔发，烦躁异常，手示咽部梗塞难受。舌尖红，苔白微黄，脉弦数。针刺厥阴俞、肝俞、外关、太冲、三阴交、廉泉诸穴，先施泻法，后用平补平泻，每日1次。2天后，患者手示咽部梗塞感稍好，仍不能说话。取哑门、廉泉、关冲、内关、三阴交。针后患者猛咳一声，已能说话，病告痊愈。随访1年未复发。

按：哑门属督脉，通窍络，清神志，是治哑之要穴；廉泉利喉舌，憎津液。廉泉，哑门二穴都系舌本，一位舌本前，一位舌本后，二穴对刺，一前一后，一任一督，一阴一阳，通调任督，平衡阴阳，治疗暴瘖、失语、聋哑等。对病所明确，病性单纯诸症疗效颇著，不仅内脏病证可用，肢体病痛（如扭伤）也可选用。若能辨证施治，灵活运用，往往可收立竿见影之效。

例2：于某，男，45岁。患者2年前因骑马，马受惊跌落在地，当时神志不清约1小时，清醒后头晕目眩，头痛，以后枕部为甚，舌僵硬不能伸出唇外，失语。经治疗后头痛眩晕等症好转，然至今仍舌僵不能伸出唇外，失语。舌尖红，苔厚腻，脉沉弦。辨证：气阻窍闭，心神不宁。治宜宣通机窍，调节心神。治疗取哑门、廉泉、通里、照海、金津、玉液。针刺得气后，先泻哑门、廉泉、左通里，补右照海，均留针30分钟，出针后金津、玉液点刺。治疗3次，舌活动自如，发音良好，语音恢复正常。

按：心开窍于舌，心气不能上达则舌强。哑门、廉泉，皆连于舌本，二穴对刺，一阴一阳，一前一后，两面夹击，直达病所，调节局部经气。通里乃心经络穴，"不能言"为络脉之病候，泻之则清心经之邪热，开机窍。同时用交叉取穴法补对侧照海穴，照海为阴跷脉气所发，主胸膈咽喉之疾，亦为足少阴经腧穴，足少阴之结与标都在廉泉舌本，故补之可引阴气上济而利机关。金津、玉液点刺放血，亦可宣通开窍，与哑门、廉泉有内外协同作用。

例3：梅某，男，16岁。聋哑15年余。患孩自出生后9个月，因高热用链霉素，以后便不会叫爸爸妈妈（未发热前会叫），并察觉患孩听力渐差，迄今已15年不能说话。体格检查：神志清楚，聋哑，中等形体，活动自如，两耳鼓膜完整，有残余听力。舌淡，苔薄白，脉细。诊断：聋哑（链霉素中毒性耳聋），辨证为肾虚。治则：疏经活络，通气开窍。治疗取听宫、听会、翳风、外关、中渚、通里、哑门、廉泉。哑门、廉泉施补法不留针，余穴留针20~30分钟，期间行针2~3次。治疗6次后，患孩已能叫爸爸妈妈，但发音不甚清晰；续针6次后，听力有提高，能说简单的字句；及治疗36次，听力有所提高，发音较清晰，但需要领教，才可效仿。于是嘱父母多鼓励患孩练习发音，并多教语句。

按：聋哑分先天、后天。先天多不易治，后天多因幼时患急性热病、中耳炎、药物中毒等，导致听觉感受器受损，听觉失聪而致哑，多有治疗好转之机。该例因药物中毒所致，病史长，但两耳鼓膜尚完整，有残余听力，故通过针治，听力有所提高，并能效仿发音。"治哑先治聋"，取耳部听宫、听会、翳风疏通耳中经气；外关、中渚调三焦气机通利耳窍。相对穴哑门、廉泉对刺，一任一督，一阴一阳，一前一后，通调阴阳经气，前后夹击，直对病所，哑门乃治哑要穴，廉泉可调舌本之机，此二穴，在听力有所提高时，着重施之，再加心经之络穴通里，以联系舌根部，可籍通调舌本经气。

例4：丁某，男，5岁。患儿3个多月前高热、神昏约5天，经药物治疗，神清热退，但不会说话，耳聋。屡经中西药物治疗无效。舌脉、饮食、二便均正常。证属耳舌经气闭阻，治以疏导经气，聪耳通窍。治疗取哑门、廉泉、听宫、翳风、外关、中渚。用32号1~1.5寸毫针，弱刺激手法，垂直刺入，缓慢捻15~30秒钟后出针。每日针治1次，6天后改隔日针治1次。针刺20次，能听到轻微手表声；针至26次后，已能与邻孩玩耍说话。

按：哑门、廉泉分属任、督二脉，一阴一阳，一前一后，二穴对刺，通调阴阳经气，前后夹击，直对病所，疏导舌部经气；听宫等诸穴分属手太阳、阳明、少阳经脉，三经均与耳有联系。针对小儿稚阳之体，针用弱刺激快出针手法。此例病程短，治疗及时，故能较快收到疗效。病程超过一年以上或几年的聋哑患者，疗效一般较差。

例5：甘某，男，65岁，退休干部。四肢瘫痪伴言语不能、吞咽困难1月余。既往有高血压病史多年。体格检查：血压160/120mmHg，神清，言语不能，吞咽困难，饮水呛咳，靠鼻饲进食，舌伸不出，咽反射存在，掌颏反射（+），四肢肌力Ⅰ~Ⅱ级，肌肉明显萎缩。头颅CT示：左颞叶梗塞及基底节区脑出血。血流变学检查提示：主要指标均明显异常。诊断：复合性中风并发假性延髓性麻痹。治疗取哑门、廉泉、风池，配内关、丰隆、三阴交。针刺得气后均施提插捻转泻法1分钟后出针，不留针，要求针感传到咽喉部，并嘱患者进行吞咽及发音练习，留针20分钟，每日1次，10次为1疗程。治疗1个疗程后拔除胃管，能进少量半流饮食；2个疗程后，吞咽功能正常，言语尚欠流利，能下床行走；继续巩固1个疗程，复查血流变学正常，临床痊愈。

按：假性延髓性麻痹属中医"舌缓""舌痿""舌强""音哑"等范畴。发病的主要机制为本虚标实，肝肾不足，痰瘀阻络。《针灸甲乙经》：哑门治"舌缓，瘖不能言。"《铜人针灸经》：廉泉治"口噤，舌根急缩，下食难。"哑门、廉泉分属任、督二脉，一阴一阳，一前一后，二穴对刺，通调阴阳经气，前后夹击，直对病所。《类经图翼》载风池治"中风不语，汤水不能入口"，配合内关醒脑开窍，行气活血，丰隆健脾化痰，三阴交调补肝、脾、肾三脏。诸穴共奏补益肝肾、化痰开窍、活血化瘀之功。

第四节　躯干部

二十八、天突 – 大椎*

[概说]

天突，是任脉、阴维脉之交会穴。有降痰浊、利气道、宣肺气、降气逆作用，多用于外邪犯肺，气道不利，气机升降失常的病证。为治疗气管、喉、咽及食道疾病的常用腧穴。

大椎，因位于最大的椎骨（第七颈椎）之下而得名。因其具有治疗诸虚劳损的作用，故又名百劳。是手足三阳、督脉的交会穴。为主治外感表证、疟疾和督脉病以及穴位所在处病变的常用腧穴。为全身退热之要穴。

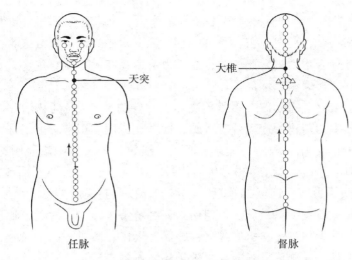

图 3-4-1 经穴图：天突 – 大椎

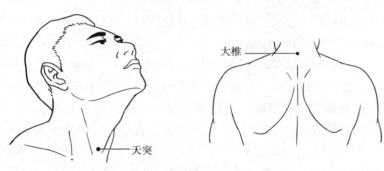

图 3-4-2 相对穴：天突 – 大椎

[归经] 天突 – 大椎：任脉 – 督脉，前后阴阳相对。（见图 3-4-1）

[定位] 天突：在颈部，当前正中线上，胸骨上窝中央。大椎：在后正中线上，第七颈椎棘突下凹陷中。（见图 3-4-2）

[进针层次]

天突：皮肤→浅筋膜与颈阔肌→颈深筋膜→胸腺或其残留组织及结缔组织。皮肤由锁骨上神经的内侧皮支重叠分布。浅筋膜疏松，内有脂肪组织、颈阔肌（皮肌）；皮神经有颈横神经、面神经的颈支；浅静脉有颈前、外侧浅静脉，颈前静脉的下端由横支吻合，称静脉弓（针刺时应避开静脉）。针由皮肤、浅筋膜穿颈深筋膜，在两侧胸锁乳突肌胸骨头及深面的胸骨舌骨肌和胸骨甲状肌止点之间，深进胸骨柄后方的胸腺残留物。胸腺后方有左头臂静脉及主动脉弓及其分支，因此该穴位不能向后刺，只能向下刺，不宜太深。

大椎：皮肤→浅筋膜→胸背筋膜→棘上韧带→棘间韧带→弓间韧带→（硬膜外腔）。皮肤由第七、第八颈神经和第一胸神经后支的内侧支重叠交织分布。该部皮肤是项部与胸背部移行部，其内有丰富的毛囊和皮脂腺。浅筋膜致密，脂肪组织中有许多纤维隔，连于皮肤和胸背深筋膜。枕动脉发自颈外动脉，当其经过头上斜肌表面时，发出降支，向下又分浅、深二支，前支与颈横动脉浅支吻合；后支与椎动脉的分支和颈深动脉吻合。严防刺伤脊髓。

[功能] 天突：宣肺调气，清咽开音；大椎：扶阳，益气，清热，截疟。

[主治] 天突：咳嗽，气喘（哮喘性支气管炎，支气管哮喘），胸中气逆，咽喉不利，梅核气，音哑。大椎：发热，疟疾，气喘，咳嗽，虚汗盗汗，癫痫，颈项强，灸法用于白细胞减少症。

[刺法] 天突：1寸毫针，先直刺0.1~0.2寸，然后将针尖转向下方，紧靠胸骨前刺入

0.5~0.8寸。大椎：直刺或沿棘突间刺入0.5~1寸，局部酸胀感；1.5寸以上时可深及椎孔，有酸麻感向上肢或下方放散，注意不可强烈捻捣，以免损伤脊髓。

[**备注**]天突：任脉与阴维脉交会穴，必须严格注意针刺角度和深度。

（一）天突

● 现代应用

1. 音哑

取穴：天突、列缺、照海。刺入捻进，得气后留针20分钟，捻转出针。

2. 慢性咽炎

取天突穴，穴位注射。穴位消毒后，抽取鱼腥草注射液2ml，先直刺入0.1~0.2寸，然后沿胸骨柄后缘，气管前缘缓慢向下刺入约1~1.2寸，注意不可向左右偏斜，防止刺伤气管及肺尖，得气后，抽无回血，缓慢推注，针感向咽喉部放射为佳。隔日1次，14次为1疗程。

● 古代应用

1. 咽喉肿痛

一人患喉痹，痰气上攻，咽喉闭塞，灸天突穴五十壮，即可进粥，服姜附汤一剂即愈，此治肺也。（《扁鹊心书》）

按：窦材认为喉痹之症，多由肺肾阴虚，风寒客之所致。故治疗之法，重在肺肾。必先开豁痰涎，痰涎既涌，咽喉自然通利，然后再图根治。灸天突功在治肺，宣肺化痰，清利咽喉。治肾灸关元（参见关元穴），温阳散结，消痰利咽。二者可独用，亦可互用。

2. 咳嗽

施秘监尊人（父亲）患伤寒咳甚，医告技穷。施检《灸经》，于结喉下灸三壮即差，盖天突穴也。（《针灸资生经》）

按：寒邪袭肺，致肺失宣肃，肺气上逆而作咳。灸天突，疏风散寒，宣肺止咳。

典型病例

例1：李某，女，43岁，干部。音哑2个月。初自感咽灼如火，5天后失音，遂到某医院，诊为"声带充血，闭合不全"，嘱其休息，未予治疗。1周后无好转，经口服六神丸等中成药及抗生素等无效。后耳鼻喉科诊为"神经性嘶哑症"，用新斯的明行天突穴封闭、碳酸氢钠混合液蒸气吸入、电兴奋理疗、激光穴位照射等法治疗2周，均无效。刻下：失音，口干渴，溲黄便结，舌绛少苔，脉细缓。治疗取天突、列缺、照海。刺入捻进，得气后留针20分钟，捻转出针。针刺后患者即感咽部灼热，起针2小时后，则感咽喉舒畅轻松。共治疗12次，告愈，后随访未复发。

按：《灵枢》有"忧恚无言，取天突""不能言取照海"之记载。杨士瀛《直指方》说："肺为声音之门，肾为声音之根。"该患者音哑气虚在肺，阴虚在肾，故针不离肺肾两经，取益气滋阴，标本兼施，肺肾合调，音哑自复。

例2：邓某，女，19岁。咽部不适1年。自觉干痒，咳嗽，有异物感，说话多及受凉后加重，经口服中西药物未效。体格检查：咽黏膜充血肥厚，咽后壁血管扩张，并见肿大的淋巴滤泡。取天突穴进行穴位注射。穴位消毒后，抽取鱼腥草注射液2ml，先直刺入0.1~0.2寸，然后沿胸骨柄后缘，气管前缘缓慢向下刺入约1~1.2寸，注意不可向左右偏斜，防止刺伤气管及肺尖，得气后，回抽无血，缓慢推注，针感向咽喉部放射为佳。隔日1次，14次为1疗程，治疗

1个疗程后，痊愈。

按：天突穴是任脉、阴维脉交会穴。任脉从会阴部起始，至咽喉；阴维脉从下肢进入小腹，到达咽喉及舌根。加之针药的协同作用，疗效满意。用此法治疗咳嗽，疗效也很好。

文献摘录

谁知天突治喉风。（《席弘赋》）

天突宛中治喘痰。（《灵光赋》）

哮喘：须灸天突穴五十壮，重者灸中脘五十壮。（《扁鹊心书》）

哮喘之证最难当，夜间不睡气遑遑，天突妙穴宜寻得，膻中着艾便安康。（《玉龙歌》）

咳嗽连声，肺俞须通天突穴。（《百症赋》）

更有天突与筋缩，小儿喉闭自然疏。（《胜玉歌》）

（二）大椎

● 现代应用

1. 流行性感冒

取大椎、风池、曲池。大椎微向上斜刺，深0.5~1寸，局部酸胀向下或向两肩部扩散；风池平耳垂水平，略斜向下，深1~1.5寸，酸胀向头颞部扩散；曲池直刺1~1.5寸。

2. 疟疾

取大椎、至阳、间使。大椎微向上斜刺，深0.5~1寸，局部酸胀向下或向两肩部扩散；至阳斜刺0.5~1寸，酸胀向下背或前胸扩散；间使直刺0.5~1.5寸。一般在发作前2~3小时前针刺，强刺激，不留针或留针15~30分钟，间歇运针，连针3~6天。

3. 怔忡

取穴：大椎、陶道、神堂穴。针神堂穴，使针感传导至臀部，行旋捻补法2分钟；大椎、陶道，针感向下均至尾部，行旋捻补法2分钟，即起针。

4. 癫痫

取穴：大椎、腰奇穴。大椎穴进针1寸，待有触电样针感传至肢体时立即出针，不留针；腰奇穴沿皮向上刺入1.5寸，局部有酸胀感时，提插2~3次后出针，不留针。隔日1次，2周为1疗程。

5. 舌纵不收

取穴：大椎、上廉泉。采用温和灸法，每穴灸10~20分钟，每日1次。

6. 白细胞减少症

取穴：大椎、足三里，穴位注射。穴位消毒后，抽取黄芪注射液2ml（4g），大椎针尖稍向椎体方向斜刺0.5寸，足三里垂直刺入1寸，待得气后，回抽无血，缓慢注药，每穴1ml，出针后压迫针孔。隔日1次，7次为1疗程。

7. 痤疮

取大椎穴，刺络拔罐。患者反坐于靠背椅上，暴露大椎穴，医者轻柔局部，直至充血发红。穴位消毒后，用三棱针快速点刺，立即用大号玻璃罐采用闪火法迅速拔在穴位上，医者轻拍罐顶约1~2分钟，令其出血2~5ml。留罐5~7分钟，用棉球擦去血液。每日1次，10次为1疗程。1个疗程未愈者，间隔1周后行第2个疗程。

8. 偏头痛

取穴：大椎，直接灸。

典型病例

例1：任某，男，36岁。睡眠不安，心慌悸动，精神恍惚，久治不愈，在家休息。体格检查：精神疲倦，面色微黄，舌赤无苔，六脉沉细，左寸尤虚。诊为"怔忡"，辨证为心阳虚。治宜补气回阳。治疗取大椎、陶道、神堂穴。针神堂穴，使针感传导至臀部，行旋捻补法2分钟；大椎、陶道，针感向下均至尾部，行旋捻补法2分钟，即起针。针1次后睡眠稳熟，醒后周身舒畅，心悸减轻，效果良好；隔日又如法针刺1次，痊愈。

按：督脉总督一身之阳，大椎、陶道兴奋督脉，振奋阳气；神堂横对心俞，心主血脉，又主神明。三穴合用，具有养心安神镇静之效，针刺以旋捻补法，以补其虚。

例2：张某，女，17岁。阵发性突然昏倒，四肢抽搐1年余，加重2个月。患者约1年前，偶因惊吓，突然抽搐。以后几乎每月抽搐发作，发作时人事不省，面色苍白，口吐白沫，四肢发紧，抽搐后感头痛乏力，无尿便失禁等。在某附院做脑电图检查，诊为"癫痫"。服苯妥英钠3个月，服药期间只发作1次，但因记忆力明显减退，头昏，不能坚持上课，遂停药。近2个月来，约每半个月发作1次，每次发作约1~2分钟后自行缓解。舌淡红，苔薄腻，脉弦滑。治疗取大椎、腰奇。大椎穴进针1寸，待有触电样针感传至肢体时立即出针，不留针；腰奇穴沿皮向上刺入1.5寸，局部有酸胀感时，提插2~3次后出针，不留针。隔日1次，2周为1疗程。共针刺6个疗程，针刺期间未见抽搐发作。随访半年未复发。

按：痫证主要为风动痰涌，阴阳逆乱，痰阻清窍所致。大椎穴位于督脉，督脉是人体诸阳的总汇，针刺大椎能激发督脉的经气，调整和振奋全身的阳气，以清泄风阳，醒脑宁神；腰奇是古人治疗癫痫的经验穴。

例3：卢某，女，38岁。舌纵不收1个月。患者1个月前突然舌伸出后不能退回口腔，需用手慢慢送回，不能说话，只能进流质食物。经医院神经科收住院治疗未效。经询问知其月前曾拔除牙齿7颗。舌淡白，苔白稍厚，脉沉。治以温补阳气。灸大椎、上廉泉5分钟，患者即觉舌已能动，观其舌已变小转红，当日即可进食；连灸5次，告愈。

按：患者短期内连续拔牙造成元气受损，治宜温补阳气。大椎为督脉穴，督脉为诸阳之会，取之振奋阳气；上廉泉属局部取穴，此穴对声带及舌、咽病证有良效。

例4：张某，男，34岁。患甲状腺功能亢进半年，口服硫脲类药物丙硫氧嘧啶（PTU），治疗3个月，出现头晕，乏力，胸闷气急，易感冒。体格检查：面色苍白，舌质淡，苔薄白，脉细数。血常规：白细胞3.0×10^9/L。治疗取大椎、足三里，进行穴位注射。穴位消毒后，抽取黄芪注射液2ml（4g），大椎针尖稍向椎体方向斜刺0.5寸，足三里垂直刺入1寸，待得气后，回抽无血，缓慢注药，每穴1ml，出针后压迫针孔。隔日1次，治疗7次，体格检查：白细胞4.0×10^9/L；继续治疗14次，白细胞6.3×10^9/L，临床症状消失。随访半年未发。

按：针刺大椎、足三里有保护骨髓造血功能的作用，并可拮抗放化疗引起的周围白细胞降低，可提高机体耐受化疗的能力。

例5：刘某，男，21岁。面部痤疮1年。患者约1年前出现面部痤疮，逐渐增多，经多种内外用药无好转。刻下：以额部及两颊较密集，如粟状分布，时有疼痛，自行挤捏后易感染。取大椎穴，刺络加拔罐。治疗1个疗程，痤疮消失，面部光泽。2年后随访未复发。

按：大椎为督脉穴，督脉总督一身之阳气，督脉循行中与手足三阳经相交会，脏腑的功能活动与督脉有关，大椎穴刺络拔罐可清泄肺胃蕴热，理气，活血化瘀，起到治本效用。

例6：于某，男，58岁。偏头痛反复持续发作，寝食俱废。直接吹灸大椎，灸感直行上头，于行抵头项时，即向痛区扩展，痛亦全止。（周楣声）

按：偏头痛属少阳经气阻滞，不通而痛。督脉总督人身之阳气，灸大椎振奋阳气。周老擅用灸法，灸后出现感传"气至病所"，故效佳。

🕊 文献摘录

满身发热，虚汗盗汗，津液不止。(《医宗金鉴》)

满身发热痛为虚，盗汗淋淋渐损躯，须得百劳（大椎别名百劳）椎骨穴，金针一刺疾俱除。(《玉龙歌》)

伤寒热盛烦呕，大椎主之。(《针灸甲乙经》)

或针劳，须向膏肓及百劳。(《行针指要歌》)

（三）大椎、天突对刺

[**主治**] 急、慢性咽炎，咳嗽，暗哑等咽喉部位疾病。

[**刺法**] 大椎用1寸毫针，直刺0.5~0.8寸，仰卧留针时，得气后将针退出但不出针，改变针尖方向与皮肤平行，即横刺留针；天突，1寸毫针先垂直刺入0.1~0.2寸，然后将针柄竖过来，针尖转向下方，紧靠胸骨前刺入0.5~0.8寸。

二十九、膺窗–膏肓（俞）

[**概说**]

膺窗，前胸乳上曰膺，穴居膺中，故名。功能宽胸理气，调和营血。主治咳嗽气喘，胸胁胀痛，肠鸣，腹泻，乳痈等。

膏肓，心下为膏，心下膈上曰肓，穴处心膈之间，为膏脂、肓膜之气所输；又喻穴主治疾隐深难知之"病入膏肓"，故名。全身强壮穴之一，能调营和胃，扶阳济阴，凡诸虚百损无所不治，尤以痨瘵、传尸骨蒸、上气咳逆、吐血失精等病为有效。少针多灸，宜同时灸足三里以引火气下行。

[**归经**] 膺窗–膏肓：足阳明胃经（前）–足太阳膀胱经，前后（阴阳）相对。（见图3-4-3）

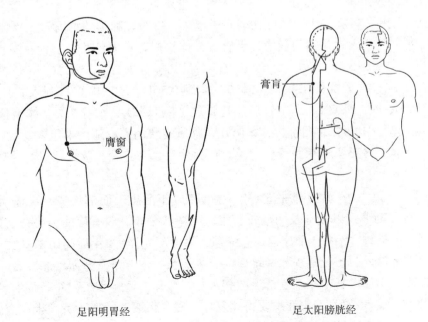

足阳明胃经　　　　　　　　　足太阳膀胱经

图 3-4-3　经穴图：膺窗–膏肓

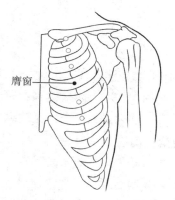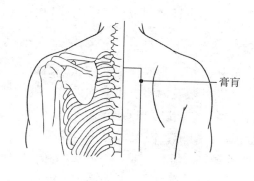

图 3-4-4　相对穴：膺窗－膏肓

［**定位**］膺窗：第三肋间隙，前正中线旁开4寸。膏肓：第四胸椎棘突下，旁开3寸，肩胛骨脊柱缘。（见图3-4-4）

［**进针层次**］

膺窗：皮肤→浅筋膜→胸肌筋膜→胸大肌→胸小肌。皮肤由第二、三、四肋间神经的前皮支分布。胸部皮肤的神经分布阶段性明显，但又有重叠性。针由浅筋膜经胸大肌表面的胸肌筋膜，进入该肌及其深面的胸小肌，该二肌均为胸前神经支配。针的外侧有胸外侧动、静脉及胸长神经形成的血管神经束。针若再深进，入第三肋间结构，但应注意肋间动脉分出的上支和下支分别行于肋间肌之间上、下缘。在第三肋间结构的深处，依次还有胸横肌、胸内筋膜、胸膜壁层的肋胸膜，深面即是肺。以上层次均较薄，不得深进。

膏肓：皮肤→浅筋膜→斜方肌筋膜→斜方肌→菱形肌→第四肋间隙。皮肤由第三、四、五胸神经后支内侧支分布。肋间隙内的血管和神经走行的规律为：在肋间隙后部，即肋角内侧（后方），血管、神经位于每一肋间隙中间，其排列次序不定；在肋角前方，肋间动、静脉和神经进入肋间内肌和最内肌之间，紧贴肋沟前行，为肋骨下缘所保护，其排列顺序自上而下是动脉、静脉和神经。所以针经肋间结构时，应注意避开肋间血管和神经，但不能伤及其胸腔内相对应的胸膜腔、肺及肝。

［**功能**］膺窗：止咳宁嗽，清热消肿；膏肓：补虚益损，调理肺气。

［**主治**］膺窗：咳嗽，气喘，胸胁胀痛，乳痈。膏肓：肺痨，咳嗽，气喘，一般虚弱（灸），肩胛背痛。

［**刺法**］膺窗：斜刺或平刺0.5~0.8寸。膏肓：伏案坐位，向肩胛骨下斜刺0.5~1寸，肩胛部酸胀感；不宜直刺，防止过深。

［**备注**］膏肓：强壮穴之一，多用灸法，能使人体阳气康强。

（一）膺窗

● 现代应用

1.乳痈

取内关、肩井、膺窗，均患侧，用捻转泻法，留针30分钟。

2.产后缺乳

取内关、公孙、膻中、膺窗，针刺用补法，隔日1次。

3.乳腺增生

取膺窗、膻中、乳根、阿是穴、阳陵泉。气滞痰凝型加丰隆或足三里；气滞血瘀型加血海或膈俞。阿是穴施火针速刺,每日或隔日1次。

典型病例

例1:董某,女,30岁,本院护士。自诉:因受精神刺激后渐觉右乳房肿痛,乳汁减少已3天。用中药外敷及内服抗生素均无效。既往健康,现产后3个月。体格检查:营养良,脉浮数,舌苔薄黄,右乳房12点至3点处有2cm×2.5cm及1cm×2cm肿块2个,无波动感。诊为"急性乳腺炎"。针取:内关、肩井、膺窗,均右侧,用捻转泻法,留针30分钟。针2次后明显好转,疼痛减轻,乳汁增多,右乳房仅剩一个0.2cm×0.2cm肿块。又针1次痊愈。

按: 乳痈早期采用针灸治疗效果良好。内关疏肝解郁、宽胸利气;肩井为胆经之穴,可泻肝胆之火邪,是古人治本症的经验穴,可化瘀消肿;膺窗是胃经穴,为局部取穴,可消胃经之结滞,通调局部气血;故上穴合用而取效。

例2:赵某,女,26岁,产后约4个月,乳汁一直量少,曾服中药无效。患者食少气短,有时心悸,四肢无力易疲劳。体格检查:面色苍白,乳房柔软乳汁清稀,舌质淡红,脉细而缓。取内关、公孙、膻中、膺窗,毫针刺用补法,隔日1次。治疗3次,患者食量增多,乳汁增多,随访2个月,疗效巩固。

按: 本病属心脾两虚型,治则为补益心脾,通络下乳,用补法施针。方取内关、公孙助心脾而调整消化功能;刺局部膻中、膺窗益气通络。上方合用水谷得化,乳汁得生,本病自愈。

例3:孙某,女,38岁。1个月前发现左侧乳房有一圆形硬结,中等硬度,推之可移,乳房胀痛,每于经前加重,伴胸闷气短,时太息,舌淡胖,苔白腻,脉弦滑。经某医院检查,诊为"乳腺增生"。治疗:取膺窗、膻中、乳根、阿是穴、膈俞、阳陵泉。阿是穴施火针速刺,每日或隔日1次,10次为1个疗程。治疗1个疗程后,症状明显减轻,休息3天后,又继续治疗1个疗程,肿块、疼痛均消失,乳房柔软,经前胀痛亦消失而痊愈。

按: 本病属中医"乳癖"范畴,肝郁痰凝型,治则为疏肝理气,化痰消坚。火针具有温通经络,活血化瘀,消肿镇痛的作用。乳腺增生的病因一般不外气滞、血瘀、痰凝,经络气血郁阻聚结成核所导致,所选穴位加阿是穴火针速刺,可使气血调和,气顺痰消。

文献摘录

寒热短气,卧不安,膺窗主之。(《针灸甲乙经》)

膺窗主胸胁痈肿;又主肠鸣泻注。(《备急千金要方》)

(二)膏肓(俞)

● 现代应用

肺结核

取膏肓俞、肺俞、肾俞。膏肓俞斜刺,从背侧向前外方刺入,深0.5~1寸,局部酸胀有时扩散至肩胛部;肺俞直刺,微斜向脊柱,深0.5~1寸,两穴均可用灸法。肾俞灸。

● 古代应用

1. 灸讫补养

此穴灸讫,令人阳气康盛,当消息以自补养,取身体平复。……如觉气壅,可灸脐下气海、丹田、关元、中极四穴中一穴;又当灸足三里,引火气以实下。随病深浅,加以岁月将息,则

可保平复。(《灸膏肓腧穴法》)

按：膏肓俞为保健要穴，三大补穴（关元、足三里、膏肓俞）之一。灸之令人阳气康强。为预防气火上炎，可同时灸足三里穴。

2.哮喘

有贵人久患喘，夜卧不得而起行，夏月亦穿夹背心，予知是膏肓病也，令灸膏肓（俞）而愈。(《针灸资生经》)

按：喘久气虚，阳气不足，"阳虚则外寒"，迁延日久，积渐冰坚，遂成膏肓之疾。膏肓俞，灸能温肺补虚，善治羸瘦虚损，上气喘逆。《行针指要歌》："或针劳，须向膏肓及百劳。"指本穴以治虚劳为主。

3.虚劳

叶余庄，字元善，平江人。自云：尝病瘵疾，其居对桥，而行不能度。有僧为之灸膏肓穴，得百壮。后二日，即能行数里，登降皆不倦，自是康强。其取穴法，但并足垂手，正身直立，勿令俯仰，取第四椎下两旁同身寸各三寸。灸时以软物枕头覆面卧，垂手附身，或临时置身，取安便而已。其转为人灸，亦用此法，云皆有功。(《灸膏肓腧穴法》)

按：清代沈金鳌说："瘵者，劳也，劳困疲惫也。瘵者，败也，羸败凋敝业也。虚损痨瘵，其病相因。"根据损有余，益不足的原则，选用膀胱经腧穴膏肓俞，补虚抗痨，固气益损，是治疗诸虚百损的主要穴位，然针不及灸。

文献摘录

膏肓补虚劳。(《玉龙赋》)

膏肓岂止治百病。(《灵光赋》)

膏肓俞治梦失精。(《针灸资生经》)

膏肓二穴治病强，此穴原来难度量，此穴禁针多着艾，廿一壮亦无妨。(《玉龙歌》)

膏肓腧穴，无所不治，主羸瘦虚损，梦中失精，上气咳逆，狂惑忘误。(《备急千金要方》)

三十、膻中－厥阴俞

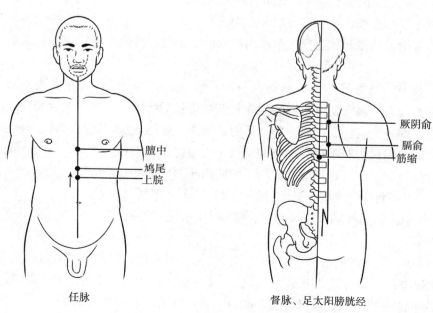

任脉　　　　　　　　　　　　　督脉、足太阳膀胱经

图 3-4-5　经穴图：膻中－厥阴俞；鸠尾－膈俞；上脘－筋缩

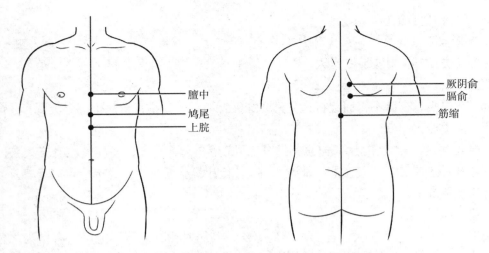

图 3-4-6　相对穴：膻中 – 厥阴俞；鸠尾 – 膈俞；上脘 – 筋缩

[概说]

膻中，广义指胸腔，狭义指心包。膻中穴，是前人依其所在部位（膻中）而命名的。是心包络之募穴，任脉、手足太阴、手足少阴经的交会穴，为气会。是治疗气病之要穴。主治气病，特别是上焦气机不畅所致的病证，以及心、肺、胸胁、乳、咽等脏腑器官病变。

厥阴俞，别名阙俞、阴俞；厥阴，指手厥阴心包。穴在肺俞、心俞之间，为手厥阴心包络气血输注之处，是治疗心、心包疾患的重要腧穴，故名厥阴俞。

[归经] 膻中 – 厥阴俞：任脉 – 足太阳膀胱经，前后阴阳相对。（见图 3-4-5）

[定位] 膻中：在胸部，当前正中线，平第四肋间隙。厥阴俞：第四胸椎棘突下，旁开1.5寸。（见图 3-4-6）

[进针层次]

膻中：皮肤→浅筋膜→胸部深筋膜→胸骨体骨膜。皮肤由第三、四、五肋间神经的前皮支重叠交织分布。心脏在胸前外侧壁的体表投影通常可由以下4点连线表示：右上点在右侧第三肋软骨上缘，距胸骨右缘约1cm处；右下点在第六胸肋关节；左上点在左第二肋软骨下缘，距胸骨左缘1.2cm处；左下点在左侧第五肋间隙，距锁骨中线内侧1~2cm，或距前正中线7~9cm。以右上点与右下点的连线，左上点与左下点的连线，右下点与左下点的连线，各连线略向外突即为心脏的体表投影。在此体表投影范围内的穴位，凡能深进胸腔者均应浅刺或斜刺，而不能盲目进针。

厥阴俞：皮肤→浅筋膜→斜方肌筋膜→斜方肌→菱形肌→骶棘肌。皮肤由第三、四、五胸神经后支重叠分布。该穴正对第四肋间隙。其结构包括肋间肌、肋间血管和神经。肋间肌由外向内可分为肌间外、内和最内肌。肋间最内肌菲薄，或不成层，肋间血管、神经通行于肋间内和最内肌之间，因最内肌不成为完整的一层（一般把此二层称为肋间内肌），所以胸膜炎时，可波及肋间神经，出现肋间神经痛的症状。胸腔内相对应的器官是胸膜腔及肺。

[功能] 膻中：利气，宽胸，通乳；厥阴俞：活血，理气，止痛。

[主治] 膻中：胸痛气喘，噎嗝呃逆，哮喘，咳嗽，产后乳少，乳痈。厥阴俞：心痛，心悸，胸闷，咳嗽，呕吐。

[刺法] 膻中：向下或向两侧沿皮刺0.5~1寸，胀痛感向附近扩散。厥阴俞：斜刺0.3~0.8寸。

[备注] 膻中：心包募穴；八会穴之气会。《灵枢·海论》："膻中者为气之海。"《针灸大成》："脏腑皆有俞在背，独心包络无俞，何也？曰：厥阴即心包络俞也。"

（一）膻中

● 现代应用

1. 心动过缓

取膻中穴，隔姜灸。每日1次，每次10壮。

2. 胸痛

取膻中穴，直刺，其针感沿任脉上行至璇玑，下行至巨阙处；针尖略向左右方向斜刺，针感走达左、右两乳外方处；针尖略向上方，针感沿任脉上行至天突穴。针刺得气后施泻法，留针30分钟。

3. 胸痹

法1：取膻中穴，隔姜灸。每日1次，每次10壮。

法2：取膻中穴，直接无疤痕灸。患者仰卧，在膻中穴直接（或涂以凡士林）放一艾炷，每个艾炷重约1g，底部直径20mm，用火点燃上端，自然燃烧至患者感觉灼热不能忍受时，更换新艾炷，共灸5壮，约30分钟。隔日1次，10次为1个疗程。艾灸治疗同时，口服或舌下含服复方丹参滴丸，每次10粒，每日3次。

4. 缺乳

取穴：膻中、少泽。膻中向两乳方向横刺，使针感走达乳部，得气后施泻法，留针30分钟；或用艾条温和灸。少泽用三棱针点刺。若产后即缺乳，宜把握治疗时机，在产后2~3天内及时治疗。

● 古代应用

1. 咳嗽

有一男子咳嗽，忽气出不绝声，病数日矣。以手按其膻中穴而应，微以冷针频频刺之而愈。（《针灸资生经》）

按：冷针即毫针，与温针对举。膻中属气会，居胸中，乃上焦之要穴。《难经》曰："上焦者……其治在膻中。"诸凡咳嗽气喘、胸满等气机疾患，此处常有酸胀压痛等反应，诊治皆有其用。

2. 膈气

壬申岁，行人虞绍东翁，患膈气之疾，形体羸瘦，药饵难愈。召予视之，六脉沉涩，须取膻中，以调和其膈；再取气海，以保养其源。饵元气充实，脉息自盛矣。后择时针上穴，行六阴之数，下穴行九阳之数，各灸七壮，遂痊愈。（《针灸大成》）

按：本案属气虚血流迟滞，取膻中、气海，疏导其气，乃为固本之治。

◉ 典型病例

例1：陈某，男，48岁。患者2年多来心前区不舒，胸闷气短，头晕体倦，精神不振，恶寒，口淡无味，纳差失眠，经中西医多方治疗无明显效果。体格检查：面色苍白，心率50次/分，律整，未闻及病理性杂音。舌淡胖大，苔薄白，脉缓。治以温阳散寒，宽胸益气，隔姜灸膻中穴。治疗3次症状好转；再治疗10次而愈，心率70次/分。随访1年未复发。

按：心动过缓多为素体阳气不足，心肺气虚，以致阴寒凝滞，胸阳痹阻。膻中穴为宗气之所聚，采用隔姜灸膻中穴，能温散胸中寒邪，寒散则阳升，胸阳得舒，心气复而愈。

例2：杨某，男，32岁。胸痛2个月。患者2个月前生气后出现胸部疼痛，痛窜两胁，以两侧乳旁疼痛尤甚，遇怒加重，甚则影响咳嗽及深呼吸，咽部梗阻，似有异物感，口干欲饮，短气乏力，舌质绛，苔黄腻，脉象弦数。针泻膻中、廉泉。依上法治疗2次即愈。

按：患者因生气致肝气郁结，气滞胸络，故出现胸痛。取膻中宽胸利膈，理气通络止痛；佐廉泉清咽利膈。

例3：雷某，女，38岁。胸中闷痛半年，加重10天。患者胸中憋闷而痛半年余，每遇情志不畅，或食寒凉食物尤甚。近10多天来加重，经药物、针刺治疗无效。心电图检查无异常，舌淡胖，苔薄白，脉沉细。治以温阳散寒，灸膻中10壮，3次而愈。随访半年未复发。

按：该病因于阳气不足，寒邪乘袭。灸能温阳散寒，消痞止痛。膻中是八会穴中的气会，为宗气之所聚；同时又为心包经之募穴；《灵枢·海论》："膻中穴主卒痛烦心。"认为胸痹、心痛可灸膻中穴百壮。故灸膻中而奏效。

例4：韩某，女，52岁。心慌胸闷，偶觉短暂胸痛3个月。患者3个月来，时常心悸，胸闷，气短，偶觉短暂胸痛，劳累或思虑过度后加重。平时疲倦，多汗。体格检查：面色㿠白，心律齐，心率86次/分，心脏各瓣膜听诊区未闻及病理性杂音。心电图示Ⅱ、Ⅲ、aVL导联ST段分别水平下移0.1mV、0.15mV、0.1mV。舌质黯淡，苔薄白，脉细弱。取膻中穴，直接无瘢痕灸。经治2个疗程后，临床症状消失，心电图正常。

按：本证为本虚标实。气血阴阳亏虚，心脉失养为虚；胸阳不振，心脉痹阻为实。艾灸温通经络，调和气血，无瘢痕灸，火力温和持久，缓缓透入肌肤深层，起到补虚作用。膻中是八会穴中的气会，又为心包经之募穴，行气活血，宽胸利膈。艾灸膻中，调养气血，温补心脉，正对气血阴阳亏虚，心脉失养之虚，灸穴结合，补虚泻实。

例5：杜某，女，27岁。缺乳8天。患者产后4个月，8天前因孩子患病忧愁抑郁，精神紧张，饮食减少，出现两乳胀痛，乳汁不行。脉缓，经用通乳药物治疗未效。治以理气通乳。针泻膻中、少泽。针后当天乳汁即行，次日乳汁通行如常。

按：缺乳在3个月内，针灸治疗有一定效果，亦有针疗1~3次而愈。本案患者情志抑郁，气机不畅，加之饮食减少，乳汁乏源，故缺乳。取泻膻中穴，宽胸利气，疏调气机，宣通乳络；配少泽，共奏理气通乳之效。

文献摘录

咳逆上气，唾喘短气不得息，口不能言，膻中主之。（《针灸甲乙经》）

或针气，膻中一穴分明记。（《行针指要歌》）

噎气吞酸食不投，膻中七壮除膈热。（《胜玉歌》）

无乳：膻中（灸）、少泽（补），此二穴神效。（《针灸大成》）

无乳膻中少泽烧。（《针灸聚英》）

（二）厥阴俞

文献摘录

胸膈中气，灸阙俞（厥阴俞别名阙俞）随年壮。（《备急千金要方》）

治逆气呕吐，心痛，留结胸中烦闷。（《铜人针灸经》）

主咳逆，牙痛，心痛，胸满呕吐，留结烦闷。（《针灸大成》）

厥阴俞、神门、临泣，治心痛。（《针灸资生经》）

三十一、鸠尾－膈俞

[概说]

鸠尾，穴在剑突下方，因胸骨剑突形似斑鸠之尾，故而得名。本穴为任脉之络穴，膏之原穴。功能宁心化痰，和胃降逆，主治心痛，胸痛，呕吐，呃逆，癫痫，惊狂，脏躁等。

膈俞，膈，指横膈，本穴内应横膈，故名膈俞。该穴内应横膈，又为八会穴之血会，具有和血止血、宽胸降逆，主治呕吐，呃逆，气喘等上逆之证，以及贫血、血瘀诸证等与血有关的疾病。

[归经] 鸠尾－膈俞：任脉－足太阳膀胱经，前后阴阳相对。（见图3-4-5）

[定位] 鸠尾：上腹部前正中线上，当剑胸结合部下1寸。膈俞：在第七胸椎棘突下，旁开1.5寸，约与肩胛骨下角相平。（见图3-4-6）

[进针层次]

鸠尾：皮肤→浅筋膜→腹部深筋膜→腹白线→腹内筋膜→腹膜下筋膜。皮肤由第五、六、七肋间神经的前皮支重叠交织分布。腹前壁由第七至十一肋间神经和肋下神经斜向前下方，行经于腹内斜肌和腹横肌之间，至腹直肌外侧缘处，进入腹直肌鞘，向前穿过腹直肌、腹直肌鞘前层，最后以前皮支终于皮肤，并在腹壁前正中线左右交织。上述神经在行经腹外侧壁时，均发出外侧皮支，分布于腹外侧壁皮肤。腹腔内，穴位下相对应的器官有肝、膈、胸腔、心脏与心包。不可盲目深刺。

膈俞：皮肤→浅筋膜→斜方肌筋膜→斜方肌→背阔肌→骶棘肌。皮肤由第六、七、八胸神经后支内侧支重叠分布。背阔肌由臂丛后束发出的胸背神经支配，该神经沿肩胛下肌腋窝缘下降，与肩胛下动脉的延续部——胸背动脉伴行至该肌。（参见厥阴俞）

[功能] 鸠尾：宁心安神，宽胸定喘，和胃降逆；膈俞：和血止血、宽胸降逆。

[主治] 鸠尾：癫狂，痫症，皮肤痛或瘙痒，哮喘，胸满，胃痛。膈俞：呕吐、呃逆，气喘、吐血等上逆之证；贫血，慢性出血性疾患，瘾疹，皮肤瘙痒，潮热，盗汗，血瘀诸证。

[刺法] 鸠尾：向上斜刺0.5~1寸；膈俞：斜刺0.5~0.8寸。

[备注] 鸠尾：任脉之络穴；《灵枢·九针十二原》："膏之原，出于鸠尾。"《灵枢·经脉》："任脉之别名曰尾翳。"膈俞：八会穴之血会。

（一）鸠尾

● 现代应用

1. 癫证（抑郁性精神病）

取鸠尾穴。患者仰卧，进针时嘱患者吸气，针尖方向略向上，斜刺1~2.5寸，针体轻转动，稍停针；得气后，将针体上提，留针10~15分钟；若未得气，行小幅度捻转，待气至，留针20分钟。针感当向下或向两胁肋肋放散，有时患者可见轻松愉悦感。隔日治疗1次。

2. 胃下垂

取鸠尾透肓俞。以8寸毫针垂直刺入鸠尾穴皮下，再以30°斜刺，捻转进针直达肓俞，待患者产生下腹抽掣感即留针，每5分钟行雀啄术1次，留针40分钟出针，令患者平卧或右侧卧位2小时。每周治疗2次。

3. 颈部软组织损伤

取穴：鸠尾。毫针向上斜刺0.5~0.8寸，使针感向上，抵膻中最佳。针刺得气后，令患者作颈部运动，幅度由小逐渐增大，疼痛减轻后，复调针感至膻中，再令患者颈部运动，疼痛消失后出针。

 典型病例

例1：姚某，女，19岁。精神抑郁2年，加重半年。患者2年前因所愿不遂，抑郁不畅，以后沉闷寡言，喜独处，有时神呆木鸡或自言自语。伴食少纳呆，大便秘，小便黄，烦躁，失眠。近半年来病情加重，妄闻妄想，甚至闻不悦耳之言则惊厥，有时四肢抽搐，每遇刺激或劳累时发作频繁。经多方求治，效果不显。治以理气化痰，开郁宁神。取鸠尾穴，进针时嘱患者吸气，针尖方向略向上，斜刺1~2.5寸，针体轻转动，稍停针。得气后，将针体上提，留针10~15分钟，隔日治疗1次。针刺6次后，神志清楚；续针15次后，精神言行正常。随访半年未复发。

按：患者由事不从愿，抑郁不解，痰蒙心窍。取任脉络穴鸠尾，为膏之原穴，有宁心安神、宽胸、解郁、豁痰之功，善治癫证。因癫证属阴，其病深日久，非深刺不能奏效。故取鸠尾，针刺深度达1~2.5寸，身体胖硕者，还可适当加深，中病得气为度。临床以此法治疗癫证，屡获良效。

例2：王某，男，42岁。胃脘隐痛，食后腹胀、腹部下坠3年。3年前，因饮食不节，胃脘绵绵作痛，食后腹胀、腹部有下坠感，久立、劳累后加重。伴消瘦，食少，乏力。舌淡胖，苔白润，脉沉细。治以健脾补肾，升阳益胃。取鸠尾透肓俞，每5分钟行雀啄术1次，留针40分钟出针，令患者平卧或右侧卧位2小时，每周治疗2次，共治疗4周，诸症悉除。

按：患者因饮食不节，损伤脾胃，脾失健运，胃失和降。取鸠尾，位在剑突之下，乃任脉络穴，内络胃府；肓俞乃肾经穴，主治腹痛腹胀。二穴相伍，取命火而生脾土，益清阳而举下陷，施以长针，辅以雀啄，重在激发脾胃之经气，滋补后天之不足。

例3：崔某，男，27岁。颈痛3天。患者3天前突感颈部疼痛，自认为扭伤颈部，3日来疼痛日渐加重，颈部转动愈加不便，躺卧翻身均觉困难，舌淡红，苔薄白，脉弦紧。C6、C7压痛明显。诊断：颈项软组织损伤。取鸠尾穴，毫针向上斜刺约0.5寸，得气后，令患者小幅度活动颈部约1、2分钟，疼痛缓解后复调针感上传至膻中，再令患者运动颈部，约2~3分钟后疼痛消失，出针。随访3个月未复发。

按：颈部气血阻滞，经气不通而痛。鸠尾为任脉络穴，可通调任督二脉的经气，温经散寒止痛。

文献摘录

鸠尾针癫痫已发，慎其妄施。(《玉龙赋》)

鸠尾独治五般痫，此穴须当仔细观，若然着艾宜七壮，多则伤人针亦难。(《玉龙歌》)

脱肛：灸鸠尾骨上七壮。(《外台秘要》)

百会鸠尾治痢疾。(《灵光赋》)

小儿脱肛患多时，先灸百会，次鸠尾……鸠尾能治五般痫，若下涌泉人不死。(《席弘赋》)

（二）膈俞

● 现代应用

1. 高血压病

取穴：膈俞。皮内针埋针。双侧埋针，视季节可留置3~5天。

2.贫血

取穴：膈俞、肝俞、三阴交。诸穴均用补法，留针30分钟，间断行针。

3.脱发

取穴：肺俞、膈俞、肾俞。用维生素B_{12} 100μg和硝酸士的宁1mg，每次选膈俞为主穴，肺俞、肾俞交替，穴位注射，隔日1次。

◎ 典型病例

例1：赵某，女，51岁。患高血压病约半年，伴头部发胀，目干。睡卧不宁。经用针灸、中药治疗，效不显，又恐西药副作用，遂来求针灸治疗。刻下：患者体胖，面色赤，舌红少苔，脉弦。测血压160/110mmHg。由于患者平时工作繁忙，治疗先用毫针为其针刺（见曲池透少海），然后用皮内针在膈俞穴埋植，5天1次。针刺、埋针2次后，血压145/100mmHg。治疗4次后，患者自述：头清眼亮，一切症状均已消除，色脉皆和，血压128/84mmHg。

按：膈俞皮内针埋植治疗高血压病为彭静山经验。高血压病属中医学"眩晕"范畴，肝阳上亢型，治则平肝潜阳。膈俞为八会穴之血会，擅治血病，中医认为本病为血气上逆所致，故膈俞调气血，降逆滋阴而愈。

例2：于某，女，37岁。术后面色爪甲苍白无华，血红蛋白90g/L。采用膈俞、肝俞、三阴交，针用补法，每日1次，针治10余次后，面色渐转红润，血红蛋白130g/L。

按：本病属中医"虚劳"范畴，脾肾两虚型，治则用健脾益肝肾，着重用补法施针。膈俞、肝俞补血调血；三阴交补益肝肾精血、健脾，脾健运使阴血生化有源。

例3：曹某，男，48岁。枕后头发脱落已多年。以膈俞为主穴，肺俞、肾俞交替，用维生素B_{12} 100μg和硝酸士的宁1mg，穴位注射，隔日1次。治疗约3周后长满新发。

按：本病属中医"斑秃"范畴。多因血虚生风或血燥，使发失濡养所致。肺主皮毛，肾其华在发，故治疗从肺肾论治，取肺俞、肾俞补益肺肾。膈俞为血会，生血养发。维生素B_{12}、硝酸士的宁注射液，以增强补益肺肾、营运气血之功。

☞ 文献摘录

此血会也，诸血病者，皆宜灸之。（《类经图翼》）

凄凄振寒，数伸欠，膈俞主之；背痛恶寒，脊强俯仰难，食不下，呕吐多涎，膈俞主之；大风汗出，膈俞主之。（《针灸甲乙经》）

胸胁胁痛，兼灸痰疟痞癖，更治一切失血症。（《医宗金鉴》）

三十二、上脘－筋缩

［概说］

上脘，因位于中脘穴之上，穴下是胃脘而得名。是任脉、足阳明、手太阳经的交会穴。胃病多在此穴出现压痛或异常反应。主治胃和上腹病，以及与胃有关的病证。治胃兼宽胸膈为本穴特点。

筋缩，穴两侧为肝俞，肝主筋，该穴主治痉挛、抽搐等筋脉挛缩之病，故名。功能疏筋缓急，镇惊息风，疏筋祛风为独擅。《金针梅花诗钞》："筋节挛缩者可使之不缩，如癫痫项强目上戴；筋节之缓纵者可使之收缩，如偏风四肢麻木不用等。"

［归经］ 上脘－筋缩：任脉－督脉，前后阴阳相对。（见图3-4-5）

［定位］ 上脘：在上腹部，前正中线上，当脐上5寸。筋缩：在背部，当后正中线上，第9

胸椎棘突下凹陷中。（见图3-4-6）

[进针层次]

上脘：皮肤→浅筋膜→腹部深筋膜→腹白线→腹内筋膜→腹膜下筋膜。皮肤由第六、七、八肋间神经的前皮支重叠交织分布。腹白线位于腹部前正中线上，由两侧的腹直肌鞘纤维彼此交织而成。脐以上的腹白线宽约1cm，脐以下则因两侧腹直肌靠近而变狭窄，甚或不明显。腹腔内，穴位相对应的脏器有肝、胃、胰等。

筋缩：皮肤→浅筋膜→胸背筋膜→棘上韧带→棘间韧带→弓间韧带→（硬膜外腔）。皮肤由第八、九、十胸神经后支的内侧支重叠交织分布。胸椎棘突较长，向后下方延伸，两个相邻棘突间有不同程度的重叠，尤以下部胸椎棘突间显著。针刺时严防刺伤脊髓。

[功能]上脘：和胃，利气；筋缩：平肝息风，宁神镇痉。

[主治]上脘：胃疾患，如呕吐、胃痛、食欲不振等；筋缩：癫狂，痫证，瘛疭，心痛。

[刺法]上脘：直刺1~1.5寸，局部酸胀感；上脘以上穴位进针均不宜过深，以免刺伤肝脏。筋缩：沿棘突间刺入0.5~1寸（仿大椎）。

（一）上脘

● 现代应用

贲门痉挛

取上脘、内关、公孙。上脘直刺1.5~2寸，上腹部胀重感；内关直刺0.5~1寸；公孙直刺0.5~1寸。平补平泻。

文献摘录

头眩病，身热汗不出，上脘主之。（《针灸甲乙经》）

心疼脾痛上脘先。（《胜玉歌》）

呕吐还需上脘疗。（《席弘赋》）

上脘中脘疗九种之心痛……九种心痛及脾疼，上脘穴内用神针，若还脾败中脘补，两针神效免灾侵。（《玉龙歌》）

发狂奔走上脘同起于神门。（《百症赋》）

（二）筋缩

● 现代应用

癫痫

取穴：筋缩，隔姜灸。

典型病例

例：王某，女，16岁。8年前患乙脑，痊愈后第4年出现癫痫，每隔1~2个月发作一次。发时突然倒地，四肢抽搐，双目上戴，咬牙，口角流涎，约10分钟后平复。平时意识清楚，生活正常。隔姜灸筋缩，灸感由脊柱上行至头，向头顶及其周围扩布，约15分钟感应消失，造成Ⅱ度烧伤。今已2年，未见发作。（周楣声）

按：癫痫多由肝肾不足，本元亏损，致肝风扇动，痰涎上逆，经气紊乱，清窍蒙蔽而成。筋缩主"癫疾狂走，痫病多言"，故取督脉穴筋缩平肝息风，宁神镇痉。

文献摘录

主癫疾狂走，脊急强，目转反戴，上视目瞪，痫病多言，心痛。(《针灸大成》)

脊强兮水道筋缩。(《百症赋》)

筋缩能叫筋不缩。(《金针梅花诗抄》)

三十三、神阙 – 命门 *

[概说]

神阙，为胎儿生命的根蒂，与人体内脏有密切的联系；为温阳（偏于温脾胃之阳）、回阳救逆的要穴。主治真阳虚衰，下元虚冷，胃肠虚寒，脾阳不足以及与此有关的病证和穴位所在处阴寒内盛、寒凝血结等的常用腧穴。本穴临床多用灸法。

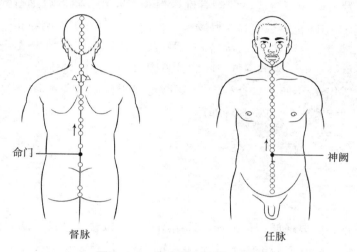

图 3-4-7 经穴图：神阙 – 命门

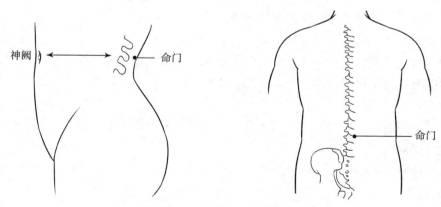

图 3-4-8 相对穴：神阙 – 命门

命门，具有补肾培元、温阳益脾和益火生土的作用，是补肾阳壮命门火的常用腧穴，主治肾阳虚衰的男女生殖、泌尿系统疾病和脾阳虚弱或脾肾阳虚的病证，以及督脉为病出现的项背强痛、脊柱疼痛和腰部疾患等。

[归经] 神阙–命门：任脉–督脉，前后阴阳相对。(见图3-4-7)

[定位] 神阙：脐的中间；命门：第二腰椎棘突下。(见图3-4-8)

[进针层次]

神阙：皮肤→浅筋膜→脐纤维环→腹内筋膜→腹膜下筋膜。皮肤由第九、十、十一肋神经的前皮支重叠交织分布。脐纤维环由致密结缔组织形成。该环连接于肝圆韧带（又名肝静脉索）和脐正中襞（又名脐尿管索）。在脐纤维环周围，有胸腹壁浅静脉、腹壁下静脉及深静脉的腹壁上、下静脉，附脐静脉、肋间静脉、腰静脉等属支，形成脐周静脉丛，该丛也是重要而广泛的侧支吻合途径。穴位深部，腹腔内对应的器官是大网膜、小肠襻。在第四腰椎体的前面，腹主动脉在下腔静脉的左侧，并分为左、右髂总动脉营养骨盆部和下肢。

命门：皮肤→浅筋膜→腰背筋膜→棘上韧带→棘间韧带→弓间韧带→（椎管）。皮肤由第一、二、三腰神经后支的内侧支重叠交织分布。弓间韧带（黄韧带）位于相邻两个椎弓之间，呈膜状，由弹力纤维组成，所以使脊柱有很强的弹性，以抵抗外力对脑的震动。针经上列结构，由黄韧带进入椎管。椎管上通颅腔，下连骶管。其前壁由椎体后面、椎间盘及后纵韧带形成；后壁则由椎弓及弓间韧带组成；两侧有椎弓根和椎间孔。管内容纳脊髓及其三层被膜。

[功能] 神阙：回阳固脱，益下元，调肠胃；命门：补肾强阳，调经止带，舒筋活络。

[主治] 神阙：水肿，肠鸣泄利，绕脐痛，脱肛，痫证；命门：头痛，身热，遗精，耳鸣，赤白带下，痫证，角弓反折，痃疟癥瘕，冷痹，腰腹引痛，小便频数。

[刺法] 神阙：因消毒不便，一般不针，多用艾条或艾炷隔盐灸；命门：向上斜刺0.5~1寸。

[备注] 神阙为保健要穴，具有强壮作用。

（一）神阙

● 现代应用

1. 虚脱

发热，大汗不止，体温降低，灸神阙。采用隔盐灸，以食盐填敷神阙穴，上置姜片，姜片以针刺数孔，大艾炷置姜片上施灸，不拘壮数，至汗止、肢体转温为度。

2. 惊风

纳盐于神阙穴，上置姜片，以大艾炷施灸。

3. 慢性支气管炎

取神阙，穴位敷贴。药用公丁香0.5g、肉桂5g、麻黄5g、苍耳子3g、白芥子4g、半夏3g。共研细末，用75%酒精调成糊状，贴于脐部。用纱布固定。24小时换药1次，10次为1个疗程。

4. 妇女更年期潮热汗出

指女性在绝经前后出现的潮热汗出症状，可同时伴有月经紊乱、眩晕、耳鸣、心悸、失眠等。神阙，穴位敷贴。药用五倍子、五味子、何首乌、酸枣仁各等份，共研细末。每次取药粉5~10g，用75%酒精调成糊状，敷于脐上，用胶布或纱布固定。24小时换药1次，10次为1个疗程。脐部皮肤薄，敏感度高，微血管丰富，渗透性强，敷药易吸收。

5. 急性胃肠炎

取神阙，隔姜灸。穴位消毒后，将食盐填入脐孔，以填平为度，上置厚0.3~0.4cm鲜姜片，姜片以针刺数孔，将约枣核大小艾炷置于姜片上点燃施灸，待艾炷燃至将尽时，易炷再灸。如有灼痛感，可将艾炷移至天枢穴继续施灸，每次灸3~8壮。

6. 痛经

法1：神阙，隔姜灸。穴位消毒后，以食盐填平脐部，然后将直径2.5~3cm生姜切成厚约0.25cm的片状，以针刺数孔，将高约1cm圆锥形艾炷放置在姜片上，点燃施灸，艾炷燃尽后，更换新的艾炷，每次灸10~12壮。若月经未来潮时疼痛或行第2疗程及以后，则在月经前3天治疗。每天1次，2~3次为1个疗程。

法2：神阙，熨敷。取大葱1500g、红萝卜500g、生姜20g、白酒50g。将大葱切段，红萝卜、生姜切片，放锅内炒至半熟，喷上白酒，散发蒸气，而后分成两份，一份留锅内保温备用，另一份用布包裹熨脐（神阙穴），凉后再换锅内一份，如此交替敷熨至脐以下出汗为止（一般4小时以上）。于月经前3~5天内应用，敷熨时用毛巾或被遮盖脐部以下，上半身不用遮盖以防出汗过多。

7. 小儿腹泻

神阙穴碘酒消毒，酒精脱碘，刺0.5寸，快进针，慢出针，轻按重提，不留针，每日1次，5日为1个疗程。

● 古代应用

1. 保健

旧传有人年老而颜如童子者，盖每岁以鼠粪灸脐中一壮故也。（《针灸资生经》）

按：神阙为保健要穴，强壮脾胃。脾胃为后天之本，气血生化之源，《脾胃论·脾胃盛衰论》：“百病皆由脾胃衰而生也。”脾胃强壮，则虽年老而“颜如童子”。

2. 蒸脐防病

五灵脂（八钱生用）、斗子青盐（五钱生用）、乳香（一钱）、没药（一钱）、天鼠粪（即夜明砂，二钱微炒）、地鼠粪（二钱微炒）、葱头（干者二钱）、木通（三钱）、麝香少许。上为细末，水和莜面作圆圈，置脐上，将前药末以二钱，放于脐内，用槐皮剪钱，放于药上，以艾灸之。每岁一壮。药与钱不时添换，依后开日时，取天地阴阳正气，纳入五脏，诸邪不侵，百病不入，长生耐老，脾胃强壮。（《针灸大成》）

3. 泄泻

例1：予尝久患溏利，一夕灸（据上文系用鼠粪灸脐中）三七壮，则次日不如厕（不解大便）。连数夕灸，则数日不如厕。（《针灸资生经》）

例2：予旧苦脐中疼，则欲溏泄，尝以手中指按之少止，或正泻下，亦按之，则不疼，他日灸脐中，遂不疼矣。后又尝溏利不已，灸之则止。凡脐疼者，宜灸神阙。（《针灸资生经》）

按：《景岳全书·泄泻》：“泄泻之本，无不由于脾胃。”神阙位居脐中，健脾和胃理肠。灸神阙治泄泻，临床屡治不爽，以脾肾阳虚者更佳。

4. 痢疾

方荫山治一小儿，八岁，患滞下（即痢疾），每夜百度，食入即吐。乃以熟面作果，分作二片，以一片中空之，用木鳖子三个，去壳，捣如泥，加麝香三泥，填入果心，贴脐上，外以帕系定，用热鞋熨之，待腹中作响，喉中知有香气，即思食能进，是夜痢减大半。二三日渐愈，后以此法治噤口痢多验。（《名医类案》）

按：久痢伤正，致胃虚气逆，则胃不纳食，而成噤口痢。治宜健脾和胃为主。神阙，穴当脐中，艾灸以温中健脾，调补肠胃。脾健胃和，则噤口痢可愈。

5. 中风后遗症

例1：予年逾壮（超过壮年），觉左手足无力，偶灸此（指神阙穴）而愈。后见同官说中风人多灸此，或百壮或三五百壮，皆愈。（《针灸资生经》）

按：人逾壮年，阳气渐衰，故觉手足无力，见于一侧，则为半身不遂之先兆。神阙位于脐中，脐为生命之根蒂，真气所系，灸之可温补阳气。

例2：徐伾卒中不省，得桃源（县名，在湖北省，沅江下游）簿（主簿，官名）为灸脐中百壮始苏。更（经过）数月，乃不起。郑纠云：有一亲卒中风，医者为灸五百壮而苏，后年逾八十。向使徐伾灸至三五百壮，安知其不永年耶？（《针灸资生经》）

按：本例为中风脱证。根据"孤阴不生，独阳不长"的阴阳互根原理，元阳外脱必从阴救之。任脉为阴脉之海，取其神阙，又因穴当脐中，为真气所系，元神所注。艾灸以回垂绝之阳，阳气复则苏矣。

6. 淋浊

文学道卿，传治血淋方，独蒜一枚，山栀子七枚，盐少许，三物共捣如泥，贴患人脐上。所亲患血淋二年余，殊甚，诸医治之罔效。一日，张过视，谩（随便）试以前方，即时去紫血黑片碗许，遂愈。（《名医类案》）

按：此法即穴位敷贴。神阙穴位于脐中，脐部皮肤薄，微血管丰富，渗透性强，敷药易吸收；穴有益气回阳、培元固本、滋阴养血作用。取穴位和药物的双重作用，神阙是常用的穴位敷贴部位，即"敷脐疗法"。

典型病例

例：杨某，男，4岁。患儿在一天深夜，突然仰卧地上不起，面色苍白，两目闭合，手足逆冷，鼻息已无，脉绝。说明阳气欲绝。急宜回阳救逆。纳盐于神阙穴，上置姜片，以大艾炷施灸，灸10余壮后，即见患儿鼻翼扇动，嘘气一声，似有所觉。继续灸治共30余壮，面色转变，两目张开，手足渐温，脉搏复起，呼吸亦趋于正常。再予灸足三里，补中益气，调理脾胃功能，以善其后。（赵尔康）

按：赵氏认为凡是阳气欲绝之证，均属灸治范围，只要生机尚存，按上法灸治，即能起到转危为安之功。

文献摘录

水肿大平脐，灸脐中……肠中常鸣，时上冲心，灸脐中；绝子灸脐中，令有子。（《针灸甲乙经》）

主治百病；及老人虚人泻泄，又治产后腹胀小便不通，小儿脱肛等症。（《医宗金鉴》）

阴证伤寒中风，不省人事，腹中虚冷伤惫，肠鸣泄泻不止，水肿鼓胀，小儿乳痢不止，腹大风痫，角弓反张，脱肛，妇人血冷不受胎者，灸此永不脱胎。（《针灸图翼》）

（二）命门

● 现代应用

1. 淋证（血尿）

取穴：血愁、命门。血愁为奇穴，第二腰椎棘突上。以上二穴，每次灸1穴，间日1次，先上后下，轮换用麦粒大小艾炷灸治，每穴每次5壮，灸治6次为1个疗程。休息1周，再行下1疗程。（朱汝功）

2. 皮肤瘙痒症

取命门为主穴，配耳背静脉、头部督脉穴、十二经脉之井穴、荥穴点刺放血。命门，用30号1寸毫针，垂直进针0.5~1寸，得气后行捻转补法，留针2小时，隔半小时行针1次；在患者耳背部寻找走行清晰的静脉，每次选1条，用三棱针从血管远端放血3~4滴，两耳交替；另取30号1寸毫针快速点刺头部督脉穴及十二经脉井穴、荥穴，从上到下，以隐隐出血为度。期间嘱患者饮热水800ml，使周身微微汗出。每周治疗2次，主穴不变，配穴交替使用，10次为

1个疗程，每疗程间隔1周。

● 古代应用

1. 肠风便血

例1：近李仓患肠风，市医以杖量脐中，于脊梁当脐处灸，即愈。予因此为人灸肠风，皆除根。(《针灸资生经》)

例2：虞恒德治一男子，四十余，素饮酒无度，得大便下血症，一日如厕二三次，每次便血一碗。以四物汤加条芩、防风、荆芥、白芷、槐花等药，连日服之不效。后用橡斗烧灰二钱七分，调入前药汁内服之，又灸脊中对脐一穴，血遂止，自是不发。(《名医类案》)

例3：陆氏《续集验方》：治下血不已，量脐心与脊骨平，与脊骨上灸七壮，即止。如再发，即再灸七壮，永除根。目睹数人有效。余常用此灸人肠风，皆除根，神效无比。然亦须按此骨突酸痛方灸之，不痛则不灸也。但便血，本因肠风，肠风即肠痔，不可分为三，或分三治之，非也。(《医说续编》)

按： 肠风便血由胃肠之络脉受损所致。多由于脾胃虚寒，中气不足，统血无力；或饮酒无度，损伤脾胃，脾胃虚衰，失其健运统摄之职而血溢脉外。艾灸命门升举阳气，固摄下元，气温则能摄血，血摄则便血自止。也有因肠道湿热，或饮酒滋生湿热，熏灼血络而致，艾灸命门清化湿热，凉血止血。《医学入门》："虚者灸之，使火气以助元气也；实者灸之，使实部随火气发散也；寒者灸之，使其气复湿也；热者灸之，引郁热外发，火就燥之义也。"

🌀 典型病例

例：王某，男，12岁。血尿1年半。患儿平素喜蹦好跳，1年半前感觉头晕，腹部酸痛，到某医院治疗，尿常规：红细胞满视野。服中药3个月，复查尿常规：红细胞20个/高倍视野，症状未减。停服中药，前来针灸治疗。体格检查：小便频数，色淡红，头晕腰酸，面色苍白，形体消瘦，脉细，舌苔薄，尖红。尿常规：红细胞20个/高倍视野。诊断：淋证（血尿），血淋。治则：固摄下元，温补肾阳。治疗取血愁、命门。每次灸1穴，间日1次，先上后下，轮换用麦粒大小艾炷灸治，每穴每次5壮，灸治6次为1个疗程，1个疗程后，尿常规：红细胞4~6个/高倍视野，白细胞0~2个/高倍视野。2个疗程后，尿常规：红细胞（－）。再灸1个疗程巩固疗效。停治1个月后复查尿常规，红、白细胞均未找到。随访1年未再发。(朱汝功)

按： 血尿分虚实二类，实者多属暴起，尿色鲜红，尿道有热涩感觉；虚者多属病久不愈，尿色淡红而无热涩之感。在治疗上前者以清热泻火，滋阴凉血为主，后者应以温补肾阳，升举固摄为主。该患者小便频数，色淡红，无热涩感，头晕腰酸，面色苍白，形体消瘦，病程已有一年半，以虚证论治，取督脉之命门穴，用艾灸以升举阳气，固摄下元，气温则能摄血，血摄则尿血自止。血愁，可治疗一切血证。督脉统摄全身阳气，故血愁、命门同用，起相辅相成的作用。

🕊 文献摘录

主头痛如破，身热如火，汗不出，寒热痎疟，腰脊相引痛，骨蒸，五脏热，小儿发痫，张口摇头，身反折角弓。(《针灸大成》)

肾败腰虚小便频，夜间起止苦劳神，命门若得金针助，肾俞艾灸起遭迍。(《玉龙歌》)

（三）神阙、命门同用

[**主治**] 白带，疟疾，癃闭，泄泻。

[**刺法**] 神阙：因消毒不便，一般不针，多用艾条或艾炷隔盐灸；命门：向上斜刺0.5~1寸。

● 现代应用

1. 白带增多

取穴：命门、神阙、中极。用艾条温和灸，每穴10~15分钟。隔日1次，10次为1个疗程。

2. 疟疾

穴位敷贴。取神阙、命门，于疟疾发作前6小时贴。药用阿魏1钱、细辛8分、干姜1钱、白川1钱、肉桂5分、白芥子2钱，共研细末，瓶贮备用。用中等大膏药2张，取上药粉6分，分上2张膏药内，每张3分。再取斑蝥2只，去头、足、壳，压碎，每张膏药放1只。贴24小时后撕下，如第一次未愈，可续贴第二次，仍按前法。

3. 癃闭（尿潴留）

取穴：神阙、气海、命门。用药条太乙灸治疗，首先用软纸7张覆盖在穴位上，然后每穴实按灸。

4. 泄泻（慢性肠炎）

取穴：命门、神阙、水分、天枢、气海、脾俞、肾俞、章门。十字灸（神阙、水分、天枢、气海），用大艾炷灸3~7壮，余穴均用针刺补法加灸。隔日施术1次。

典型病例

例1：王某，女，47岁。白带增多3年，加重半年。患者带下清冷，量多，淋漓不断，伴腰脊疼痛，小腹凉，舌淡，苔白，脉沉迟。治疗取命门、神阙、中极。用艾条温和灸，每穴10~15分钟。隔日1次，10次为1个疗程，治疗1个疗程，痊愈。

按：本证属肾阳不足，治宜温肾培元，固涩止带。取命门补肾强阳，固涩止带；神阙益下元。二穴同用，共达温肾培元，固涩止带之功。《类经图翼·针灸要览》："淋带赤白：命门、神阙、中极各七壮。"

例2：朱某，男，5岁。病发4次，间日1作，发则寒热交加，体温高达40℃，甚则痉厥，服药不能合作。治疗取神阙、命门，于疟疾发作前6小时进行穴位敷贴，1次而愈。

按：取温药补火助阳，阿魏、斑蝥祛风杀虫。该药不能内服，借穴位以运行于体内。因神阙、命门，一任一督，一阴一阳，一前一后，任督二经分行一身之前后，为阴、阳经之海，因此二经合治，阴阳交泰，则百脉皆和，使邪气去，真气留，速获痊愈。

例3：戎某，女，58岁。术后尿闭12天。患者12天前接受了长达8小时的视网膜修复术，术后即出现小溲点滴不出，腹部膨隆，需导尿或留置导尿管方能助其排尿。用新斯的明以及针刺、艾条灸、热敷、按摩等多种方法均未奏效，苦不堪言。体格检查：膀胱充盈，小腹胀满（距上次导尿时间为14小时），面容疲惫，头汗大出，手足发凉。因排尿困难，不敢饮水，唇口焦干，舌淡，苔白，脉沉弱。诊断：癃闭（尿潴留），辨证为肾阳衰惫。治则：温阳益气，补肾利尿。治取：神阙、气海、命门；用药条实按灸。灸3壮后出现尿意，因卧床排尿不便，改为坐位，即有尿液淋漓；再覆纸实按灸命门穴，立即出现间断排尿。实按3壮，排尿3次。共排尿约100ml，腹部胀感有所减轻。4小时后用本法再灸神阙穴3壮，排尿约500ml。次日晨起即能自行排尿，但排尿不畅，有淋漓不尽感，仍用本法，灸神阙、气海、命门、肾俞，每穴3壮，上下午各1次，第3日排尿完全正常。

按：患者由于手术时间过长，又年近花甲，体力不支，肾气虚损，三焦、膀胱气化失调，水道通调受阻，致使小便点滴不下。治当补益元气，调理气机，通调水道，故选神阙、气海、意在助阳理气；肾俞、命门补肾助阳，以助膀胱、三焦气化。神阙、命门，一任一督，任督二经分行一身之前后，为阴、阳经之海，因此二经合治，阴阳交泰，则百脉皆和。实按灸法有瞬间热刺激的特点，使患者接受的是短暂而强烈的刺激，有利于祛除实邪，消导阻滞。该例属本虚标实，此种疗法体现了祛邪扶正的特点。

例4：李某，女，44岁。每日清晨腹中作痛，继则肠鸣泄泻1年余。患者于1年前即有泄泻之证，经某医院诊为慢性肠炎，服用小檗碱片、养脏汤、四神丸及参苓白术散均未见效。每日清晨之际，开始腹中微微作痛，继则肠鸣，入厕后症状缓解。伴有腰、腹及下肢冷，畏寒，食欲不振。体格检查：神志清楚，面色萎黄，腹部平坦，按之柔软，肝脾未触及。诊为泄泻（慢性肠炎），辨证为肾虚火衰，脾阳不振。治则：温补肾阳，健脾止泻。治疗取命门、神阙、水分、天枢、气海、脾俞、肾俞、章门。用大艾炷十字灸（神阙、水分、天枢、气海），灸3~7壮，余穴均用针刺补法加灸。隔日施术1次，4次后，肠鸣泄泻止，腹痛消失；继针5次，腰、腹及下肢俱觉温暖，精神振，食欲倍增；共针灸12次痊愈。

按：命门、肾俞壮肾阳益命火；神阙合脐周诸穴，温补中气，升阳益胃而助运化；命门、神阙，一任一督，任督分行一身之前后，为阴、阳经之海，因此二经合治，通调任督，平衡阴阳；脾之俞募穴章门与脾俞相配，健脾培土振脾阳。诸穴合用，针灸并施，使肾阳壮、脾阳复，泄泻得愈。

🕊 **文献摘录**

淋带赤白：命门、神阙、中极各七壮。（《类经图翼》）

三十四、关元 – 小肠俞

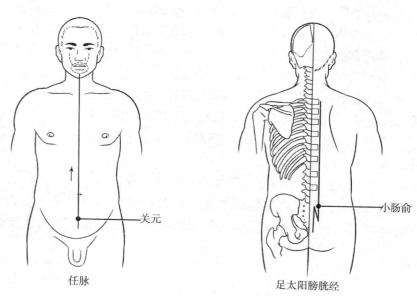

图 3-4-9　经穴图：关元 – 小肠俞

[**概说**]

关元，因其位于人身阴阳元气交关之处，又能大补元阳而得名。是足三阴经、任脉的交会穴，小肠募穴，强壮要穴（偏于温补肾阳）。小肠腑病、下元虚冷和男女生殖、泌尿系统一些病证，多在此穴出现压痛或异常反应。主治下焦、中焦、小腹、小肠腑病以及男女生殖、泌尿系统疾病。对于真阳虚衰、脏腑虚惫的病证，有一定功效。《类经图翼》论述本穴的重要性时指出：“此穴当人身上下四旁之中，故又名大中极，乃男子藏精，女子蓄血之处。”主治“诸虚百损”。

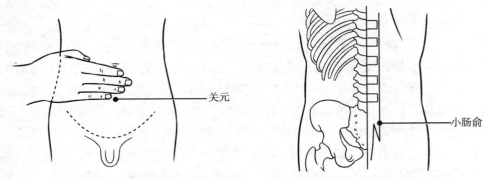

图 3-4-10　相对穴：关元 - 小肠俞

小肠俞，小肠，指小肠腑。本穴内应小肠，为小肠之气转输之处，是治疗小肠疾患之重要腧穴，故名。

[**归经**] 关元 - 小肠俞：任脉 - 足太阳膀胱经，前后阴阳相对。（见图 3-4-9）

[**定位**] 关元：在下腹部，前正中线上，当脐下 3 寸。小肠俞：在第一骶椎棘突下，旁开 1.5 寸，约平第一骶后孔。（见图 3-4-10）

[**进针层次**]

关元：皮肤→浅筋膜→腹部深筋膜→腹白线→腹内筋膜→腹膜下筋膜→脐正中襞。皮肤由第十一、十二胸神经和第一腰神经前支的前皮支重叠交织分布。该穴位腹腔内相对应的器官是小肠、乙状结肠等。

小肠俞：皮肤→浅筋膜→背阔肌筋膜→背阔肌→骶棘肌。皮肤由第五腰神经和第一、二骶神经外支的后侧支重叠分布。骶神经后支共 5 对，第一至第四对分别由骶后孔穿出，布于髂后上棘至尾骨尖，臀部内侧的皮肤。第一至第三对骶神经后支称臀中皮神经。第 5 对骶神经和尾神经不分支，从骶骨裂孔穿出，分布于覆盖尾骨的皮肤。

[**功能**] 关元：培肾固本，调气回阳；小肠俞：调肠腑，祛湿热，健腰腿。

[**主治**] 关元：遗尿，小便频数，尿闭，腹痛，泄泻，痢疾，遗精，阳痿，疝气，月经不调，痛经，带下，不孕，中风脱证，虚劳。小肠俞：遗精，遗尿，尿血，尿痛，带下等泌尿生殖系统疾病；腰骶痛；腹泻；便秘。

[**刺法**] 关元：直刺 1~2 寸；小肠俞：直刺或斜刺 0.8~1 寸。

[**备注**] 关元：小肠募穴；本穴有强壮作用，为保健要穴，是男子藏精，女子蓄血之处，无论男性、女性，本穴都有很好的培元固本，强身健体作用。小肠俞：小肠之背俞穴。

（一）关元

● 现代应用

1. 痛经

取关元穴温和灸。于月经来潮前 3~5 天，每日温和灸关元 15~20 分钟，至月经来潮，视痛经好转情况可连灸 2~3 个月经周期。愈后再灸 1 个周期巩固。

2. 闭经

取关元穴，用胡椒、丁香、肉桂粉隔药灸。

3. 崩漏

取关元穴，隔姜灸。用艾绒50g，捏紧呈球状，取直径较艾绒球大约3cm的鲜姜片，中间用针刺数孔。患者仰卧，将姜片置关元穴上，上置艾绒球，点燃，以患者觉灼痛，皮肤红润为度。每日1次，3次为1个疗程。

4. 病体弱

取关元、足三里，用灸法。

● **古代应用**

1. 衄血

一人患脑衄，日夜有数升，诸药不效。余为针关元穴，入二寸，留二十呼。问病人曰："针下觉热否？"曰："热矣。"乃令吸气出针，其血立止。（《扁鹊心书》）

按： 衄血多由火热迫血妄行所致。而失血过多，又致正气亏虚，血失统摄。关元为任脉穴，灸之培肾固本，益气养血。正气充足，气能摄血则出血可止。

2. 咽喉肿痛

例1：一人患喉痹，颐颔粗肿，粥药不下，四肢厥冷，六脉沉细，急灸关元穴二百壮，四肢方暖，六脉渐生，但咽喉尚肿，仍令服黄药子散，吐出稠痰一合乃愈，此治肾也。（《扁鹊心书》）

例2：一人患喉痹，六脉细，余为灸关元穴二百壮，六脉渐生。一医曰：此乃热证，复以火攻，是抱薪救火也。遂进凉药一剂，六脉复沉，咽中更肿，医计穷。用尖刀于肿处刺之，出血一升而愈。盖此证忌用凉药，痰见寒则凝，故用刀出其肺血，而肿也随消也。（《扁鹊心书》）

按： 窦材认为喉痹之症，多由肺肾阴虚，风寒客之所致。令人颐颔粗肿，咽喉闭塞，汤药不下。治疗之法，重在肺肾，必先开豁痰涎。痰涎既涌，咽喉自然通快，然后再视轻重施治。姜、附、灼艾，诚为治本之法，但人多畏之，不肯为用。殊不知肺肾阴虚，虚火上攻，此乃无根之火，断不可用白虎等剂。盖一味寒凉，痰见寒则凝，既有外邪，亦致冰伏，若元本亏损，未有不闭闷而毙者。择关元温阳散结，消痰利咽。所以灼艾者，乃热因热用，若谓其抱薪救火，则非也。但唯泥灼艾而弃他法，亦非。法当审因论治，方保无虞。

3. 肾厥

一人因大恼悲伤得病，昼则安静，夜则烦悁，不进饮食，左手无脉，右手沉细，世医以死证论之。余曰：此肾厥病也，因寒气客脾肾二经，灸中脘五十壮，关元五百壮，每日服金液丹、四神丹，至七日，左手脉生，少顷，大便下青白脓数升许，全安。此真气大衰，非药能治，惟艾火灸之。（《扁鹊心书》）

按： 寒为阴邪，易伤阳气，寒客脾肾二经，致脾肾阳虚，真气大衰。艾灸关元，温肾补脾，调气回阳。

4. 郁证

一人功名不遂，神思不乐，饮食渐少，日夜昏默，已半年矣，诸医不效。此病药不能治，令灸巨阙百壮，关元二百壮，病减半，令服醇酒，一日三度，一月全安。盖醺酣忘其所慕也。（《扁鹊心书》）

按： 心藏神，神思不乐，当虑其心。日夜昏默，乃阴盛于阳也。灸关元，温阳益气，除阴霾沉郁之气；灸巨阙，清心窍宁神志。并以醉酒陶情，弃其所慕，病竟愈，此公独有之治妙哉。

5. 腹胀

一人饮冷酒，吃生菜，成泄泻，服寒凉药反伤脾气，致腹胀。命灸关元三百壮，当日小便

长，有下气，又服保元丹一斤，十日即愈。再服全真丹，永不发矣。(《扁鹊心书》)

按：恣食生冷，损伤脾胃，更服寒凉之品，损伤益甚。水湿内生，气机失和，以致脘腹胀满，在所难免。灸关元，可除寒湿阴冷，调元散邪，分清别浊。故湿邪得化，气机得和，当日气下胀消，亦属意料之中。

6. 休息痢

一人患休息痢已半年，元气将脱，六脉将绝，十分危笃。予为灸命关三百壮，关元三百壮，六脉已平，痢已止。两胁刺痛，再服草坤丹、霹雳汤方愈。一月后，大便二日一次矣。(《扁鹊心书》)

按：下痢日久，脾气大损，元气将脱，急宜回阳固脱。命关，即食窦穴，健脾胃；关元为任脉穴，为阴中有阳之穴，艾灸关元，温肾培本，调气回阳。《景岳全书·新方八阵》："善补阳者，必于阴中求阳，则阳得阴助而生化无穷。"

7. 腰痛

一老人腰脚痛，不能步行，令灸关元三百壮，更服金液丹，强健如前。(《扁鹊心书》)

按：老年肾气衰，又兼风寒客之，腰脚作痛。治宜温补，兼逐风湿。灸关元者，固肾培本，祛寒除湿，亦寓《素问·阴阳应象大论》"阳病治阴"之理。

8. 半身不遂

一人病半身不遂，先灸关元五百壮，一日二服八仙丹，五日一服换骨丹，其夜觉患处汗出，来夜病减四分，再月痊愈。再服延寿丹半斤，保元丹一斤，五十年病不作。千金等方不灸关元，不服丹药，惟以寻常药治之，虽愈难久。(《扁鹊心书》)

按：肝肾阴虚，风阳内动，挟痰走窜经络，经络不畅，而致肢体废不能用。关元属任脉，任脉为阴脉之海，关元又有培补下元，益气滋阴养血之功能，艾灸关元以滋阴潜阳，息风通络。

9. 痿证

一人身长五尺，因伤酒色，渐觉肌肉消瘦。予令灸关元三壮，服保元丹一斤，自后大便滑，小便长，饮食渐加，肌肉渐生，半年如故。(《扁鹊心书》)

按：酒色伤身，精损难复，致肾中水亏火旺，筋脉失其营养，而成痿证。治宜补益肝肾，滋阴清热。关元属任脉穴，足三阴经之会穴，艾灸关元，能温下焦，固下元，滋阴养血；达补益肝肾，滋阴清热之目的。

10. 虚劳

例1：一妇人伤寒瘥后，转成虚劳，前医下冷药，损其元气故也。病人发热、咳嗽、吐血、少食。为灸关元二百壮，服金液、保命、四神、钟乳粉，一月痊愈。(《扁鹊心书》)

例2：胡念庵治王在庭之室，病虚劳十余载，喘促吐沫，呕血不食，形体骨立。诸医束手。诊之，见其平日之方，皆滋阴润肺湿平之剂。曰："以如是之病，而乃用如是之药，自然日趋鬼趣，焉望生机？独不思仲景云：咳者则剧，数吐涎沫，以脾虚也。又昔贤云：肾家生阳，不能上交于肺则喘。又云：脾虚而肺失生化之源则喘。今脾肾败脱，用药如此，焉望其生？"乃重投参、芪、姜、附等，二剂而喘定。缘泄泻更甚，再加萸、蔻十余剂，而病减十七。又灸关元，因畏痛，只灸五十壮，迄今十余年，而形体大壮矣。(《扁鹊心书》)

按：虚劳是由多种原因所致的，以脏腑亏损，气血阴阳不足为主要病机的多种慢性衰弱证候的总称。关元为任脉穴，足三阴之会穴，三焦元气所出，干系命门、真阳，为阴中有阳之穴，又为全身之强壮穴要穴。艾灸关元能振奋脏腑功能，培肾固本，调气回阳；达益气养血，滋阴温阳之目的。

11. 邪祟

一妇人病虚劳，真气将脱，为鬼所着。余用大艾火灸关元，彼难忍痛，乃令服睡圣散三钱，复灸至一百五十壮而醒，又服又灸，至三百壮，鬼邪去，劳病亦瘥。（《扁鹊心书》）

按： 脏腑亏损，气血阴阳不足，真气将脱。"为鬼所着"是真气欲脱之象，非鬼也。艾灸关元，温下焦，益肾气，回阳固脱，阳气复而醒；关元又为保健要穴，具有强壮作用，调补五脏，温阳益气，滋阴养血，故劳病亦瘥。

12. 头痛发热

李士材治吴门周复庵，年近五旬，荒于酒色，忽头痛发热。医以羌活汤散之，汗出不止，昏晕不醒。李灸关元十壮而醒。（《古今医案按》）

按： 头痛发热，羌活汤散之不当，致使虚阳外浮，汗出不止，昏晕不醒。关元为任脉与足三阴之会穴，三焦元气主所出，干系命门、真阳，为阴中有阳之穴，灸之有温下焦、益肾气、回阳固脱等作用。

典型病例

例1：何某，女，40岁。停经半年。患者平素身体健康，经行正常，上次行经时，因受凉，经水骤停，迄今半载。伴腰酸背痛，四肢倦怠，少腹冷，喜温喜按，时觉恶风头痛，白带绵绵，无色无味，舌淡，苔薄白而腻，脉沉缓。治以温经散寒，行气通经。用胡椒、丁香、肉桂粉隔灸关元穴，共6壮。次日患者来告经水已行。

按： 闭经原因不外虚实两端。虚者，多因肝肾不足，精血两亏，或气血虚弱，血海空虚；实者，多因气滞血瘀，痰湿阻滞，冲任不通，经血不得下行。故《金匮要略·妇人杂病》："妇人之病，因虚、积冷、结气为诸经水断绝。"该患经行期间，荣卫不固，寒邪乘入，造成气滞血瘀，寒凝经脉，冲任不通，经血不得下行。肉桂、丁香、胡椒均为辛温之品，能温经散寒止痛；关元穴乃是三阴经与任脉之交会穴，三焦之气所生之处，为全身强壮穴之一，复借艾火之辛散温通走窜之力，合而壮元阳、温经散寒，使寒邪散，任脉畅，地道乃复通矣。

例2：王某，女，32岁。经血时多时少，淋漓不断2个月。患者2个月来，经血时多时少，淋漓不断，色鲜红，伴倦怠乏力，心烦，手足心热，口干，面色无华，舌淡，苔薄白，脉细数。经用黄体酮及止血药治疗未效。治疗采用隔姜灸关元穴。治疗2次，血止而愈。随访半年未复发。

按： 关元穴属三阴经与任脉交会穴，为全身强壮穴之一，艾灸关元，温煦气血，透达经络，冲、任、督三经并调，振奋脏腑功能，激发机体阳气，扶正止血。灸能助阳气，达阳生阴长之效。不仅对虚寒型疗效好，对阴虚有热者疗效亦佳。

文献摘录

小便不禁关元好。（《席弘赋》）

消渴：关元穴用灸法，可累积灸至二百壮……腰髋髀作痛：关元灸百壮。（《扁鹊心书》）

气癃尿黄：关元及阴陵泉主之。（《针灸甲乙经》）

（二）小肠俞

文献摘录

腰脊痛：小肠俞、中膂俞、白环俞。（《备急千金要方》）

短气：小肠俞、鱼际、大陵、肝俞。（《针灸资生经》）

（三）关元、小肠俞同取

[**主治**] 便血。

[**刺法**] 关元：直刺0.8~1.2寸；小肠俞：直刺或斜刺0.8~1.2寸。

● 现代应用

便血

取穴：关元、小肠俞、大肠俞、承山、太白。针刺得气后平补平泻，留针30分钟，中间行针1次。

典型病例

例：刘某，男，31岁，干部。便血吐血，腹痛，不能进食5天。患者5天前出现便血，便血量大色黑，吐血，伴头晕目眩，困倦异常。体格检查：面色萎黄，形体消瘦，声音低微，疲乏倦怠，四肢有瘀斑，舌质淡红，苔厚，脉虚芤而数。治疗先以命门、神阙穴交替施灸，3次后针灸并施。针刺取关元、小肠俞、大肠俞、承山、太白。针灸治疗10次痊愈。

按：本病属于中医"便血"范畴，脾胃虚寒型，治则健脾温中，养血止血。大肠俞、小肠俞分别为大小肠之背俞穴，两穴均为治疗便血的常用穴，清肠泄热；太白为脾经之原穴，补脾摄血；承山和肠止血；关元培补元气。又关元、小肠俞为俞募配穴，阴阳相济，培补元气止血。诸穴合用，达补脾益气，养血安神之功。

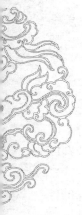

下篇 相对穴应用

第四章　相对穴应用总论

第一节　针灸临床诊治特点

针灸临床诊治，包括辨证与施治两个重要环节；具体而言，又具有辨证与辨经结合、辨证与辨病结合、调神与调气并重的诊治特点。

一、辨证与辨经结合

辨证与辨经是针灸临床辨证论治的核心。辨证，即运用中医理论，将四诊所采集的疾病症状和体征，进行分析、综合判断为某种性质的"证"；辨经，即运用经络理论，根据患者的症状和体征，辨别其病变经络脏腑归属。

辨证实际上涵盖经络辨证（辨经），针灸临床在中医辨证的基础上，更强调辨经，这也是中医针灸与方剂辨证的侧重不同。在明确辨证的基础上，结合经络的循行部位及所联系的脏腑而进行辨证归经；根据辨证与辨经的结果，进行相应的配穴处方，依方施术。另外，针对不同的疾病，或辨证为主，或辨经为主，或二者结合。例如，内脏疾病或运动系统病患，可分别以辨证为主或辨经为主。

《灵枢·经脉》将不同的病候按十二经脉系统予以分类，成为历代针灸临床辨证归经的依据。《灵枢·卫气》："能别阴阳十二经者，知病之所生，候虚实之所在者，能得病之高下。"窦汉卿在《针经指南·标幽赋》中说："论脏腑虚实，须向经寻。"围绕脏腑经络进行辨证，复杂的证候即有所归属，可以有的放矢地指导循经取穴，大大提高疗效。

二、辨证与辨病结合

辨病，是指西医学对疾病的诊断及其鉴别诊断，为西医临诊的核心。西医病名相较中医病名而言，更能准确地描述疾病特征。随着医学的发展，西医学的病名越来越多地被应用。因此，针灸临床在辨证和辨经的基础上，也逐步将辨病结合应用于疾病的诊治过程中。

例如，临床常见的腰痛，中医辨证可分寒湿腰痛、瘀血腰痛和肾虚腰痛；西医明确诊断有数十种病可引起腰痛，如腰椎间盘突出、腰肌劳损、腰椎退行性改变、腰椎结核、肾脏病变、肿瘤等。辨证与辨病结合，既有利于选择更适宜的治疗方案，又有助于判断治疗效果和预后。

三、调神与调气并重

调神和调气是针灸作用的关键和的基础，也是针灸有别于中医方剂的诊治特色。

调神，又称治神、守神，有两种含义。一是指在针灸施治前注重调治患者的精神状态；二是指在针灸操作过程中，医者专一其神，意守神气，患者神情安定，意守感传。调神贯穿于针灸治病的全过程。《素问·宝命全形论篇》："凡刺之真，必先治神。"

调气，即使经气调和。通过针灸方法，刺激腧穴以激发经气，疏通全身气血，从而使偏盛偏衰的脏腑功能趋于平衡，就是"调气"。《灵枢·刺节真邪》："用针之类，在于调气。"

《素问·针解篇》："制其神，令气易行。"气的活动以神为主导，神动则气行；调气是调神的重要环节和手段，通过调气，神守志一，以助得气和气至病所。《灵枢·官能》："工之用针也……明于调气……用针之要，无忘其神。"说明调气和调神密不可分且相互促进。

第二节　相对穴配穴处方

针灸处方就是在中医理论尤其是经络学说的指导下，依据选穴原则和配穴方法，选取腧穴并进行配伍，确立刺灸法而形成的治疗方案。

相对穴配穴处方，在遵循针灸选穴原则和针灸处方的基础上，尚有其独特之处。

一、腧穴的选择

腧穴的选择是针灸处方的第一组成要素。腧穴选择是否精当直接影响针灸的治疗效果。在确定处方穴位时，我们应该遵循基本的选穴原则和配穴方法。

（一）选穴原则

选穴原则，是指临证选取穴位应该遵循的基本法则。包括近部选穴、远部选穴和辨证、对症选穴。

近部选穴和远部选穴是针对病变部位较为明确的疾病而确定的选穴原则；辨证选穴和对症选穴则是针对疾病表现出的证候或某些主要症状而确定的选穴原则。

1. 近部选穴　是在病变局部或距离比较接近的范围内选取穴位的方法，是腧穴局部治疗作用的体现。例如眼部疾病取睛明，耳疾选听宫、听会，鼻病选迎香等。

2. 远部选穴　是在病变部位所属和相关的经络上，距病位较远的部位选取穴位的方法。这是根据经穴所具有的远治作用特点而选穴，是"经脉所过，主治所及"规律的体现。如胃痛选足阳明胃经的足三里，上牙痛选足阳明胃经的内庭，下牙痛选手阳明大肠经的合谷穴等。远部选穴是经络辨证在针灸处方中运用的重要表现形式之一，临床应用十分广泛。尤其是运用四肢肘膝关节以下的穴位，治疗头面、五官、躯干、脏腑病证最为常用。《灵枢·终始》中"病在上者下取之，病在下者高取之，病在头者取之足，病在足者取之腘"的论述正是体现了远部选穴的原则。

3. 辨证选穴　是根据疾病的证候特点，分析病因病机而辨证选取穴位的方法。临床上有些病证，如发热、多汗或盗汗、虚脱、昏迷、抽搐、惊厥、疲乏无力等均无明确病变部位，而呈现全身症状，这时应采用辨证选穴。如肾阴不足导致的虚热盗汗、五心烦热等，选肾俞、太溪；肝阳化风导致的抽搐，选太冲、风池、行间等。另外对于病变部位明确的疾病，根据其病因病机而选取穴位亦是辨证选穴原则的体现。如牙痛根据病因病机可分为风火牙痛、胃火牙痛和肾虚牙痛，风火牙痛选风池、外关，胃火牙痛选内庭、二间，肾虚牙痛选太溪、行间。

4. 对症选穴　是根据疾病的特殊或主要症状而选取穴位的方法，是腧穴特殊治疗作用及临床经验在针灸处方中的具体运用。如哮喘选定喘穴，小儿疳积选四缝，虫证选百虫窝，腰痛选腰痛点，落枕选外劳宫，胆绞痛选胆囊穴等。这是大部分奇穴的主治特点。

临床上常将以上几种选穴方法综合运用。例如，治疗面瘫，局部选颊车、地仓、颧髎，临近部选翳风、风池，远部选合谷等，就是近部与远部选穴配合应用；风寒证加风池，风热证加曲池等，是配合辨证选穴。针对临床疾病的复杂情况，常需近部与远部选穴、辨证选穴、对症选穴综合应用。

（二）配穴方法

是指在选穴原则的指导下，针对疾病的病位、病因、病机等，选取主治作用相同或相近，或对于治疗疾病具有协同作用的腧穴进行配伍应用的方法。临床上穴位配伍的方法多种多样，但总体可归纳为两大类，即按经脉配穴法和按部位配穴法。

1.按经脉配穴法　是以经脉或经脉相互联系为基础而进行穴位配伍的方法，主要包括本经配穴法、表里经配穴法、同名经配穴法。

（1）本经配穴法：是当某一脏腑、经脉发生病变时，即选该脏腑、经脉的腧穴配成处方的配穴方法。如胆经郁热导致的少阳头痛，可近取胆经的率谷、风池，远取本经的荥穴侠溪；胃火循经上扰导致的牙痛，可在足阳明胃经上近取颊车，远取该经的荥穴内庭。

（2）表里经配穴法：是以脏腑、经脉的阴阳表里配合关系为依据的配穴方法。当某一脏腑、经脉发生疾病时，取该经和与其相表里的经脉腧穴配成处方。如风热袭肺导致的感冒咳嗽，可选肺经的尺泽和大肠经的曲池、合谷。《灵枢·五邪》载："邪在肾，则病骨痛，阴痹……取之涌泉、昆仑。"另外，原络配穴法是表里经配穴法中的特殊实例。

（3）同名经配穴法：是将手足同名经的腧穴相互组合的配穴方法。如前额疼痛取手阳明经的合谷配足阳明经的内庭，落枕取手太阳经的后溪配足太阳经的昆仑。

2.按部位配穴法　是结合腧穴分布部位进行穴位配伍的方法，主要包括上下配穴法、前后配穴法、左右配穴法。

（1）上下配穴法：是指将腰部以上或上肢腧穴与腰部以下或下肢腧穴配合应用的方法，在临床上应用较为广泛。如胃脘痛可上取内关，下取足三里；阴挺（子宫脱垂）可上取百会，下取三阴交；肾阴不足导致的咽喉肿痛，可上取曲池或鱼际，下取太溪或照海。八脉交会穴的配对应用也属本配穴法。

（2）前后配穴法：是指将人体前部和后部的腧穴配合应用的方法。主要指将胸腹部和背腰部的腧穴配合应用，在《黄帝内经》中称"偶刺"。本配穴方法常用于治疗脏腑疾患，如膀胱疾患，前取水道或中极，后取膀胱俞或秩边；肺病可前取华盖、中府，后取肺俞。临床上常见的俞、募穴配合应用就是本配穴法的典型实例。

（3）左右配穴法：是指将人体左侧和右侧的腧穴配合应用的方法。本方法是基于人体十二经脉左右对称分布和部分经脉左右交叉的特点总结而成的。在临床上常选择左右同一腧穴配合运用，是为了加强腧穴的协同作用，如胃痛可选双侧足三里、梁丘等。左右配穴法并不局限于选双侧同一腧穴，如左侧偏头痛，可选同侧的太阳、头维和对侧的外关、足临泣；左侧面瘫可选同侧的颊车、地仓和对侧的合谷。

（4）相对穴配穴法：是指将阴阳相对的两个腧穴配合应用的方法。本方法是依据中医阴阳互根互用理论，阴阳相配，通过阴阳相济，发挥协同作用总结而成的。其中，相对穴配穴，有的属表里经配穴，如部分上肢和下肢的相对穴，内关与外关、昆仑与太溪、申脉与照海等；有的为前后配穴，如大椎与天突，神阙与命门等。

以上介绍的选穴原则和常见的几种配穴方法，在临床应用时要灵活掌握。一个针灸处方常是几种选穴原则和多种配穴方法的综合运用，如上述的左侧偏头痛，选同侧的太阳、头维和对侧的外关、足临泣，既包含了左右配穴法，又包含了上下配穴法。

相对穴配穴处方，一般以相对穴为主穴，综合运用几种选穴原则和多种配穴方法为辅助。

例如治疗失眠，可选内关透外关为主穴，根据病情轻重，病程长短，灵活应用。如病情轻，病程短，可仅选内关透外关一对穴治疗，取双侧；病情重，可酌情加神门、三阴交；如果整夜失眠，或病程长，长期依赖安眠药者，酌情加百会、四神聪、太阳、印堂等头部腧穴，以及辨证配穴等。选穴原则和配穴方法从理论上提供了针灸处方选穴的基本思路。

二、刺灸法的选择

刺灸法的选择是针灸处方的第二组成要素，包括治疗方法、操作方法和治疗时机的选择。刺灸法是针灸疗法的技术范畴，是影响针灸疗效的关键环节之一。相同的选穴可因刺灸法的不同而出现不同的治疗效果。例如相对穴针刺，对刺或透刺，就分别有各自对应的主治病证。

1.治疗方法的选择　针灸治疗方法有多种，要针对患者病情和具体情况而确立。在处方中必须说明治疗采用针灸疗法中的何种具体方法，如是用毫针刺法、灸法、火针法，还是用拔罐法、皮肤针法等，均应注明。

2.操作方法的选择　当治疗方法确立后，要对其具体操作进行说明，如毫针刺法用补法还是泻法，艾灸用艾条温和灸还是艾炷灸等。对于处方中的部分穴位，当针刺操作的深度、方向等不同于常规的方法时，尤其是某些穴位要求特殊的针感或经气传导方向，均要特别强调。

3.治疗时机的选择　一般而言，针灸治疗疾病没有特殊严格的时间要求。但是，当某些疾病的发作或加重呈现明显的时间规律性时，对这类疾病，治疗时机的选择是提高针灸疗效的重要方面，在发作或加重前进行治疗可提高疗效。如痛经在月经来潮前几天开始针灸，直到月经结束为止；女性不孕症，在排卵期前后几天连续针灸等，也应在处方中说明。

第五章　相对穴应用各论

第一节　头面躯体痛证

一、头痛

头痛是临床上常见的一种症状，可见于多种急、慢性疾病，其病因多端，涉及范围很广。头痛发生，常见于高血压病、神经功能性疾病、感染性发热等疾患和眼、耳、鼻等病中。

[临床表现]

一般发病较缓，若因肝阳上亢，症见头痛目眩，心烦易怒，面赤口苦，舌红，苔黄，脉弦数；若因肾虚髓不上乘，症见头痛眩晕，耳鸣腰痛，神疲乏力，遗精带下，舌红，苔少，脉细无力；若气血虚弱，症见头痛昏重，神疲乏力，面色不华，劳则加甚，舌淡，脉细弱；若血瘀阻络，则头痛迁延日久，或头有外伤史，痛有定处如锥刺，舌质黯，脉细涩。

[治疗]

施治原则：通络止痛。

处方：三阴交透悬钟。

方义提要：三阴交为足三阴经之交会穴，疏通足三阴之经气，调理肝、脾、肾，健脾助运，益肾养肝，降泄湿浊，调补气血；三阴交透悬钟，从阴引阳，使浊阴得降，气血得以上荣，故头不痛。

方法：平补平泻，留针30分钟，中间行针2次，每日针1次。

[附注]

针刺治疗头痛有一定效果，如多次治疗无效或逐渐加重者，须查明原因，治疗原发病。

【附】偏头痛

偏头痛为周期性发作的半侧头痛，属血管性头痛的一种。主要特点是发作性剧烈头痛，大多局限于单侧，常先出现视觉异常、恶心、呕吐等先兆症状。本病以女性多见，常于青春期起病，呈周期性发作，至中年后逐渐减轻或停止。多认为是由头部血管的舒缩功能障碍所致。

本病属中医学"偏头风""头痛"范畴。情志不遂，肝郁化火，日久伤阴；或平素肝肾阴虚，肝阳上亢，上扰清窍所致的肝阳头痛，在临床上最为多见。寒饮偏头痛和瘀血偏头痛亦不少见。

[临床表现]

发作时部位先局限于单侧额部、颞部或眼眶，后扩散到半侧头部，少数为两侧性头痛。多为跳痛，压迫颈总动脉或可减轻。发作周期为数天、数月或数年不等。发作间歇一如常人。证分虚实。

实证：头痛如锥如刺，或胀痛沉重，痛有定处，伴恶心、呕吐、口苦、胸闷、心烦易怒，舌红，苔白腻，脉弦数。

虚证：头痛绵绵，伴眩晕、心悸、气短、面色无华，舌质淡，脉细。

［治疗］

1.实证

施治原则：活血祛瘀，舒筋止痛。

处方：

①悬钟透三阴交、阿是穴。

②颔厌透曲鬓、风池、阳陵泉、金门透然谷。

方义提要：悬钟透三阴交，为上病下取，从阳引阴，清髓热，泻胆火，祛风湿，疏通经络而止痛。金门透然谷，为上病下取，疏调足太阳、少阴表里二经气血；余穴局部与循经远取相结合，疏通经气，通则不痛。

方法：刺用泻法，先用小幅度捻插，找到感应后即做捻转持续运针，时间5~15分钟；或留针30分钟，每10分钟行针1次。每日或间日1次。处方①尤适用于由风湿、火热阻滞经络所致偏头痛；处方②尤适用于气滞血瘀型。

2.虚证

施治原则：补益气血，疏通经脉。

处方：太阳透率谷、百会、三阴交透悬钟。

方义提要：三阴交透悬钟，调理足三阴之经气，滋补肝肾，填精益髓；太阳透率谷，疏调局部经气；百会清脑安神。

方法：刺用补法，留针20~30分钟，并间歇运针。

［附注］

充足的睡眠以及避免过度紧张可以减少发作。部分偏头痛发作与月经周期有关的女性患者，应在经前治疗。

二、落枕

落枕是指急性单纯性颈项强痛且活动受限的一种病症，又称"颈部伤筋"。多由于睡眠时体位不当，枕头高低不适，使颈部骨节筋肉遭受长时间的过分牵拉而发生痉挛所致。亦有因颈部扭伤，或露卧当风，以致局部经脉气血阻滞而成颈项强痛者。

［临床表现］

一般在晨起后，突然感到一侧颈项部僵直，不能俯仰转侧，患部酸楚疼痛，并可向同侧肩背及上臂扩散，或兼有头痛怕冷等症状。局部肌肉痉挛，压痛明显，但无红肿发热。

［治疗］

施治原则：疏风散寒，通络止痛。

处方：

①外关透内关。

②支沟透间使。

③悬钟透三阴交。

方义提要：外关、支沟均属手少阳，悬钟属足少阳，手、足少阳经均循颈，故循经远取，疏通经气，运行气血，通络止痛。外关兼能祛外感之邪。相对穴透刺，含从阳引阴之意。

方法：处方①取双侧，处方②③取患侧。针刺得气后施泻法，同时嘱患者活动颈部，幅度由小到大，留针30分钟，间歇运针。每日1次。

［附注］

针灸治疗本病见效快，疗程短。治疗及时，可1次即愈。

三、漏肩风（肩关节周围炎）

肩关节周围炎简称为"肩周炎"，患者年龄多在50岁左右，故有"五十肩"之称。病因与局部感受风寒及反复损伤、劳损有一定关系。其病理改变为肩关节周围肌肉、肌腱等软组织发生无菌性炎症、粘连及退行性改变。

本病属中医学"痹证"范畴，又称"漏肩风""肩凝症""冻结肩"等。多由风、寒、湿邪侵入肩部，致使经络阻滞，气血不畅，经筋失用而为病。

[临床表现]

以单侧或双侧肩关节酸重疼痛、运动受限为主症。肩部呈弥散性疼痛，夜间为甚。早期以酸痛为主；中期痛势剧烈，常影响睡眠，晨起活动后，疼痛可减轻；病情发展，肩关节周围组织可产生粘连，功能障碍明显，形成"冻结肩"，肩关节活动度明显减少或消失。因此，本病早、中期以痛为主，晚期则以功能障碍为主。

[治疗]

施治原则：疏通经络，散寒祛风。

处方：

①外关透内关。

②阳陵泉透阴陵泉、太冲。

③健侧阴陵泉透阳陵泉、患侧新设穴（下风池，风池穴直下，项后发际下1.5寸，约当第四颈椎横突端取之）。

④肩髃透极泉。

⑤鱼际、合谷、阿是穴。

方义提要：外关属手少阳，手少阳循行"上肩"，故取其络穴，疏通经络，畅通气血；外关透内关，含从阳引阴之意。阳陵泉属足少阳，足少阳循行"至肩上"，又阳陵泉为筋之会，疏通筋脉，运行气血；阳陵泉透阴陵泉，含从阳引阴之意。健侧阴陵泉透阳陵泉，为上病下取，左病取右，右病取左的交叉取穴，远道取以疏通经气，畅通气血。肩髃属多气多血的手阳明经的腧穴，是治疗肩部疾病的要穴，调气血，通经络；透刺极泉，针刺深，针感强，气至速。鱼际属手太阴，合谷属手阳明，二穴对刺，疏通太阴、阳明经气血，通络止痛。

方法：上方据病情选择使用，针刺得气后施平补平泻或泻法，留针30分钟，间歇运针。并可加灸。

[附注]

本病针刺远端穴位的同时，针刺得气后应配合肩关节活动，往往可见速效。同时应注意指导患者根据肩关节活动的限制情况加以锻炼，也可在病变局部加以按摩，以缓解组织粘连肿胀。

四、痹证（风湿性关节炎）

风湿性关节炎是风湿病在关节部位的表现形式。风湿病是一种反复发作的全身性结缔组织病变。可能是溶血性链球菌或病毒（常为柯萨奇B病毒）合并溶血性链球菌感染后引起的全身变态反应。病变主要侵及肩、肘、髋、膝等大关节，除关节滑膜的结缔组织有炎性反应外，关节腔内还有浆液和纤维蛋白渗出。

其病因主要为风、寒、湿邪侵袭机体，着而为痹，属中医学"痹证"范畴。

［临床表现］

根据感受外邪的不同和体质强弱的差异，分为风寒湿痹和热痹两种类型。风寒湿痹的症状由于三气偏胜的不同而各有差异，风邪胜者疼痛游走不定，涉及多个肢体关节，伴恶风发热，苔薄白，脉浮；寒邪胜者，痛有定处，痛势剧烈，遇寒则甚，关节不可屈伸，苔白，脉浮紧；湿邪胜者，疼痛重着，肌肤麻木不仁，肢体沉重，伴头重如裹，苔白腻，脉濡；热痹，多为风寒湿痹经久不愈，邪留经络，蕴积化热，热邪瘀阻经络不通而致，症见关节疼痛红肿，活动不便，伴发热口干，苔黄燥，脉滑数。

［治疗］

施治原则：以疏通经络，调和气血，扶正祛邪为主，风胜则宜疏风，寒胜宜温经散寒，湿胜则宜祛湿，并可配合灸法。

处方：按照关节疼痛的不同部位分别选以下穴位。

①肩关节：肩髃透极泉。

②肘关节：曲池透少海、肩髃透极泉、小海。

③腕关节：外关透内关、阳池透大陵、合谷。

④膝关节：犊鼻、膝眼、阳陵泉透阴陵泉、膝阳关透曲泉、委中。

⑤踝关节：丘墟透照海、昆仑透太溪、解溪。

辨证配穴：风胜加合谷、曲池、血海；寒胜加足三里；湿胜加阴陵泉透阳陵泉、三阴交。

方义提要：本方主要根据病所的经络循行部位选穴，以疏通经络气血的闭塞，使经气流畅，卫外有权，则风寒湿邪无所依附而痹痛得解。相对穴透刺，用穴少，针刺深，针感强，气至速。

方法：风痹主要用针刺，湿痹、寒痹，针刺配合灸法或温针。留针30分钟，病情较重者每日针刺1次，一般隔日针刺1次，中强刺激，10次为1个疗程。

［附注］

针灸对本病有较好效果。此法亦适用于骨关节炎。

五、肘劳（肱骨外上髁炎）

肱骨外上髁炎又名肱桡滑囊炎，俗称"网球肘"。是指肱骨外上髁、桡骨头、肱桡关节滑囊处无菌性炎症。多见于从事旋转前臂和屈伸肘关节者。常因前臂用力不当，致使前臂伸腕肌的起点处（肱骨外上髁）扭伤所致。

中医学统称为"肘痛""肘劳"，认为是劳伤经筋，气血瘀阻而成。

［临床表现］

肘关节外侧疼痛，用力握拳和前臂做旋转动作时加剧。体格检查：肘关节外侧、肱骨外上髁、肱桡关节和桡骨头的前缘局部肿胀，有明显压痛。

［治疗］

施治原则：疏通经络，调和气血。

处方：曲池透少海、合谷、阿是穴。

方义提要：本方以取手阳明经腧穴为主，阳明经属多气多血之经，以疏通经络，调和气血；曲池为手阳明合穴，位在肘关节，曲池透少海，贯穿肘部，以舒缓柔润滑利肘部关节。

方法：宜平补平泻，局部阿是穴温针灸，留针30分钟，期间行针2次，每日1次。

六、腰痛（慢性腰劳损）

慢性腰劳损是由于外力经常反复地牵拉或挤压，使腰部的肌肉、韧带、筋膜、椎间盘乃至椎骨发生组织结构、理化性能的微细病变，积久成疾而出现腰痛并运动障碍，又称"功能性腰痛"。其中包括了臀筋膜综合征、第三腰椎横突综合征、脊间韧带损伤以及腰痛广泛不固定而活动基本正常的积累性腰肌劳损。

本病属中医学"痹证""腰痛"范畴。认为因积劳成损、肾气虚弱、感受风寒、湿邪侵袭，以致经络痹阻，气血不通所致。

[临床表现]

主要症状为腰痛，痛处多弥散而不固定。轻者仅感腰部不适或隐痛；或长时间处于某一姿势而感腰痛发作，变换姿势，稍加活动或休息则立感轻松。按压、叩击腰部，其痛亦可减轻。重者则腰痛持续，时轻时重，甚至可向臀部及股后部放射。站立时间稍久则痛甚，需挺腰或两手撑扶臀部，或坐卧片刻，症状方可减轻，并感腰部僵硬，活动受限。过于疲劳，着寒受凉都可使症状加剧。

腰肌劳损需与梨状肌综合征相鉴别，后者在梨状肌部位疼痛明显，并伴有干性坐骨神经痛体征。

[治疗]

施治原则：疏通经气，舒筋活络。

处方：昆仑透太溪、委中、阿是穴。

方义提要：昆仑属足太阳，太阳经循经腰背部，针之疏通太阳经气；太溪属足太阴，针之补肾气，壮元阳，滋肾阴；昆仑透太溪，一针两穴，激发表里二经经气，疏通经络，通经止痛，太溪兼能滋肾。委中为足太阳之合，针之通过激发太阳经气而止腰痛。阿是穴疏通局部经气。

方法：中、强刺激。阿是穴可用合谷刺，贯穿肌腹，一针多向透刺。留针30分钟，间歇运针。必要时加温针。

[附注]

热敷对急性扭伤和慢性劳损均有效，故在针灸治疗的同时，可以采用。慢性劳损可配合推拿疗法治疗。

七、痹证（膝关节炎）

膝关节炎是指由各种原因引起的膝关节及其周围软组织的炎性疾患。本节着重介绍风湿性、骨质性两种膝关节炎。

风湿性关节炎是一种急性或慢性的全身性结缔组织疾病在膝关节的表现，一般认为与链球菌感染有关。病理改变以渗出为主，关节滑液中有纤维蛋白及粒细胞渗出，关节滑膜及周围组织水肿。

骨性膝关节炎又称"肥大性膝关节炎""增殖性或退行性关节炎"，常发生于45岁以上或体重过重者。其病因可有外伤、姿势不正、内分泌紊乱及遗传等。特点为膝关节软骨变性及唇样骨质增生，产生骨赘以压迫膝关节周围组织而产生症状。

本病可归属中医学"痹证"范畴。痹者，乃血脉不通所致。

［临床表现］

风湿性膝关节炎：往往有急性呼吸道感染史，或因潮湿、寒冷等原因诱发。急性活动期以多发性、游走性大关节的红、肿、热、痛为主症，常伴有发热、心脏病变、红斑、皮下结节等。慢性期则病程较长，自觉关节酸痛和活动不便。往往在气候变化、劳累或受潮之际加重。实验室检查可见红细胞沉降率加快、抗链球菌溶血素"O"试验（＋）、抗链激酶80单位以上等。

骨性膝关节炎：发病缓慢，一般无肿胀，膝关节多持续性钝痛或酸胀，关节活动时症状加重，功能受限，有时可听见骨擦音，严重者可有膝关节变形。实验室检查多无异样。X线片可见关节间隙变窄，关节边缘有唇样增生。

［治疗］

施治原则：祛风通络，温经散寒，调和气血。

处方：阴陵泉、阳陵泉、血海、梁丘、膝阳关、曲泉、委中、足三里、阿是穴、内膝眼、外膝眼。

方义提要：本方主要根据病灶部位的经络循行取穴。阴陵泉、阳陵泉，血海、梁丘，膝阳关、曲泉3组相对穴均位近膝关节，在膝关节上下，对刺或透刺，疏通经络，调和气血。委中为足太阳之合，强腰膝，疏筋脉；足三里为足阳明之合，疏通经络，调和气血，扶正培元；余穴为局部取穴。

方法：上穴酌情选用。慢性膝关节炎宜重刺激以加强针感，并施温针。病情重者，每日1次，一般隔日1次，得气后留针30分钟，10次为1个疗程。

［附注］

针灸疗法对膝关节炎有较好的效果。治疗一般以针刺为主，选以局部经穴和压痛点，配以温针。对于风湿性膝关节炎局部红肿者，可选择患部循经所过的邻近或远道穴治疗，还可结合抗风湿药物同用。一般膝关节炎患者，平时应注意保暖，避免肢体关节过于劳累，在针灸治疗的同时，还可配合推拿、中药熏洗、热敷等疗法，以加强疗效。

八、胸肋骨痹（肋软骨炎）

肋软骨炎是一种原因不明的以肋软骨肿胀、隆起为主要临床表现的疾病。起病隐袭，有自发性疼痛。

本病属中医学"痹证"范畴，类似古代所称"胸肋骨痹"。

［临床表现］

发病部位多在胸前第二至第五肋骨与肋软骨交界处，如局限于软骨部的以第二肋软骨为最多。患处有不同程度的酸痛、胀痛，深呼吸或前臂活动时加剧。局部肿胀，向前隆起，触之坚硬，压痛明显，表面光滑，不红不热，皮肤及皮下组织正常，无水肿及炎性浸润，全身检查无特殊发现。

［治疗］

施治原则：通经活络止痛。

处方：支沟透间使、阳陵泉透阴陵泉、丘墟透照海、日月、阿是穴。

方义提要：本方根据病灶部位，以循经取手、足少阳经穴为主。"胁肋支沟取""胁肋阳陵泉"，支沟、阳陵泉均是治疗胁肋部病变的常用效穴；丘墟为胆经原穴，日月为胆腑募穴，疏肝利胆；阿是穴疏通局部经气。诸穴合力，达通经活络止痛之目的。

方法：针刺得气后平补平泻，留针30分钟，间歇运针。起针后局部可加火罐。

九、胁痛（肋间神经痛）

肋间神经痛是指一个或几个肋间部发生经常性疼痛，并有发作性加剧的一种症状。原发性肋间神经痛极为少见。继发性肋间神经痛的发病原因多与邻近器官和组织的感染、外伤、异物压迫等有关，例如胸腔器官的病证（胸膜炎、主动脉瘤等）、肋骨外伤和折断以及脊柱胸段的侧凸等畸形。此外，髓外肿瘤和带状疱疹，也常是产生本症的原因。

本病属中医学"胁痛"范畴，其发病认为与肝经有较大关系，如因情志抑郁或恼怒伤肝，以致肝气横逆，气机阻滞，经脉失于通畅，久则影响血行，造成瘀阻而发病。也有因水饮、痰积停留胁部，致气机流行被阻而产生疼痛。

[临床表现]

肋间神经分布区出现针刺样或刀割样疼痛，时时发作，在咳嗽、喷嚏或深呼吸时疼痛加剧，剧痛时有的可放散至背部及肩部。有的疼痛可呈束带状性质。检查时，可发现相应皮肤区的感觉过敏和相应的肋骨边缘有压痛现象。

中医辨证：如疼痛部位流窜不定，胸脘胀满，嗳气，情绪舒畅时则减轻，恼怒抑郁时疼痛加剧，脉弦，为肝气横逆；如胁肋刺痛，痛处固定不移，昼轻夜重，大便色黑，脉涩，属瘀血凝阻；胁肋剧痛，痛引肩胛，咳唾稀涎，胸胁痞胀喘满，脉沉紧或沉弦有力的，属痰饮停积。

[治疗]

施治原则：疏通经气为主。

处方：支沟透间使、蠡沟透光明、阳陵泉、相应节段夹脊穴。

方义提要：胁肋为少阳、厥阴二经的分野，故取手少阳支沟，足少阳阳陵泉，足厥阴蠡沟，以疏泄患部经气。支沟透间使，从阳引阴，疏通经络，沟通表里，平衡阴阳；光明属足少阳，蠡沟透光明，加强疏通厥阴、少阳经气的作用。

方法：强刺激，留针20~30分钟，并间歇运针。

[附注]

针灸对本病有一定疗效。本病致病原因很多，宜仔细检查和治疗其原发疾病，使疼痛得到彻底根除。

十、腰腿痛（梨状肌综合征）

在腰臀部软组织损伤中，因臀部深屈肌——梨状肌损伤后，常可影响到梨状肌上、下孔所通过的神经、血管，因此，当梨状肌受损时除局部症状外，常表现出相应神经受压的症状和体征，称之为梨状肌损伤综合征。

本病属中医学"痹证""腰腿痛"范畴。多因外力损伤致气滞血瘀或风、寒、湿邪痹阻该处络脉，经气不通所致。

[临床表现]

主要表现为腰腿痛。患者自觉患肢变短、跛行，腰部困重或一侧臀部深部酸胀，伴随一侧下肢沿大腿后侧、小腿后外侧放射性疼痛。偶有小腿后外侧发麻。腰臀部疼痛向小腹部及大腿内侧放射，会阴部不适，阴囊、睾丸抽痛，行走时身体倾斜。严重者，臀部呈刀割样剧痛、跳痛、两下肢屈曲，生活不能自理。咳嗽及排便时疼痛加重并向下肢放射。检查时，可见梨状肌肌腹弥漫性压痛，直腿抬高时在60°以前疼痛明显，超过60°以后，疼痛反而减轻，呈非根性疼痛的特征。

[治疗]

施治原则：疏通经络，行气活血。

处方：环跳、承扶、风市、膝阳关透曲泉、昆仑透太溪。

方义提要：本方根据病灶部位，以循经取足少阳、太阳经穴为主。环跳、风市、膝阳关疏通少阳经气，承扶、昆仑疏通太阳经气，行气活血。相对穴透刺，含从阳引阴之意，太溪兼能滋肾，透刺针刺深，针感强，气至速。

方法：刺用泻法，留针30分钟，间歇运针。针后可配合拔罐、按摩等。

十一、伤筋（周围神经损伤）

周围神经损伤分为闭合性损伤和开放性损伤两大类。闭合性损伤，一般神经完全断离的机会不大，故可采用保守治疗。开放性损伤大多数都有神经部分和完全中断，大多需手术治疗，当伤口愈合后，神经功能的丧失或部分丧失，用针灸疗法可促进神经功能的恢复。应用相对穴治疗的周围神经损伤主要有正中神经损伤、腓总神经损伤。

本病属中医学"伤筋"范畴，病机为荣卫不通。

[临床表现]

1.正中神经损伤　常见的原因为肘前区静脉注射不当。表现为握力及前臂旋前功能丧失，手掌形成平坦状态且手指大部分感觉缺失。

2.腓总神经损伤　常因腓骨头骨折或石膏固定时腓骨头保护不当而受损造成麻痹。典型症状为垂足。行走时不能用足跟行走，呈跨阈步态，小腿前外侧及足背皮肤感觉障碍。

[治疗]

施治原则：疏通经络，行气活血。

处方：

①正中神经损伤：大陵透阳池、合谷透鱼际、内关透外关、间使透支沟、曲泽。

②腓总神经损伤：环跳、阳陵泉透阴陵泉、三阴交透悬钟、丘墟透照海、公孙透京骨、太冲透涌泉。

方义提要：经筋是十二经脉外周连属部分，经筋有病，当取其经脉，以宣通荣卫，荣卫通则筋得所养。应用相对穴透刺，针刺深，针感强，其疏通经络，行气活血的作用增强。

方法：平补平泻，留针20~30分钟，并间歇运针。

[附注]

周围神经损伤的恢复与损伤的程度和时间有关，一般而言，损伤程度轻则恢复快、好，反之则慢、差；且越早治疗恢复越快越好。从病理学角度来讲，神经的恢复较慢，故治疗的疗程也较长。针灸治疗同时需配合功能锻炼。

十二、痿证（多发性神经炎）

多发性神经炎又名周围神经炎或末梢神经炎，是一种具有对称性的四肢远端感觉障碍，伴弛缓性瘫痪及营养功能障碍等症状的疾患。感染、损伤、中毒、营养不良和代谢障碍等均可引起本病，但以感染（如感冒、腮腺炎、白喉、伤寒、麻风等病毒性或细菌性感染）和中毒（铅、砷、二硫化碳、酒精等有机化合物，磺胺类、呋喃西林等药物）对神经的侵害较为常见，其中又以急性感染性多发性神经炎（吉兰-巴雷综合征）为多见。

中医学认为本病系湿流四肢，经络阻滞，气血瘀滞所致。其早期肢体疼痛、发麻，与"着

"痹"相近似；后期出现肢体感觉减退，运动功能障碍及肌肉萎缩等症状，则可归属"痿症"的范围。本病与脾有一定关系。以脾主四肢，脾失运化，则湿浊流入肢体，而使经络运行气血的功能失常而发生本病。

[临床表现]

开始时手足感觉发胀发麻，或疼痛及有蚁行感，以后，这种异常感渐渐向躯干发展。四肢远端的感觉减退，甚至消失（呈手套样或袜样），运动无力，肌肉萎缩，出现悬垂腕或下垂足，腱反射减退或消失，皮肤有冷感，多汗或无汗。以两侧对称发病及肢体远端的症状比近端明显为特点。

[治疗]

施治原则：疏经和络为主。

处方：

①曲池透少海、中渚、环跳、阳陵泉透阴陵泉、解溪透申脉。

②内关透外关、合谷透劳宫、夹脊穴（腰段）。

③手三里、养老、上髎、委中、悬钟透三阴交。

方义提要：阳明属多气多血之经，取手、足阳明经穴，除利局部关节外，还能调气血，疏经活血，达到营养肌肤的目的；余穴主要取其疏通经气，以加强阳明经穴的作用，还能利关节。应用相对穴透刺，针刺深，针感强，气至速，使上述作用增强。

方法：用强刺激手法，每天针1组，3组轮流使用，10~15天为1个疗程。

[附注]

针刺对本病有一定疗效，能配合理疗及体育疗法，则效果更好。在恢复期中，可结合电疗。本病应注意病因治疗。如因感染引起的则应配合应用抗感染药物。在治疗的同时，必须注意适当的营养。

十三、足底痛

足底疼痛包括跖痛和跟底痛。跖痛是指跖部疼痛，常因足横弓劳损引起；跟底痛系病人在行走或站立时跟底部感到疼痛，多为足跟脂肪纤维垫部分消退、急性滑囊炎、跟骨刺及平跖足等引起。

[临床表现]

1.跖痛　跖骨头下灼痛，有时可至小腿或足背，跖骨头的背跖两面都有压痛。

2.跟底痛　行走或站立时，跟底感到疼痛。

[治疗]

施治原则：通经活络。

处方：

①太溪、昆仑、阿是穴。

②大陵、太溪透昆仑、照海、申脉。

方义提要：太溪属足少阴，昆仑属足太阳，少阴与太阳相表里，二穴位居二踝边，对刺或透刺，既能疏通肾与膀胱二经之经气，又能调节局部经气，通经活络，太溪兼能滋肾阴。照海、申脉分别属肾经与膀胱经，照海滋补肾阴，申脉调理局部气血，使经络疏通而止痛。取大陵是根据接经取穴法的原则，取其同侧与上或下所接的经脉，或取手足同名经脉的五输穴，如足跟痛是足少阴肾经为病，肾经下接心包经，故取大陵穴治疗足跟痛。

方法：

处方①中强刺激，留针30分钟，间歇运针2~3次。

处方②针大陵针尖斜向手掌，深0.5寸，捻转2~3分钟，不仅局部胀麻，有些患者足跟部有发热的感觉，疼痛可以立止。诸穴均施平补平泻法。足部穴也可针后施灸。

[附注]

若因跟骨刺引起足底痛者，必要时可考虑手术切除，但难以根除。

十四、雷诺病

雷诺病也称肢端动脉痉挛病，是血管神经功能紊乱所引起的肢端小动脉痉挛性疾病，以阵发性四肢肢端（多发于手指）对称性的间歇发白，继则紫绀、潮红为临床特点，常为受寒冷或情绪激动所诱发。本病好发于女性，尤其是神经过敏者。发病年龄多在20~30岁之间，在寒冷季节中发作较频较重。病因可能与中枢神经系统的功能失调，交感神经功能亢进，内分泌及遗传因素有关。

中医学称本病为"两手青紫症"，认为病因与阳虚血弱，并受寒冷刺激有关。

[临床表现]

起病缓慢，为阵发性，一般在遇冷后或情绪激动即发，故冬季多见。发作时首先手指皮肤发白，常先以指尖开始，以后波及整个手指，甚至手掌。继而发绀，患者感到局部冷、麻、刺痛，发作持续数分钟后能自行缓解，皮肤转为潮红而伴有烧灼刺痛感，然后转为正常肤色，在小发作过程中如果局部加温，揉擦或挥动上肢等可使发作停止。受累手指多为两手对称，小指与无名指常最先受累，以后波及其他手指。甲皱微循环检查可呈现异常。

[治疗]

施治原则：温散寒邪，温通经络。

处方：

①曲池透少海、阴陵泉透阳陵泉、昆仑透太溪、合谷、太冲。

②曲池、外关、内关、合谷、阳池。

方义提要：曲池为手阳明合穴，温阳气，通经络，补气血；少海是古人治疗手麻的经验穴；阴陵泉为脾经合穴，健脾祛湿；阳陵泉属胆经合穴，筋之会穴，舒筋活络，强壮筋脉；昆仑属足太阳，温阳气，通经络；太溪属足少阴，滋阴益肾；相对穴透刺，一针双穴，用穴少，针感强，气至速。外关温振阳气，温通经络；内关清心安神；二穴对刺，内外并举，协调阴阳之气。阳池属三焦之原穴，而三焦为阳气之父，故有温振阳气，开拓脉道的作用。其他诸穴温针，能温散寒邪，通经活络。

方法：针刺得气后施捻转补法，加温针，留针30分钟。每日或隔日1次，10次为1个疗程。休息1周后再行下1个疗程。

[附注]

针刺、艾灸并用治疗本病有较好效果。本病宜保暖，特别在寒冷季节，防止局部受寒。防止情绪激动或精神紧张，不能过度劳累，戒烟。在伏天可自行用辣椒揉擦患处。

第二节　内科病证

一、中风（脑血管意外）

脑血管意外是一种多发生于中年以上患者的急性疾病，以卒然昏仆、不省人事或突然发生口眼㖞斜、半身不遂、言语不利为主要症状。

常见的脑血管疾病包括脑缺血、脑出血性疾病和短暂性脑缺血发作。脑缺血性疾病包括脑血栓形成和脑梗死；脑出血性疾病包括脑内出血和蛛网膜下腔出血；短暂性脑缺血发作常为发生完全性卒中的先驱表现。慢性高血压并发高血压脑病及慢性进展性脑动脉硬化的卒中样变化、脑血管痉挛都属脑血管病范畴。

上述各病在中医学中统称"中风"，并有"卒中""类中""大厥""暗痱""偏枯"等名称。其发病多由阴阳平衡失调，阴虚而致肝阳上亢，火盛化风，气血上逆，痰阻窍络而成，亦可因形胜气衰等导致。

[临床表现]

1.先驱期（中风先兆）

剧烈头项强痛，脚软失眠，手指麻木或有鼻衄，一时性偏瘫，语言不利，舌苔黄，脉洪数或洪大（本期多属西医学的高血压脑病、脑血管痉挛）。

2.发病期

本期病情较复杂，根据病情轻重可分为中经络、中脏腑两型。中脏腑又分为闭证和脱证。

（1）中经络：为中风证之较轻者。主要症状为口眼㖞斜，半身不遂，舌强语謇，多没有神志障碍，舌苔白腻或黄腻，脉弦滑或濡滑（脑血栓形成或脑梗死，多属此型）。

（2）中脏腑：此型为中风证之重者。据其昏迷时的表现，又可分为闭证和脱证。

①闭证：卒然昏仆，不省人事，两手紧握，牙关紧闭，面赤气粗，喉中痰鸣，二便不通，苔厚腻，脉弦紧滑实（脑出血多属此型）。

②脱证：目合口张，面色苍白，手撒遗尿，鼻鼾息微，冷汗淋漓，四肢厥冷，脉微细欲绝（大量脑出血或闭证进而恶化者，多属此型）。

3.后遗症期

半身不遂，语言謇涩，口眼㖞斜，二便失调及精神症状等。脑血管意外患者由于病变的部位及轻重程度不同，常留下不同程度的后遗症。

[治疗]

施治原则：醒脑开窍。

处方：

①主穴：人中、内关透外关；

②副穴：极泉、三阴交透绝骨。

随症配穴：假性延髓麻痹加风池，血压高加人迎，运动障碍加委中。

方义提要：内关属心包络经之络穴，心包络为心之外卫，既可代心受邪，也能代心行令，心藏神，主神明；外关属三焦经之络穴；故针内关透外关从阴引阳，调神开窍，使心神复明。针人中调节督脉，督统诸阳，驾御神机，开窍通关醒神。余穴疏通经气。

方法：先针双侧内关透外关，针1~1.5寸，施捻转提插结合之泻法；针人中，向鼻中隔下斜刺0.5寸，用雀啄手法，至流泪或眼球湿润为度。副穴三阴交透绝骨，在胫骨后缘进针，针尖向后斜刺，施提插之泻法，至患者的下肢抽动3次为度；极泉直刺0.5~1寸，用提插手法，至上肢抽动3次为度；风池针向喉结，深2~2.5寸，施捻转之泻法，做手法半分钟；刺人迎避开颈动脉，缓慢捻转进针1~1.5寸，轻度捻转，以患者颈部有胀麻感为度。每日1次，必要时每日2次，15日为1个疗程。

临床上亦常应用相对穴透刺治疗中经络或中风后遗症之半身不遂和语言障碍，如针灸名家王乐亭治疗中风十二透刺法就是以相对穴透刺为主。

（1）半身不遂

处方：

①肩髃透极泉、曲池透少海、合谷、阳陵泉透阴陵泉、悬钟透三阴交、足三里、太冲。

②曲池透少海、外关透内关、阳陵泉透阴陵泉、绝骨透三阴交、昆仑透太溪。

③王乐亭治疗中风十二透刺法：曲池透少海，外关透内关，阳陵泉透阴陵泉，绝骨透三阴交，膝阳关透曲泉，阳池透大陵，太冲透涌泉，合谷透劳宫，丘墟透申脉，环跳透风市，腋缝透胛缝，肩髃透臂臑。

功用：通经活络，舒筋利节。适于半身不遂，病程日久，偏侧肢体废痿不用，功能恢复较慢者。

方法：一般刺病侧，用泻法，强刺激；亦可在刺病侧后再刺健侧，用补法，轻刺激，留针20~30分钟，并间歇运针。每日或隔日针刺1次。

（2）语言謇涩

处方：廉泉、哑门、通里。廉泉、哑门齐刺。

[附注]

针灸治疗本病有一定疗效。在治疗偏瘫时期，可配合推拿、理疗等方法以加强疗效，并注意加强功能锻炼。为预防中风发生，对高血压患者，可经常轮替针刺曲池、足三里、印堂、太冲等穴，一般用大幅度的捻转提插法，有暂时性降压作用。如血压在200/120mmHg以上者，针刺忌用过强刺激，电针更应慎用。脑出血病人，急性期应用针刺宜审慎（急救时除外）。对危重病人宜中西医结合进行抢救。

二、不寐（失眠）

不寐是以经常不能获得正常睡眠，或入睡困难，或睡眠不深，或睡眠时间不足，严重者甚至彻夜不眠为特征的病证，亦称"失眠""不得卧"。其发生常与饮食不节、情志失常、劳逸失调、病后体虚等因素有关。不寐的病位在心，与肝、脾、肾、胆、胃等脏腑密切相关。基本病机是心神失养或心神被扰，心神不宁，或阴跷脉、阳跷脉功能失衡，阳盛阴衰，阴阳失交。

本病多见于西医学的神经衰弱、围绝经期综合征、焦虑、抑郁、贫血等多种疾病中。

[临床表现]

入睡困难，或寐而易醒，甚则彻夜不眠。兼见情绪不宁，急躁易怒，头晕头痛，胸胁胀满，舌红，脉弦，为肝火扰心；心悸健忘，纳差倦怠，面色无华，易汗出，舌淡，脉细弱，为心脾两虚；五心烦热，头晕耳鸣，腰膝酸软，遗精盗汗，舌红，脉细数，为心肾不交；多梦易惊，心悸胆怯，善惊多恐，多疑善虑，舌淡，脉弦细，为心胆气虚；脘闷嗳气，嗳腐吞酸，心烦口苦，苔厚腻，脉滑数，为脾胃不和。

[治疗]

施治原则：调和阴阳，宁心安神。

处方：

①内关透外关。

②照海、申脉、跗阳、交信。

辨证配穴：肝火扰心配太冲、侠溪；心脾两虚配心俞、脾俞；心肾不交配神门、太溪；心胆气虚配心俞、胆俞；脾胃不和配中脘、足三里。噩梦多配厉兑、隐白；头晕配风池、悬钟；重症不寐配神庭、印堂、四神聪。

方义提要：内关与外关，分属心包经与三焦经腧穴，为表里经穴；均为八脉交会穴，内关通阴维脉，外关通阳维脉，这两脉分别"维络"诸阴经与诸阳经；透刺，含从阴引阳之意，以和调阴阳。照海通阴跷，申脉通阳跷；跗阳、交信分别为阳跷脉、阴跷脉之郄穴；对刺，调理跷脉，调和阴阳。

方法：内关透外关，平补平泻。得气后补照海、泻申脉，跗阳、交信平补平泻。留针30分钟，隔10分钟行针1次。每日或隔日治疗1次，10次为1个疗程，休息1周，再行下1疗程。

[附注]

针灸治疗不寐效果良好，尤其是在下午或晚上治疗，效果更好。应指导患者养成良好的睡眠习惯，让患者认识导致失眠的原因，以减轻心理压力；并让患者放松情绪，减轻焦虑，尽量减少对失眠的关注，避免精神刺激。

【附】神经衰弱

神经衰弱是指脑活动长期过度紧张，从而产生的精神活动能力减弱。主要特征是精神易兴奋，脑力减退和体力疲乏，伴有各种躯体不适感和睡眠障碍。本病是神经症中最常见的，绝大多数于11~40岁发病。精神因素是诱发神经衰弱的重要原因，凡能引起持续紧张心情和长期内心冲突，使精神活动过程强烈而持久地处于紧张状态的因素，均可使精神活动能力减弱而致病；遗传因素，先天和后天形成的个体生理特征和心理特征，均与发病有关；感染、中毒、脑外伤或其他躯体疾病均可导致本病发生，过度疲劳和营养不佳也可为本病的发生提供条件。

本病属中医学的"不寐""郁证""心悸""健忘"等范畴。主要原因是思虑劳倦，内伤心脾，以致血不养心或心肾不交。针灸治疗本病具有颇好疗效。

[临床表现]

头痛，头昏，脑涨，失眠，多梦，近期记忆力减退，注意力不持久，工作效率降低，烦躁易怒，疲乏无力，肌肉酸痛，全身不适，怕光，怕声，眼花，耳鸣，精神萎靡等。还可伴有多汗，心悸，心慌；食欲不振，消化不良，便秘，腹泻；胸闷，气急；月经不调，尿频，遗精，阳痿，早泄等。

[治疗]

施治原则：宁心安神，调和阴阳。

处方：内关透外关、三阴交透悬钟、神门、足三里。

辨证配穴：劳伤心脾加心俞、脾俞；头昏加风池、印堂；耳鸣加中渚、听宫；失眠加阴陵泉透阳陵泉；心悸健忘加少海。

方义提要：内关为手厥阴心主之络穴，别走少阳，能清上焦郁热；三阴交能滋阴养血，健脾益胃以和阴血；相对穴透刺，含从阴引阳之意，以和调阴阳。足三里升阳益胃，神门清心安神。

方法：针刺手法宜根据辨证，补泻兼施；留针30分钟，隔10分钟行针1次。每日或隔日治疗1次，10次为1个疗程，休息1周，再行下1疗程。持之以恒，疗效可期。

[附注]

本病的诊断，必须建立在排除器质性病变的基础之上。在针灸治疗的同时，必须配合精神安慰，解除患者思想负担，以取得事半功倍的效果。

三、脏躁（癔病）

癔病，常由于情感矛盾，内心冲突、暗示或自我暗示引起。临床特征是不能以神经系统的损害来解释的感觉障碍、知觉障碍、运动障碍、记忆障碍和意识障碍。本病可因暗示而产生，也可因暗示而症状改变或消失。发病年龄多在16~35岁之间，女性远高于男性。其发病与精神因素、遗传因素、性格特征等有关。

中医学"脏躁""郁证""厥证""奔豚""梅核气"均为本病表现。认为病因病机主要为七情内伤，阴阳失和，气机紊乱，躁扰五脏。针灸治疗癔病具有较好疗效。

[临床表现]

既可有精神异常和类似神经疾病的各种症状，又可以有内脏和自主神经功能失调的症状，但在同一患者身上，往往仅呈现1~2种症状。每次发作表现相似，多在原来症状的基础上加重或减轻。

感觉障碍：常表现为躯体感觉缺失，触觉异常及视、听觉障碍。特点为感觉障碍的部位、程度等可由暗示影响而改变，并常与运动障碍相伴随。

运动障碍：常表现为肢体异常运动、瘫痪和言语功能障碍。障碍常单独出现，起病急，病程短，如及时治疗，易于恢复。

内脏和自主神经功能障碍：以呃逆为常见，当有人注意时呃声洪亮，连续不断；无人注意时，呃逆可减少或自行停止，且患者并不以此而感痛苦。也可表现为厌食、贪食、呕吐、食道痉挛等。

精神症状：常在精神因素刺激后迅速发病，常见意识蒙眬如神游、梦行等，或情感反应特别强烈。

[治疗]

施治原则：调和阴阳，疏理气机。

处方：

①内关透外关、人中。

随证配穴：失语加哑门、通里，失明加睛明、光明透蠡沟，吞咽困难加天突、廉泉，呃逆加中脘、足三里，上肢瘫痪加肩髃、曲池、合谷，下肢瘫痪加环跳、阳陵泉透阴陵泉、足三里、太冲，神志蒙眬加间使透支沟。

方义提要：内关为心包络经之络穴，别走手少阳，针内关调理心经气机，驱邪外出，使神明内守；内关透外关，沟通阴阳表里之气，从阴引阳。人中属督脉，针人中清神志，苏厥逆，通调一身之阳气。二穴合力，达醒脑开窍之功。

方法：先针内关透外关，施提插捻转之泻法，针感放散到手和肘；刺人中时针尖斜向鼻柱，针0.2~0.3寸，然后向同一方向捻转3~4圈，再作雀啄手法1次约15秒钟；留针时间60分钟。隔日1次，10次为1个疗程。

②癔病发作：内关透外关、百会。

③癔病性抽搐：内关透外关、太冲。

④癔病性瘫痪：四神聪、阳陵泉、绝骨、三阴交。

方法：针刺得气后施泻法，强刺激或平补平泻，留针30分钟，隔5~10分钟行针1次。每日或隔日1次。

[附注]

临床上要仔细进行体格检查和神经系统检查，防止将器质性病变误诊为癔病。针灸治疗的同时，重视思想开导，给予语言鼓励、诱导和暗示治疗，效果尤速。

四、咳嗽（慢性支气管炎）

慢性支气管炎可由急性支气管炎转化而来，也可因支气管哮喘、支气管扩张症等疾病使支气管分泌物引流不畅，血液循环供给不充分或气管周围组织纤维增生而形成。是一种常见病，秋冬季节容易发病，多发生在中年以上，发病率与年龄成正比。

属中医学"咳嗽""痰饮""喘证"范围，认为本病的发生与外邪侵袭及肺、脾、肾三脏功能失调有关。

[临床表现]

以长期反复咳嗽，咳痰，或伴有喘息为主要表现，早、晚咳嗽加重，痰多色白稀薄或呈黏液性。如继发感染时可见痰量增多，咳吐黄色脓痰，并可伴畏寒、发热、头痛等全身症状。肺部检查早期可无明显体征，后期常可出现肺气肿征象。胸部X线检查可见两肺纹理增生，呈条状或网状。

中医辨证分以下几型：

1. 痰湿蕴肺　咳声重浊或咳逆喘满，痰黏腻，色白或多吐白沫痰，进甘甜油腻食物或天冷受寒而加重，胸脘胀闷，苔白腻，脉濡滑。

2. 肝火灼肺　咳嗽气息粗促或气逆而咳，痰多，质黏厚或稠黄，咯吐不爽，胸胁胀满，咳时引痛，舌红，苔薄红少津，脉弦。

3. 脾肾阳虚　喘促动则为甚，气短，或咳而气怯，痰多，食少，胸闷，怯寒肢冷，神疲，小便不利，足跗浮肿，舌淡胖，脉沉细而滑。

[治疗]

施治原则：以宣肺、化饮为主。肝火犯肺宜平肝火清肺化痰，痰湿蕴肺宜健脾化痰燥湿，脾肾阳虚宜温补脾肾。

处方：

①肝火灼肺：肺俞、列缺、阳陵泉透阴陵泉、太冲透涌泉。

②痰湿蕴肺：脾俞、丰隆、阴陵泉透阳陵泉、内关透外关。

③脾肾阳虚：肾俞、膏肓俞、三阴交透悬钟、太溪透昆仑。

方义提要：本方以宣肺、化饮为主，而相应选穴。阳陵泉疏肝清胆泄热；阴陵泉健脾利湿；内关宽胸理气，三阴交调理三阴经、益肝肾、健脾；太溪补肾气，壮元阳；相对穴透刺，针感强，气至速，达平衡阴阳之目的。

方法：每日或隔日治疗1次，10次为1个疗程。手法先泻后补或加温灸。

[附注]

本病除发作期治疗外，还需加紧缓解期的培正固本治疗。平时注意保暖，加强锻炼，力求戒烟。

五、呕吐

呕吐是临床常见证候，可见于多种疾病。凡外感风寒暑湿之邪，循阳明内犯胃腑，或过食生冷甘肥以及误食腐败不洁之物，或中虚气弱，运化无力，或输化失常，痰饮积于中脘，或情志怫郁，肝气横逆犯胃等，均可导致胃气上逆而发生呕吐。西医将呕吐分为反射性呕吐、中枢性呕吐、前庭障碍性呕吐、神经性呕吐等。

[临床表现]

寒客胃脘，呕吐急暴，时吐清水或稀涎，喜暖畏寒，或大便溏薄，或兼风寒表证，苔白，脉紧；热邪内蕴，则呕吐频繁，食入即吐，大便秘结或兼风热表证，苔黄，脉数；宿食不消，呕吐多为未经消化的食物，腹胀或痛，食后尤甚，嗳气食臭，苔厚腻，脉滑实；痰饮停蓄，胸痞，呕吐痰涎，苔白，脉滑；肝气横逆者，多与情志有关，苔白，脉弦；胃气虚弱，则呕吐时作，食不甘味，神疲乏力，脉弱无力。

[治疗]

施治原则：理气和胃，降逆止呕。

处方：内关透外关、足三里。

方义提要：内关为心包经穴，通阴维，和胃理气，宽胸降逆，为"止呕之要穴"；外关为三焦经穴，通阳维，疏调三焦；内关透外关，从阴引阳，疏调上、中、下三焦气机，理气和胃；足三里健脾和胃，扶正固本。

方法：针刺得气后平补平泻，留针30分钟，间歇运针。

[附注]

针灸治疗呕吐有一定疗效，尤对神经性呕吐疗效好。对于因消化道梗阻、癌肿等引起的呕吐以及中枢性呕吐，则只能作为对症处理方法，还应针对原发病进行治疗。

六、呃逆（膈肌痉挛）

膈肌痉挛以气逆上冲，喉间呃呃连声，声短而频，令人不能自制为主证。系一种不自主的膈肌间歇性收缩而致的疾患。多由空气被突然吸入呼吸道内，同时因声带关闭所引起。以喉间呃呃连声，声短而频，令人不能自制为主症。胃膨满、胃癌、癔病、妊娠以及伤寒、赤痢等重症阶段和某些疾病末期出现恶病质的患者，因膈肌受刺激，有时也可发生本证。

中医学中称本病为"呃逆"，古称"哕"，又称"哕逆"。认为系胃气上逆动膈而成。

[临床表现]

呃逆连声，短促频繁，可持续至几个小时不停，严重的甚至昼夜不停；也有间歇发作，延长至数月不愈的，妨碍谈话咀嚼，呼吸与睡眠，患者困顿不堪。在辨证上分虚实寒热，临床上以胃火上逆型和气机郁滞型为多见。胃火上逆者，见呃声洪亮，口臭烦渴，喜冷饮，小便短赤，大便秘结，舌苔黄，脉滑数；气机郁滞者，见呃逆连声，常因情志不畅而诱发或加重，伴有胸闷，纳减，苔薄白，脉弦。

[治疗]

施治原则：和胃降气平呃。

处方：

①气机郁滞：内关透外关。

②胃火上逆：陷谷透涌泉。

方义提要：内关为手厥阴之络，宽胸利膈，理气降逆；外关属手少阳之络，疏调上、中、下三焦气机；内关透外关，从阴引阳，和胃降气，调畅气机。陷谷属足阳明之输穴，泻胃火；涌泉属足少阴之井穴，泻热降逆，引火下行；陷谷透涌泉上病下取，从阳引阴，通降胃气。

方法：针内关透外关，平补平泻。针陷谷透涌泉行泻法5分钟，同时嘱患者屏气，时间越长越好，然后慢慢呼出，在留针过程中重复此屏气动作。均留针30分钟，每隔5~10分钟行针1次，每日1次。

[附注]

呃逆一证，轻重差别极为明显。如偶然发作，大都轻浅，常可自行消失。或刺鼻取嚏，或突然给以惊吓，或闭气不令出入，皆可取效。若持续不断，则需根据寒热虚实辨证，及时给以适当治疗，始能渐平。若在其他急、慢性病之严重阶段出现，又每为病势转向危重的一种表现，预后欠佳，更应加以注意。

七、胃痛

胃痛常见于急、慢性胃炎，胃或十二指肠溃疡及胃神经症等疾病中。其可由化学品或物理性刺激，细菌或其毒素作用，暴饮暴食或长期吃刺激性食物，或因精神紧张，高级神经活动的功能障碍，以及胃酸分泌过多等，致胃黏膜受刺激，平滑肌痉挛，胃肠功能紊乱而引起。

本症属中医学"胃脘痛"范畴。中医学认为，胃脘疼痛多由胃气阻滞所产生，所谓"不通则痛"。导致气滞的原因，可因胃寒而致气机凝阻，胃热以至气火冲激；或由情绪抑郁不舒，引起"肝气犯胃"；也可由饮食无节，食积内停，使胃气失于通畅；或脾胃痰湿，水饮留阻；或有瘀血凝滞等。

［临床表现］

1.急性胃炎　起病较急，上腹部持续疼痛，胸脘满闷不舒，恶心、呕吐，并常伴见腹泻、发热等症状。

2.慢性胃炎　起病一般比较缓慢，疼痛多表现为隐痛、胀痛，有时胃脘部有灼热感，常在进食生冷食物后疼痛加重或感觉胀满，食欲减退，迁延日久，可见消瘦、面色苍白、全身乏力等症状。

3.溃疡病　上腹部有节律性疼痛，多呈周期性发作。胃溃疡多在食后1~2小时内发作；十二指肠溃疡多在食后2~4小时发作，疼痛在进食后可以得到缓解。

4.胃神经症　上腹部有时疼痛，胃纳减少，嗳气、恶心、呕吐，咽喉似有梗阻，常伴见头晕、头痛、心烦、失眠、肢体乏力等症状。

中医学常根据以下几型辨证施治：

1.脾胃虚寒　疼痛喜温、喜按，如饮食生冷则疼痛加剧，呕吐清水，食物不化，口不渴，或大便清稀，肢体欠温，有怯冷感，舌质淡，苔薄，脉濡缓无力。

2.胃热气郁　疼痛较剧，胃脘有嘈杂、灼热感，口苦，口渴引饮，小便黄赤，大便秘结，舌苔黄腻，脉数。

3.肝胃气滞　胃脘走窜疼痛，时有胀满，嗳气或矢气后能缓解，吞酸或呕吐酸水，情绪抑郁或精神激动时发作更甚，舌苔薄腻，脉弦。

4.食积阻滞　脘痛闷胀，噫嗳不舒，呕吐酸腐食物，不思饮食，或伴见腹泻，舌苔厚腻，脉濡滑。

5.痰湿水饮　胃脘疼痛，呕吐涎沫，眩晕，心悸，胸痞，苔白腻，脉沉弦而滑。

6.瘀血凝滞　疼痛拒按，痛处固定不移，或有痞块，大便色黑，或呕血，舌质黯红或紫，脉弦涩。

［治疗］

施治原则：以利气和胃为主，佐以对症加减用穴。

处方：内关透外关、足三里。

辨证配穴：

脾胃虚寒加脾俞（灸）、梁门、公孙透京骨。

胃热气郁加内庭、陷谷透涌泉。

肝胃气滞加中脘、阳陵泉透阴陵泉。

食积阻滞加建里。

痰湿水饮加巨阙（灸）、丰隆、阴陵泉透阳陵泉。

瘀血凝滞加膈俞、三阴交、公孙透京骨。

方义提要：内关属手厥阴之络，通于阴维，具有和胃降逆，宽胸理气功能，主胃、心、胸之病；外关属手少阳，通于阳维；内关透外关，根据阴阳互根的原理，含从阴引阳之意。足三里是胃之合穴。两穴相配统治一切胃病。

方法：中、强刺激，留针，间歇运针，每天或隔天1次。疼痛较剧的也可1日针2~3次。

[附注]

针刺对本病有较好疗效，治疗后疼痛一般都能缓解。引起上腹部疼痛的原因较多，如阑尾炎早期、胆囊炎、胰腺炎及心肺等疾病，所以必须细致地鉴别诊断，以免误诊。如因溃疡疼痛，患者年龄较大，病程久延，疼痛的周期性和节律性不明显，病情进行性加重，治疗无效，食欲明显减退，体重短期内急剧下降，全身情况较差，大便隐血试验长期阳性，胃液明显减少或缺乏，应考虑癌变可能，尽早筛查。

八、胃下垂

胃下垂是指由于胃膈韧带与胃肝韧带松弛无力，胃张力减退，胃小弯角切迹低于髂脊连线水平的疾病。本病多由腹壁紧张度减低，腹壁脂肪缺乏和肌肉松弛，以及腹压下降所引起。多见于体质瘦弱或突然消瘦，胸廓狭长，妇女多育者。其症状轻重与病者神经敏感性有明显关系。

中医学认为本病多由先天禀赋不足，或病后失调，饮食不节，损伤脾胃，以致脾胃虚弱，中气下陷，升举无力而发生下坠。

[临床表现]

慢性上腹疼痛，但无周期性，无明显节律性。疼痛轻重与进食量有关，进食和直立时加重，平卧则减轻。可伴有头晕乏力，胃纳减少，脘闷不舒，呕吐嗳气，便秘或腹泻。轻度胃下垂可无症状。检查时脐下可有振水音，食后叩诊胃下极可下降至骨盆，上腹部可扪及强烈主动脉搏动。X线钡餐造影示胃小弯弧线低于髂嵴连线下，排空迟缓。

[治疗]

施治原则：升举中气，健脾和胃。

处方：中脘、气海、足三里、公孙透京骨。

对症选穴：痛甚加梁丘；胀甚加天枢。

方义提要：公孙为足太阴脾经之络穴，健脾和胃；京骨属足太阳；公孙透京骨，含从阴引阳之意；中脘、气海升举中气；足三里健脾和胃。

方法：刺用补法，留针30分钟，间歇运针2~3次，并可加灸。

[附注]

治疗后要卧床休息15分钟左右，3天内不宜饱食，少进汤水，不要过度疲劳。宜选择营养较好、容易消化且体积小的食物，可用少食多餐的方法减轻胃的负荷。进食后最好有一段平卧的时间。本病患者腹肌多不发达，应鼓励病人加强体育锻炼，使腹肌能保持一定的紧张力，但避免剧烈运动。

九、急性胆道疾患

急性胆道疾患为常见的急腹症，主要有急性胆囊炎、胆石症和胆道蛔虫症等。

（一）急性胆囊炎、胆石症

本病多发于青壮年，女性多于男性。急性胆囊炎的发病，主要是由胆囊出口梗阻和细菌感染所致。引起感染的细菌可来自肠道，经胆管蔓延到胆囊，所以常伴发胆石症或胆道蛔虫症。也可从血液或淋巴管中播散到胆囊而致病。

胆石的形成，一般认为多与胆囊感染、胆汁滞留、胆固醇代谢失常和蛔虫碎片等形成胆石核心有关。

中医学中本病属于"胁痛""黄疸"等病范畴。多是由于恣食膏粱厚味，湿热内蕴，运化失常，或因情志不舒，五志化火，肝胆失于疏泄，郁结而成。

[临床表现]

胆囊炎和胆石症多同时存在。发病较急，发作时有右上腹及右季胁部疼痛，并可向右肩胛放散。如有结石，可为阵发性绞痛，每由进食过量脂肪性食物而诱发；如胆囊胀大可为持续性胀痛；疼痛剧烈时，每致床上打滚，冷汗淋漓，常伴有恶心、呕吐、寒战、发热等；若胆管完全梗阻，则可见灰白色粪便。

体格检查：右上腹部有压痛，若胆囊积脓则可有明显肌紧张及反跳痛，深吸气时胆囊有明显触痛（莫非氏征阳性）。实验室检查：白细胞计数升高，尿胆红素（+），血胆红素、黄疸指数均超过正常值。病期长者，肝功能也可受损。影像检查：X线片及胆道造影、超声检查，可观察胆囊的收缩功能及胆石的状态。

中医辨证分以下两型：

1.肝郁气滞，胆火内蕴　胁肋胀痛或绞痛或胃脘痛，疼痛牵掣肩背，口苦咽干。或往来寒热，脘腹胀满，恶心不欲食；或伴有黄疸，便秘溲赤，舌红，苔黄，脉弦或弦数。

2.湿热内蕴　胁肋胀痛，脘满腹胀，恶心不欲食，头重钝痛，身倦乏力，身热，目黄或身黄，尿黄浊，舌质红，苔黄腻，脉滑数。

（二）胆道蛔虫症

胆道蛔虫症，是肠道蛔虫病引起的并发症之一，是因蛔虫钻进胆道而导致的急腹症，多发于青少年及儿童，农村中尤为常见。每由腹泻、便秘、发热、妊娠以及不合理的使用驱蛔药物和寒冷刺激等因素引起。

中医学称"蛕（蛔）厥"或"虫心痛"。认为由于脏寒胃热，蛔虫上逆，气机阻塞不通所致。

[临床表现]

蛔虫钻入胆道后，引起胆道强烈刺激性收缩，突然发作。上腹部剑突下绞痛，剧烈时翻滚号叫，全身出汗，疼痛有钻、顶、撕裂样感觉，常伴有恶心、呕吐。若蛔虫退出胆道，则疼痛会突然缓解，但可再度发作；若蛔虫全部进入胆囊则疼痛转为持续性胀痛；若蛔虫阻塞胆道，影响胆汁及胰液排出或带入细菌，则会出现阻塞性黄疸或胆囊炎、胰腺炎等并发症，可有寒战、发热等急性感染症状。舌苔多白腻，脉弦紧或伏，合并感染时脉弦滑数。

体格检查：剑突下偏右方有深压痛，一般无腹肌紧张。合并胆囊炎时，则右上腹压痛及肌紧张转为明显；合并胰腺炎者，压痛可发生在全上腹。面部可有虫斑。实验室检查：大便中可找到蛔虫卵。

[胆道疾患总的治疗]

施治原则：疏泄胆气，宽中和胃。

处方：

①主穴：内关透外关、胆囊穴。

②配穴：阳陵泉透阴陵泉、日月（右）、足三里、T8~T9夹脊。

方义提要：内关属手厥阴，通阴维，宽中和胃；胆囊穴为治疗胆囊疾病的经验穴。阳陵泉为足少阳之合穴，日月是胆腑之募穴，此三穴疏泄胆气；加足三里胃经之合，增强内关宽中和胃的作用。相对穴透刺，针刺深，针感强，气至速，增强上述作用。

方法：先刺主穴，当疼痛发作时，用强刺激，持续运针数秒钟至数分钟，待疼痛缓解，可留针。若效果不理想，加刺配穴。本处方可通用于急性胆囊炎、胆石症、胆道蛔虫症。

[胆囊炎、胆石症的治疗]

1. 肝郁气滞，胆火内蕴

施治原则：疏泄肝胆，祛郁排石，止痛。

处方：肝俞、胆俞、阳陵泉透阴陵泉、太冲。

方义提要：阳陵泉为胆经合穴，疏泄肝胆；阴陵泉为脾经合穴，清湿热；阳陵泉透阴陵泉，清泻胆之实热。肝俞、胆俞疏泻胆之火热；太冲疏肝解郁。

方法：阳陵泉透向阴陵泉，施提插捻转之泻法；肝俞、胆俞针向棘突斜刺，进针2寸，施捻转之泻法，使触电样感传向胁肋部；太冲施提插捻转之泻法。均留针20分钟，间歇行针。

2. 湿热内蕴

施治原则：清热利湿，化瘀排石。

处方：阴陵泉透阳陵泉、曲泉透膝阳关、阳辅、足三里。

方义提要：阴陵泉为脾经之合穴，祛湿之要穴；阳陵泉为胆经之合穴，清肝利胆；阴陵泉透阳陵泉，清利湿热。曲泉为肝经之合穴，清湿热，理下焦；膝阳关属足少阳胆；曲泉透膝阳关，疏肝化瘀。阳辅泻胆经之热邪，足三里为胃之合穴，合阳陵泉清利湿热。

方法：除足三里穴，诸穴针刺得气后均施提插捻转之泻法，足三里施补法。

[附注]

针刺对止痛有较明显的效果，以急性单纯性胆囊炎和胆石较小的胆石症为宜。治疗急性胆囊胰腺炎、化脓性胆囊炎时，须在严密观察下进行。胆道蛔虫病，在疼痛缓解后，应给予足量的驱虫治疗；合并胆囊炎或胰腺炎者，应结合药物治疗。及早治疗肠道蛔虫病，每可预防发生胆道蛔虫病。

[附] 胁肋痛

胁肋痛是以一侧或双侧胁肋部疼痛为主要表现的病证，本病与肝胆疾患关系密切。本篇所述胁痛属功能性疾病，或肝胆疾患及临近组织脏器病变引起的急性胁痛，后者待疼痛缓解后宜积极治疗原发疾病。

处方：

①支沟透间使、丘墟、太冲。泻法，强刺激，持续运针1~2分钟，待疼痛缓解，留针30分钟，每日1次。适用于肝胆气滞，湿热郁积型。

②外关透内关，捻转泻法，持续行针约1分钟，间歇行针，留针15~20分钟或疼痛缓解后出针，每日1次。适用于肝气郁结，气机不畅型。

十、便秘

便秘是指大便秘结不通，排便时间延长，通常超过48小时以上，或虽有便意，而排便困难。可见于多种病证，主要由于传导功能失常，粪便在肠内停留过久，水分被吸收，而致粪质干燥、坚硬所致。

中医学认为便秘可由多种原因引起，如胃肠实热、肝脾气滞、肺脾气虚、脾肾阳虚、血虚阴亏等。

[临床表现]

实证常见大便秘结，排便时努力不下，里急后重，腹胀而痛，伴口苦而臭，口干唇疮，面红尿赤，苔黄燥，脉实；虚证症见大便秘结，努挣乏力，畏寒喜温，面色不华，短气心悸，舌淡，苔薄，脉细弱。

[治疗]

（一）实证

施治原则：疏通腑气，清泄积热。

处方：大肠俞、天枢、支沟透间使。

辨证配穴：气滞加阳陵泉透阴陵泉、太冲；恶心加内关透外关；腹胀加公孙透京骨。

方义提要：支沟属手少阳三焦经，清泄三焦积热，通腑气，是治疗便秘的经验效穴；间使属手厥阴心包经，调理肠道功能；支沟透间使，一针双穴，清泄三焦积热，调理肠胃，通腑气。大肠俞、天枢调理肠道，通腑气。

方法：针刺得气后施泻法，用大幅度捻转手法为主，运针时间每次需 3~5 分钟，隔 10 分钟运针 1 次，每日治疗 1 次。

（二）虚证

施治原则：益气养血，温阳散寒。

处方：足三里、天枢、太溪透昆仑。

辨证配穴：气血两虚加脾俞；寒盛加关元；津液亏虚加复溜。

方义提要：太溪为足少阴肾经原穴，补肾气，壮元阳，滋肾阴；昆仑属足太阳；太溪透昆仑，含从阴引阳之意。足三里、天枢健脾调肠。诸穴合力，达益气养血，温阳散寒功效。

方法：针刺得气后施补法，用小幅度提插捻转，运针 2~3 分钟，隔 10 分钟运针 1 次，隔日治疗 1 次。

[附注]

针灸治疗单纯性便秘效果较好。患者宜多吃蔬菜水果，进行适当运动，养成定时排便习惯，至为重要。

十一、结肠功能紊乱

结肠功能紊乱，临床主要表现是不定时脐周围或左小腹部酸痛，腹泻或便秘交替出现。可分痉挛性和黏液性结肠炎两种。

[临床表现]

不定时脐周围或左下腹部酸痛，便后痛减，腹胀，腹泻或便秘，或腹泻便秘交替，或黏液便。

[治疗]

施治原则：疏通经络，通调腑气。

处方：支沟透间使、足三里。

方义提要：支沟属手少阳，清利三焦，通腑气；间使属手厥阴，调理肠道功能；支沟透间使，一针双穴，清利三焦，调理肠胃，通腑气。足三里通经络，调气血，和肠消滞。

　　方法：施提插捻转之泻法，留针，隔5~10分钟施手法1次，待肠鸣音出现，肠胀气排出即可起针。

十二、眩晕（高血压病）

　　高血压病是一种常见慢性疾病，以安静状态下体循环动脉血压持续增高（140/90mmHg以上）为主要表现。其临床表现轻重程度相差很大，早期约半数患者无明显症状，常在体检时偶然发现。如血压波动幅度大可有较多症状，眩晕是本病主症之一，此外尚有头痛、头胀、眼花、耳鸣、心悸、失眠、健忘等。随着病情的发展，血压明显而持续性升高，可出现心、脑、肾、眼底等器质性损害和功能障碍，并出现相应症状。

　　临床分为原发性高血压和继发性高血压。继发性高血压多由泌尿系统疾患、颅内疾患以及内分泌疾患等所引起。本篇所述主要为原发性高血压。中医学认为本病的发生常与情志失调、饮食失节、内伤虚损等因素有关。其病变与肝、肾关系密切，基本病机是肾阴不足、肝阳偏亢。病之本为阴阳失调，病之标为风、痰、瘀血内生。

［临床表现］

　　血压在140/90mmHg以上。在早期血压波动较大，时升时降，有时正常；中期血压比较固定，但仍见波动，延至后期则血压持续升高。一般多伴有眩晕、头痛、头胀、耳鸣、心慌、手指发麻、面红、烦躁、失眠等症。

　　辨证分为肝火炽盛，阴盛阳亢，痰湿壅盛，肝风内动，阴阳两虚等型。

　　1. 肝火炽盛　头痛、烦躁、易怒，颈项时有牵强感，面红、目赤、口干、便秘，舌苔黄，脉弦劲有力或弦数。

　　2. 阴虚阳亢　眩晕，视物模糊，耳鸣，心中虚烦，失眠，多梦，肢体发麻，舌质红，脉弦细或带数。

　　3. 痰湿壅盛　胸脘痞闷，心悸，眩晕，恶心，呕吐，肢体麻重，动作不灵活，舌苔厚腻，脉弦滑。

　　4. 肝风内动　剧烈头痛，头目昏眩，昏迷，失语，甚则抽搐，惊厥。（详见中风）

　　5. 阴阳两虚　头晕，气促，耳鸣，神色萎疲，精神呆滞，手足发麻，腿软无力，尿频或夜间多尿，或有阳痿滑精，舌质偏淡，脉沉细。

［治疗］

　　施治原则：调整阴阳，平肝益肾为主。

　　处方：

　　①风池、曲池透少海、足三里、太冲。

　　辨证配穴：风阳亢盛或肝火炽盛，可选配行间、阳陵泉、太阳、翳风等穴；痰湿壅盛，可选配内关透外关、阴陵泉透阳陵泉、丰隆等穴；肾虚阴亏，可酌加太溪透昆仑、三阴交透绝骨、神门、安眠等穴；阴阳两虚，可加气海、关元，并用灸法。

　　②曲池透少海。

　　方义提要：曲池为手阳明大肠经合穴，阳明经多气多血，针曲池调和气血，清泄头目，达降压目的；少海为手少阴心经合穴，益心，宁神，通络；曲池透少海，平肝泻火，平衡阴阳。

　　方法：处方①中强刺激，留针15~30分钟。处方②提插捻转手法，运针得气后使针感上传至肩，下行于腕，以出现酸、麻、胀感为佳，持续行针约1分钟。每5分钟行手法1次，30分钟后，每10分钟行手法1次，留针1小时。每天1次，15天为1个疗程。

[附注]

针灸对1、2级高血压病有较好的效果，其中1级高血压病尤为明显；对3级高血压病可改善症状，应配合中西降压药物治疗。高血压脑病、高血压危象应采取综合治疗措施，慎用针灸。针灸治疗期间应嘱患者不要突然停药，待血压降至正常或接近正常，自觉症状明显好转后，逐渐减少药量。患者平素应注意摄生，避免精神刺激、过度劳累；饮食宜清淡，低盐，戒烟戒酒。坚持艾条薰灸足三里、风市等穴，以预防中风的发生。

十三、慢性心功能不全

慢性心功能不全，也称充血性心力衰竭，是原有心脏病发展到一定严重程度时，心脏虽有足量的前负荷，但所排出的血量仍不能维持人体所需的一种病症。本病的血流动力学变化特征为心排出量下降及肺静脉和体循环静脉压力升高，从而出现一系列症状和体征。

本病类似中医学中"心、肾阳气衰微"的病证。为心阳不振，而致血脉瘀阻，肾气虚衰，摄纳无权，兼以气化失常，水湿泛溢而成。

[临床表现]

心功能不全的病人，由于发生功能障碍的心室不同，临床表现亦不同。左心功能不全的临床表现主要是肺充血、肺水肿所致，表现为呼吸困难、发绀、咳嗽、咯血或吐泡沫样或铁锈色痰等；右心功能不全的临床表现主要是体循环静脉淤血及水肿引起，表现为颈静脉怒张、肝大、食欲不振、恶心、呕吐、全身水肿、腹水等。此外，还有一些表现如易疲乏、倦怠无力、少尿则是由于心排出量下降所致。

[治疗]

施治原则：益元固本，强健心神。

处方：

①内关透外关、间使透支沟、少府。

②内关透外关、郄门透三阳络、曲泽。

辨证配穴：补中益气（调节胃肠功能），中脘、天枢、气海、足三里；补益真元，行运下焦，关元、归来、气海；通阳利水（利尿、消水肿），水分、中极透曲骨、水道、复溜、飞扬、水泉、阴陵泉；行瘀（治肝大），太冲、章门、肝俞；平喘降逆、镇咳祛痰，肺俞、天突、膻中、少府、合谷。

方义提要：内关、间使、郄门、曲泽同属手厥阴心包经，少府属手少阴心经，心包与心，二经配合以起强心安神的作用。内关宽胸通络，内关透外关，振奋心阳，通阳宽胸宣痹；间使透支沟，益心气；郄门透三阳络，宁心安神。以上相对穴透刺，一针双穴，用穴少，针刺深，针感强，能从阴引阳，增强强心安神作用。

方法：以上处方选1组，配穴按病情每次针刺6~7个，均深刺强刺激，有感应后即可出针。每日1次，连针7~10天，酌情休息几天，继续治疗。也可隔日或隔2日治疗1次。

[附注]

针刺疗法能改善心脏功能，不必长期服用维持量洋地黄。但心功能损害较明显的不宜过早停用。在感染、过度劳累等心脏负担加重情况下，短期内配合使用仍有必要。在可能范围内适当增强活动，对于严重心力衰竭病人则在一定时期内需要休息。由于感冒加重心力衰竭时，应先治感冒；有活动性风湿时，应先抗风湿。

十四、心绞痛

心绞痛是一种由心肌暂时缺血、缺氧所引起的，以发作性胸痛或胸部不适为主要表现的病症。胸痛常发生于劳动、情绪激动或其他因素使心脏工作负担增加时，休息或含硝酸甘油后几分钟内缓解。

因此病主症为心前区疼痛，故可将其归入中医"胸痹""心痛""真心痛"等范畴。

[临床表现]

心绞痛典型发作的特点为阵发性的前胸压榨或疼痛感，主要位于胸骨后部，可放射至心前区与左上肢，常发生于劳动或兴奋时，持续数分钟而后缓解。

[治疗]

施治原则：宣痹镇痛。

处方：内关透外关、心俞、巨阙、膻中。

方义提要：内关通阴维，宽胸理气，镇静止痛；外关通阳维，疏调三焦，通阳宣痹；内关透外关，沟通阴阳之气，通阳宽胸宣痹而止痛。心俞、巨阙，属俞募相配，调理心经气机，宁心安神；膻中为气会，利气宽胸镇痛。

方法：平补平泻手法，中、强刺激，留针30分钟或直至疼痛缓解，期间行手法1~2次。针内关透外关，如能使针感从手臂上传则效果显著。每日1次，或于疼痛发作时针刺。7天为1个疗程。

[附注]

针刺治疗对缓解或减少心绞痛发作有一定疗效。若针灸效果不佳，心绞痛频繁发作，程度加重时，应及时采用中西医综合治疗。患者平素饮食宜清淡，切忌暴饮暴食、厚味烟酒，避免劳累和情绪波动。

十五、惊悸

惊者，心卒动而不宁；悸者，心跳动而怕惊。惊悸常由外因引起，偶受外来刺激，或因惊恐，或因恼怒，均可发病。发则心悸，时作时止，病来虽速，全身情况较好，病势浅而短暂。

中医学认为本病主要与心有关。

[临床表现]

自觉心慌、心跳不能自主，一般多呈阵发性，每因情志波动或劳累过度而发作。且常与失眠、健忘、眩晕、耳鸣等症同时并见。

[治疗]

施治原则：安神定悸。

处方：

①内关透外关、心俞。

②内关透外关、大陵、神门。

方义提要：内关为手厥阴之络穴，别走手少阳，具有宽胸理气，强心定悸之功；外关属手少阳，别走手厥阴，具有疏调三焦气机之功；内关透外关，沟通表里阴阳，宽胸安神定悸，宣通三焦气机。心俞镇惊，宁心安神。大陵属心包经，神门为心经原穴，与内关同用，安神定悸。

方法：心俞针向棘突，斜刺2寸，施捻转之补法，患者有胀感即出针。内关透外关向上斜刺1~2寸；大陵、神门刺0.5寸；施捻转补法，留针20~30分钟，中间施手法1~2次。

［附］胸胁痛

本病是指以胸胁部疼痛为主要表现的病证。胸胁痛主要与心的疾患关系密切。本篇所述胸胁痛属疼痛急性发作，用以缓解疼痛，待疼痛缓解后宜查明疼痛原因，积极治疗原发疾病。

处方：内关透外关、支沟透间使。

方义提要：内关属厥阴心包经，宽胸理气止痛；支沟属少阳三焦经，疏通少阳经气；二穴均为古人治疗胸胁痛经验要穴，《六总穴歌》中说："胁肋支沟取，心胸内关谋。"应用相对穴透刺，针刺深，针感强。临床体验确实有效。

方法：施反复提插捻转之泻法，病势缓解后留针不动，至痛止出针。若患者胸胁痛掣背或背痛掣胸胁者，应针刺心俞、膈俞、肝俞，施夹脊刺法。

十六、白细胞减少症

白细胞减少症是指周围血液中白细胞计数持续低于 $4 \times 10^9/L$。本症主要是由于中性粒细胞缺少。临床有原因不明性和继发性两种。引起本病原因主要有苯、抗肿瘤药物、X线及放射性物质直接毒害造血细胞；某些药物过敏引起白细胞减少；细菌、病毒等病原体或毒素抑制骨髓造血或大量破坏周围血液中的白细胞；系统性红斑狼疮、脾功能亢进、再生障碍性贫血、恶性肿瘤转移、营养缺乏及异体蛋白反应等。

据其症状属中医学"虚证"范畴，以气虚为主。病机属脾胃虚弱，气血生化无源，致元气不足，出现头晕、目眩，少气懒言，倦怠乏力，自汗等症状。针灸对于提高血中白细胞计数有一定效果。

［临床表现］

继发性白细胞减少症：有继发病因；白细胞计数低于 $4 \times 10^9/L$；经常患感冒、支气管炎、肺炎、中耳炎、泌尿道感染等；一旦有感染病灶往往迁延时间较长且不易痊愈。

原因不明性白细胞减少症：无继发性病因；白细胞计数低于 $4 \times 10^9/L$；容易疲劳，全身乏力，低热、盗汗、失眠等。

［治疗］

施治原则：健脾益气。

处方：三阴交、绝骨、血海、足三里。

方义提要：三阴交属足太阴，为足三阴之会穴，健脾疏肝，滋阴益肾；绝骨属足少阳，为髓会，填精益髓；二穴对刺，滋阴潜阳，促使阴阳平衡。配血海、足三里补气健脾，调理肠胃，扶助正气而生血。

方法：得气后施捻转补法，持续刺激2~3分钟，留针30分钟，间歇运针2~3次。每日或隔日1次，15次为1个疗程。或用灸法。

［附注］

对于继发性白细胞减少症患者，在接受针灸治疗的同时，应积极治疗原发疾病，或去除病因。对于原因不明性白细胞减少症应配合补充维生素及营养。

十七、瘿病（甲状腺功能亢进症）

甲状腺功能亢进症（甲亢）是内分泌系统疾病之一，由甲状腺素分泌过多所致。本病多见于女性，女男比例约为5：1，以中青年发病率较高。

患者多伴有不同程度的甲状腺肿，属中医学"瘿病"范畴。本病与情志失调、肾阴亏虚或劳倦太过等因素有关，其中尤以情志对发病影响较大。七情内伤则肝气郁滞，郁久化火伤阴而成阴虚火旺之候。若久病不愈阴液日损，虚火耗气或禀赋气虚，可致气阴两虚。体内水谷津液还可因肝郁、胃热、脾虚而聚结为痰，痰气相搏循经上逆，凝滞于颈部成为甲状腺肿，流注于目窍则眼球突出。

［临床表现］

颈前两侧甲状腺部位可见轻度或中度弥漫性、对称性肿大，以中等度肿大者较多见，可随吞咽上下移动。极少数则无明显肿大，少数可见单侧或结节性肿大。伴烦躁易怒，心悸失眠，心动过速，畏热多汗，面赤升火，易饥多食，形体消瘦，咽干口燥，气短乏力，约40%患者伴有不同程度的突眼症。体检双手平举可见手指震颤。

实验室检查：甲状腺吸收 ^{131}I 的速度及强度皆增高，并以吸碘高峰提前出现为特征；血清总甲状腺素（T_4），血清总三碘甲腺原氨酸（T_3）含量明显升高；血清游离 T_4、T_3 含量也高于正常；基础代谢率显著增高。

［治疗］

施治原则：滋阴清火益气为主，行瘀消瘿散结为辅。

处方：间使透支沟、三阴交透悬钟、气瘿或C3~C5夹脊穴。

随症配穴：心悸、失眠加内关透外关、神门；性情急躁，面赤升火，加风池、太冲；多汗，加阴郄、复溜；突眼，加天柱、攒竹、四白；心动过速，加内关透外关；口渴、尿频，加太溪透昆仑。

方义提要：间使属手厥阴，清泻心火，合气瘿行瘀破结；支沟属手少阳，清泻三焦热邪；间使透支沟，清火行瘀。三阴交为足三阴经交会穴，能疏调肝、脾、肾三经；悬钟属足少阳经穴，能泻阳热之邪；三阴交透悬钟，滋阴清火。气瘿行瘀破结。

方法：针刺宜平补平泻为主，留针30分钟，间歇运针。

［附注］

针灸对本病有效，但一般奏效较慢。亦可配用药物。如患者出现高热（>39℃）、恶心、呕吐、烦躁不安或谵妄，甚至昏迷、心动过速（>140~160次/分）等症状时，为甲状腺危象，应迅速进行抢救。情志因素对本病的发生与发展影响较大，应避免任何不良精神刺激，保持情绪乐观，心情舒畅。心率100次/分以上者应全日休息，给予足够的维生素及高蛋白等营养丰富饮食。

十八、癃闭（尿潴留）

尿潴留是指以排尿困难，甚或小便闭塞不通为特征的疾患。多因脊髓神经损伤、盆腔及会阴部手术、尿道、前列腺炎症或前列腺肿大、尿路结石等因素引起。

本病属中医学"癃闭"范畴。小便不利，点滴而短少，病势较缓者，称"癃"；小便不通，欲解不得解，病势较急者称"闭"。多因气火郁于下焦或湿热蕴结，脉络瘀阻，以致膀胱通调失司而成。

［临床表现］

下腹满闷，小便不通，耻骨上区有膨隆的肿物，按之有波动感，叩诊呈浊音。

［治疗］

施治原则：行运下焦，调节膀胱。

处方：阴陵泉透阳陵泉、膀胱俞、中极、三阴交。

方义提要：阴陵泉化湿利下焦，通利小便；阳陵泉为筋会，约束诸筋；阴陵泉透阳陵泉，从阴引阳。膀胱俞、中极俞募相配，疏调三焦之气而利湿热；三阴交调养脾胃之气。

方法：中、强刺激，持续运针，每日可针刺数次，直至排尿。

[附注]

各种产后、术后及传染病引起的尿潴留，用本法治疗，疗效满意。治疗完全尿潴留时，若膀胱充盈相当明显，针刺小腹部穴不宜太深，以免刺伤膀胱。如针后40~50分钟尚不能排尿时，应临时插导尿管，等下次膀胱充盈时再行针灸。

十九、遗尿（尿失禁）

尿失禁是指膀胱括约肌失去作用，不随意的膀胱排尿或不能控制的尿淋漓，多为神经系统或泌尿系统病变所致。

此病属"遗尿"范畴。中医学认为"膀胱不利为癃，不约为遗尿"。在临床上遗尿有两种类型，一是小便频数或淋漓不断，不能自控，以白昼为多见，称之为小便失禁。一是睡中遗尿，醒后方知，称之为遗尿。小便失禁多见于老年人或病后体弱者，或由神经系统损伤者，责之肾气不固，膀胱气虚或脾气下陷。睡中遗尿多见于儿童，参见第三节"七、小儿遗尿"。

[临床表现]

尿液淋漓，病人不能控制排尿。

[治疗]

施治原则：行运下焦，调节膀胱。

处方：阴陵泉、阳陵泉、大敦、曲骨。

方义提要：阴陵泉通利水道，为祛湿之要穴；阳陵泉为筋之会穴，能约束诸筋；二穴对刺，调和阴阳，约束筋脉，行运下焦，除湿利小便。《针灸资生经》："阴陵泉、阳陵泉主失禁遗尿不自知。"

方法：阴陵泉、阳陵泉平补平泻，大敦三棱针点刺出血，曲骨针前排尿，行捻转补法。温针或针后加灸。

[附注]

尿失禁有真性尿失禁、假性尿失禁、压力性尿失禁之分别。此处指真性尿失禁。针刺治疗有一定疗效。在针刺治疗的同时，必须进一步检查引起尿失禁的原因。

二十、石淋（肾绞痛）

肾绞痛多为小结石向下移动引起肾盂、输尿管痉挛所致。结石由尿内的结晶与胶体物质混合而成，多发于一侧，以男性为多见。其形成因素常与感染、尿液郁结及新陈代谢紊乱等有关。

本病属中医学"砂淋""石淋"范畴。本病由湿热蕴结，日久而成砂石，瘀阻膀胱，排泄失畅，气机滞塞不通所致。

[临床表现]

突发性刀割样剧烈绞痛，疼痛常呈阵发性，发作时可持续几分钟、几十分钟或几小时，自肾区向输尿管、外生殖器、大腿内侧放射。常伴有面色苍白、出冷汗，脉细数及恶心、呕吐等症状；严重时可昏倒或休克。检查时肾区有叩击痛，肋脊角有压痛。尿检时多有血尿。

［治疗］

施治原则：疏泻水道，清利湿热。

处方：三阴交透悬钟、肾俞。

配穴：太溪透昆仑、志室。

方义提要：三阴交调理三阴，行运下焦，"小腹三阴交"，亦是治疗少腹及泌尿系统疾病常用腧穴；三阴交透悬钟，针刺深，刺激强，加强疗效。太溪属肾经原穴，昆仑属膀胱经穴，太溪透昆仑，疏通肾与膀胱表里二经之经气。肾俞、志室疏泄肾气，通利水道。

方法：先针刺主穴，中、强刺激，持续运针3~5分钟。如效果不佳再加配穴。

［附注］

针刺对本病有一定的镇痛效果。疼痛缓解后，须进一步治疗原发病，必要时应考虑手术治疗。平时多饮水，避免进食含过多钙质的食物，以预防本病发生。多做肢体跳跃活动，有时能帮助结石排出。

二十一、遗精

在无性活动时的射精称为遗精。一般成年未婚男子，2周左右或更长时间出现遗精一次，属正常现象。1周数次或更频繁，或在有正常性生活情况下经常遗精或清醒时精液流出，并伴有神疲乏力，精神不振者，都属病理现象。

中医学认为遗精有梦遗和滑精之分。有梦而遗精者，名为梦遗；无梦而遗精，甚至清醒时精液流出者，名为滑精。遗精的发生，主要与肾的功能失调有关，无梦而遗精多由肾不藏精，精关不固所成；有梦而遗精多系思虑欲念，心火亢盛，心肾不交或湿热下注，扰动精室引起。一般认为滑精比遗精严重。

［临床表现］

成年男子，每周数次或一夜数次，或仅因性兴奋在清醒时发生遗精，并伴有头昏耳鸣，精神萎靡，记忆力减退，失眠多梦等症。

1. 梦遗　多属心火内动，相火炽盛或湿热浸淫下焦，扰动精室，症见睡眠不深，梦境纷纭，阳事易举，遗精日久而频，可见头昏神疲、心烦少寐、腰酸耳鸣，小便黄，舌红，脉细数。

2. 滑精　多属肾气虚惫，精关不固，症见无梦而遗，滑泄频数，腰部酸冷，面色㿠白，神疲乏力，或兼阳痿，自汗短气，舌淡，苔白，脉细或细数。

［治疗］

施治原则：养阴培元。

处方：关元、三阴交透悬钟。

配穴：有梦加间使透支沟；无梦加肾俞。

方义提要：三阴交为足三阴经之会穴，滋阴益肾，疏肝健脾；悬钟清肝利胆；三阴交透悬钟，从阴引阳。关元为足三阴与任脉交会穴，壮元阳，培元固本。有梦加间使透支沟，清三焦，降心火，以交通心肾。肾俞补肾固涩。

方法：关元针1~2寸，令感应放散至睾丸及阴茎。梦遗者施捻转或呼吸之平补平泻法；滑精者施补法，可针后加灸。每日或隔日1次，5~7次为1个疗程。

［附注］

本病当与因性兴奋时出现的尿道分泌液或无性兴奋时流出的前列腺液加以区分。中年时如遗精次数过频，有时为腰脊髓刺激性损害的早期症状，应加考虑。

二十二、癫狂（精神分裂症）

精神分裂症是指以精神活动功能分解为主要特征的一种精神科常见疾病。其病因及发病机制至今不明，一般认为与遗传及环境因素有关。本病发病率约为0.1%~0.3%，发病年龄以20~40岁居多，女性略高于男性。

本病属中医学"癫狂"范畴。内伤七情、痰、火、瘀血是主要致病因素，阴阳失调、痰迷心包、神不守舍为主要病机。

［临床表现］

以精神活动统一性破坏为基本症状。在思维、感知觉、情感、意志和动作方面有不同程度障碍，自知力缺乏。

1. 癫证　精神抑郁，表情淡漠，沉默少语，语无伦次，或喃喃自语，自卑，不思饮食，伴妄闻、妄见，多数舌淡，苔腻，舌尖红，脉滑数或弦细。

2. 狂证　性情急躁，两目怒视，自尊自大，狂言骂詈，不避亲疏，毁物伤人，不食不眠，面红唇干，目赤便秘，舌红，苔焦黄，脉滑大，弦数有力。

3. 癫狂合证　癫与狂症状交替出现。

癫证多为虚证，由痰迷心窍、虚阳上浮或督脉阳气不畅所致。狂证多为实证，由痰火上扰，蒙蔽心神所致。癫狂合证多为虚实夹杂之证，多由肝气郁结，痰气乘心所致。

［治疗］

施治原则：疏肝化痰，宁心安神。

处方：百会、神门、间使透支沟、三阴交透悬钟、丰隆。

方义提要：百会升阳通窍，神门宁心安神。间使益心气，清神志；间使透支沟，为从阴引阳之意。三阴交疏肝健脾；三阴交透悬钟，调阴潜阳；丰隆祛痰。

方法：先针百会、神门，持续运针约2-3分钟，使病人入静，然后针其他穴。留针时间可达30~60分钟，间歇运针。发作期每日1-2次，症状缓解后每日或隔日1次，30次为1个疗程。

［附注］

针灸临床治疗精神分裂症常同小量安定剂合用，这样有利于在较短时间内，使患者的症状稳定，同时减少大量抗精神病药物造成的副作用。本病病程长且反复发作，故针灸疗程长，且宜在缓解期保持适当的治疗。

二十三、痿证（脊髓空洞症）

脊髓空洞症是一种慢性进行性的脊髓变性疾病。空洞最多见于颈下部及胸上部，发病年龄常在25~40岁，男性多于女性，病程可达10~20年。由于脊髓内空洞形成和胶质增生，临床表现为受损节段分布区的分离性感觉障碍、下运动神经元损害及营养障碍，后期空洞扩大可出现感觉束与锥体束损害症状。典型表现为分离性感觉障碍，即单侧或双侧上肢或躯体上半部疼痛、温觉消失，但触、压、深感觉正常。可呈节段性分布，运动障碍表现为早期一侧或双侧手部小肌肉及前臂尺侧肌肉无力、进行性萎缩，逐渐涉及上肢其他肌肉。营养障碍症状为病损平面皮肤变硬、变厚、粗糙，无汗或多汗，指甲变脆。

本病归属中医学"痿证""痹证"范畴。本病病位在肾，与肝肾有关。基本病机是肝肾亏损，骨髓失养。

［临床表现］

早期为一侧或双侧上肢和躯干上部痛、温觉障碍，触、压及深感觉正常。病灶在脊髓内向上向下伸展时，则感觉障碍扩大到上肢桡侧、颈部和胸部，其分布呈节段性。早期前角细胞受累，手部小肌肉及前臂尺侧肌肉软弱和萎缩，且可有肌束颤动，逐渐波及上肢及其他肌肉，腱反射亢进，肌张力增高。空洞累及颈段和上胸段（C8~T1）的侧角时，则出现中枢性霍纳（Horner）综合征（睑裂窄、瞳孔小、眼球内陷、面部不出汗）。感觉障碍平面的皮肤常发硬、变厚、粗糙、指甲变厚变脆。

［治疗］

施治原则：早期宜补益气血，后期出现瘫痪时宜健运脾胃。

处方：

肢体麻木不仁：大椎、曲池透少海、外关透内关、三阴交透绝骨、血海、足三里。

肢体肌肉萎缩瘫痪：大椎、曲池透少海、合谷、阴陵泉透阳陵泉、绝骨透三阴交、足三里、病损脊髓上、下节段的夹脊穴。

方义提要：大椎助阳气。曲池属多气多血的阳明经之合穴，补益气血；少海是古人治疗两臂麻木的经验穴；曲池透少海，一针双穴，疏通上肢经络，调和气血。三阴交疏通三阴经气，健脾，滋补肝肾；悬钟为髓会；三阴交透悬钟，补脾益髓，脾胃为后天之本，脾胃健，生化有源。外关疏通上肢经络，内关宽胸和胃，外关透内关，含从阳引阴之意。阴陵泉为祛湿要穴，阳陵泉为筋会，强健筋脉，阴陵泉透阳陵泉，祛湿通络。血海、足三里健脾胃，益气血。

方法：采用温针，得气后留针20~30分钟，隔日治疗1次，15次为1个疗程。每个疗程间可休息1~2周。下一疗程，可更用电针，多种方法轮换治疗。

［附注］

针刺脊髓空洞症患者的痛温觉障碍区内穴位，"得气"感觉亦减退或消失。在此区域内取穴可加用电针，以增强疗效。脑底粘连性蛛网膜炎、外伤、髓内肿瘤、脊髓蛛网膜炎等可导致继发性空洞，需注意鉴别，重视原发病的治疗。

二十四、痿证（遗传性小脑共济失调）

遗传性共济失调是一组以共济运动障碍为主要表现的中枢神经系统慢性进行性变性疾病，常有家族史。病变主要累及脊髓后索、侧索、小脑及其传入和传出纤维、脑干橄榄核、小脑脚及有关神经核。根据病理损害的部位，可分为脊髓型、小脑型及脊髓小脑型。我国以遗传性小脑共济失调为最多。本病的病因和发病机制尚不清楚。

本病属中医学"痿证"范畴，乃肝肾不足所致。

［临床表现］

遗传性小脑共济失调：多在20~40岁发病，初起患者感躯体不平衡，走路不稳，两上肢因笨拙及意向性震颤以致不能完成精细动作，构音困难。下肢肌张力增高，形成共济失调——痉挛步态，可有肌反射亢进和病理反射。多数病人伴有眼球震颤及视神经萎缩。无骨骼畸形。

［治疗］

施治原则：补益肝肾，息风止痉。

处方：大椎、肝俞、肾俞、三阴交透绝骨、足三里。

配穴：太溪透昆仑、曲泉透膝阳关、百会、合谷。

方义提要：肾俞、太溪滋阴益肾；肝俞、曲泉疏理肝经，滋补肝肾；相对穴透刺，含从阴引阳之意。三阴交为足三阴经之会穴，健脾，滋补肝肾；绝骨为髓会；三阴交透绝骨，补脾益髓，脾胃为后天之本，补后天以养先天，故健脾可达益肾之目的。足三里健脾胃；百会、大椎调理督脉。

方法：刺用补法，留针20~30分钟，并间歇运针。

[附注]

本病大多有遗传史，治疗颇棘手。针灸治疗可减轻症状，且以头针较有效。

二十五、颤证（帕金森病）

帕金森病，是以四肢震颤，肌强直，运动减少为主要临床特征的锥体外系疾病。多见于50~60岁的男性。病因目前尚不清，一般认为可能是锥外系统中多巴胺的浓度过低，以致苍白球和黑质变性所致。

本病属中医学的"风颤"范畴。认为主要是肝风窜犯四肢所致。凡年过五十，肝肾不足，水不涵木或平素多郁易怒，肝阳偏亢之人，均可使阴阳失衡，肝风横窜四肢，扰乱脉络，以致震颤，不能自己。

[临床表现]

起病缓慢，逐步加重，往往先见一侧肢体震颤，以后发展到同侧下肢，对侧上肢，对侧下肢。手部震颤为搓丸状，静止时尤为明显，入眠即止，醒则复作，晚期头部、舌部也可震颤。四肢肌张力逐步增高，以致逐步强硬，活动不便。由于颈肌、躯干肌强直致头部前倾，患者表情呆板，眼裂增宽，呈面具脸，步态慌张，动作迟钝，写字越写越小，精神不宁，烦躁易怒。因全身代谢增高，皮脂腺和汗腺的分泌增多，常油光满面。晚期吞咽肌出现强直，致吞咽困难，口水自流，全身强直，状如木板，翻身不能。

[治疗]

施治原则：息风镇颤，平补肝肾。

处方：百会、风池、印堂、太溪透昆仑、三阴交透悬钟、合谷、太冲。

随症配穴：行步不稳、四肢颤抖，加曲池透少海、外关透内关、阳陵泉透阴陵泉、足三里、后溪；痰多，加天突、丰隆。

方义提要：百会、风池平肝以息风镇颤；印堂镇静、震颤；太溪、三阴交平补肝肾，以息风震颤；相对穴透刺，含从阴引阳之意；合谷、太冲为四关穴，开窍镇逆。

方法：太溪透昆仑、三阴交透悬钟小幅度捻转手法，余穴用泻法，留针20~30分钟，并间歇运针。

[附注]

帕金森病是慢性进行性疾病，针刺治疗能改善症状及延缓病情进展。配合药物治疗则疗效可能较好。

二十六、瘫疾（低血钾性周期性麻痹）

低血钾性周期性麻痹是周期性麻痹中最为常见的一种，以出现周期性的弛缓性瘫痪并伴有血钾降低为特征，每次突然起病，持续数小时至数日后恢复。发作间歇期完全正常。病因至今尚未明了，发病年龄以青春期为多见，男性多见，与常染色体显性遗传有关。

本病在中医学中称"瘫疾"，为阳气虚衰。脾阳不足则肌无力，心阳不足而脉缓，肾阳不足则少尿、无尿等。

[临床表现]

　　一般在夜间睡后或清晨醒转时发病，可先有肢体酸痛、重胀、麻刺等症状，继而出现自下肢开始向上肢、躯干、颈项发展的两侧对称性瘫痪，在数小时内达到高峰，肌力可自轻度减退至完全瘫痪，极严重者可出现呼吸肌麻痹。每次发作持续数小时至2天，之后很快好转，首先瘫痪的肌肉常最晚恢复。瘫痪时常伴有恶心、呕吐、少尿或无尿、心动过缓，室性早搏、血压增高。检见血清钾降低，肌张力、腱反射减弱或消失，心电图改变等。

[治疗]

　　施治原则：温阳补气，通经活络。

　　处方：曲池透少海、内关透外关、三阴交透悬钟、丘墟透照海、足三里、肾俞。

　　方义提要：本方主要根据病变上、下肢的经络循行部位选穴，以温阳补气，通经活络。曲池为阳明经合穴，阳明属多气多血之经，针之补益阳气；外关、悬钟，均为阳经腧穴，补益阳气，通经活络；内关透外关、三阴交透悬钟，根据阴阳互根的原理，含从阴引阳之意。相对穴透刺，针感强，气至速。

　　方法：得气后施提插、捻转手法强刺激，留针30~60分钟，间歇运针3~5分钟。亦可用电针，频率为150次/分，电流强度以患者最大耐受量为度，刺激20分钟。每日1次。

[附注]

　　针刺治疗本病常可在半小时内症状改善，但在间歇期亦需坚持治疗一段时间。瘫痪期可配合口服氯化钾。

二十七、脑震伤（颅脑损伤后综合征）

　　轻、中型脑损伤患者，在伤后长时期存留各种主观不适症状，而神经系统检查无阳性体征，病程历时3个月以上不愈的病例，可称为"颅脑损伤后综合征"。脑震荡、脑挫裂伤等在恢复期多可发生此征。临床一般表现为自主神经功能失调和癔病样发作，发病早期即可出现各种症状。

　　脑损伤诸症属中医学"脑震伤"范畴，是头部受外力震伤后，使脑部脉络气血瘀滞，运行不畅，阴阳失调，神明被扰，以致发生头痛、眩晕等脑功能障碍之症。

[临床表现]

　　脑震荡或脑挫裂伤等后发生以自主神经功能失调和癔病样发作为主的症状。前者主要表现为弥漫性头痛、头晕，尚有心悸、耳鸣、失眠、便秘或腹泻等症；癔病样表现可有痉挛样发作，失眠、失语、瘫痪，还可有注意力不集中、健忘、易激动和疲乏等。

[治疗]

　　施治原则：滋补肝肾，祛瘀通络，宁心安神。

　　处方：率谷透角孙、四神聪、神庭、神门、太溪透昆仑、三阴交透悬钟。

　　　　　癔病样发作：人中、内关透外关、涌泉。

　　方义提要：率谷透角孙、四神聪，疏通脑部气血；神庭、神门宁心安神。太溪、三阴交滋补肝肾；昆仑、悬钟祛瘀通络；相对穴透刺，一针双穴，滋补肝肾，祛瘀通络。内关为心包经之络穴，心包络为心之外卫，既可代心受邪，也能代心行令，心藏神，主神明，针内关调理心经气机，驱邪外出，使神明内守；内关透外关从阴引阳，振奋心阳。人中调节督脉，开窍通关醒神。涌泉苏厥开窍。

　　方法：泻法或平补平泻。得气后施提插、捻转手法，中强刺激，留针30分钟，每日1次，

12次为1个疗程。

[附注]

治疗的同时，对病人做好解释工作，以消除顾虑。鼓励其加强锻炼，劳逸结合，以加速疾病恢复。

二十八、疟疾

疟疾是由疟原虫所引起的传染病。发病多在夏、秋季节。疟疾患者或疟原虫携带者是疟疾的传染源，传播媒介是雌性按蚊。按所感染的疟原虫种类不同，有间日疟、三日疟和恶性疟之分。

疟疾俗称"打摆子""冷热病"，中医学认为本病是感受"疟邪"所致，由风寒暑湿，饮食内伤，体虚劳损等原因而诱发。疟邪客于半表半里之间，发作时邪正交争，阴阳相移。如久疟不愈，耗伤气血可致虚劳。如痰湿郁结，气滞血瘀，痞积成块，可形成"疟母"。

[临床表现]

感染疟原虫后，一般经过2~4周的潜伏期。发病之初，毛孔粟起，寒战，肢体酸楚乏力，头痛，口渴，烦躁，或有恶心、呕吐，继则高热，体温可达39℃~40℃，面赤唇红，烦渴引饮，随后全身汗出，热退身浮，体温下降至正常。可周期性反复发作。隔日发作一次者为间日疟；三日一发者为三日疟。发作不规则者为恶性疟，病情险恶。如果久疟不愈，引起脾脏肿大，可在左侧肋下缘摸到肿块，即为"疟母"。如屡发不已，大量红细胞被破坏，可引起贫血。脉象：在发作时多弦紧或弦数，发作间歇期可出现脉迟，久病虚弱者脉多细弱。舌苔一般多腻，化热时转黄，脾胃不和者，苔白腻，久病者舌质淡。

[治疗]

施治原则：和解少阳，祛邪截疟。

处方：大椎、间使透支沟。

方义提要：间使属手厥阴心包经，支沟属手少阳三焦经，心包与三焦相表里，间使透支沟，疏泄三焦，和解表里，调整阴阳之气，祛邪截疟。大椎属督脉，疏导一身之阳气而祛邪截疟。合则通阳，和解，截疟。

方法：新病和偏热者刺用泻法，并可放血；久病和偏寒者刺用补法，针后加灸。在疟疾发作前2~3小时针刺，强刺激，留针15~30分钟，间歇运针，连续针3~6天。

[附注]

针灸治疗疟疾，不仅能有效控制症状，而且能够使疟原虫转阴。如通过针刺治疗，症状仍未控制者，当加用药物治疗。恶性疟患者在针刺治疗期间，须密切观察，必要时采取中西医综合治疗。

第三节　妇、儿、五官科疾病

一、月经不调

月经不调是以月经的周期及经期、经色、经质、经量异常为主症的病证。本病主要包括月经先期（经早）、月经后期（经迟）、月经先后无定期（经乱）。其发生常与感受寒邪、饮食伤脾或情志不畅等因素有关。

中医学认为本病病位在胞宫，与冲、任二脉及肝、脾、肾三脏关系密切。基本病机是冲任失调，脏腑功能失常，气血不和。本病多见于西医学的排卵型功能失调性子宫出血、盆腔炎性疾病等。

[**临床表现**]

1. 月经先期 月经提前1周以上，色红量多，烦热面赤，心烦易怒，舌边红，苔黄，脉弦数。

2. 月经后期 月经错后1周以上，经色黯淡，量少质薄，面色不华，身体瘦弱，畏寒喜暖，舌质淡，苔薄白，脉弱。

3. 月经先后无定期 月经时前时后，经行不畅，面色晦暗，胸胁苦闷，少腹胀痛，苔薄白，脉弦。

4. 月经过少 月经周期正常而经量减少，甚至点滴即净，头晕眼花，心悸怔忡，面色萎黄，舌淡，脉细弱。

5. 月经过多 月经周期正常而经量过多，色深红或夹有血块，腰腹胀痛，心烦口渴，尿黄便秘，舌红，脉滑数。

无排卵性月经失调多数表现为周期不正常，经期也异常。如先有数周或数月停经，继之以大量流血，流血往往连续2~3周或更长时间，不易自止。也可表现为不规则流血，时流时停，流血量也时多时少。一般无痛，失血过多者常表现为贫血。有排卵性月经失调，分黄体功能不全和子宫内膜脱落不全两类。前者表现为月经周期缩短，因此月经频发。有些月经周期虽在正常范围内，但是卵泡期延长，黄体期缩短，而患者不孕，或易于在孕早期流产。后者表现为月经间隔时间正常，但经期流血时间延长，常达9~10天，而且流血量大。

[**治疗**]

施治原则：调理冲任为主。

处方：关元、三阴交透悬钟。

随证配穴：月经先期，配血海、行间。月经后期，配足三里、公孙。月经先后无定期，属肝郁者配内关透外关、太冲；肾虚者配命门。

方义提要：三阴交属太阴脾经穴，为足三阴经之会穴，具有补血活血，舒肝、健脾、益肾功能，是治疗妇科疾病之要穴；悬钟属足少阳，为髓会；三阴交透悬钟，从阴引阳，舒肝利胆，健脾益肾，补血活血，调冲任。关元培元固本，调冲任。

方法：每次于经净时针刺，隔日1次，10次为1个疗程。

[**附注**]

针灸对月经不调有较好的疗效，但首先要对器质性病变引起的月经不调加以鉴别，并及早做适当处理。针灸治疗一般多在经前5~7天开始，至月经来潮停止，连续治疗3个月为1疗程。若经行时间不能掌握，可于月经净止之日起针灸，隔日1次，直到月经来潮时为止，连续治疗3~5个月。日常应注意生活调养和经期卫生，如精神舒畅，调节寒温，适当休息，戒食生冷及辛辣食物等。

二、痛经

痛经是指妇女在经期或经期前后发生周期性小腹疼痛或痛引腰骶，甚至剧痛难忍，或伴有恶心呕吐的病证。以青年女性为多见。其发生常与受寒饮冷、情志不调、起居不慎、先天禀赋、久病体虚等因素有关。本病病位在胞宫，与冲、任二脉及肝、肾关系密切。实证是冲任瘀阻，气血运行不畅，胞宫经血流通受阻，不通则痛；虚证为冲任虚损，胞宫、经脉失却濡养，不荣则痛。

西医学中，痛经可分为原发性和继发性两类。原发性痛经见于月经初潮后不久的未婚或未孕妇女；继发性痛经多见于子宫内膜异位症、急慢性盆腔炎、子宫颈口狭窄及阻塞等。

［临床表现］

行经前后，少腹疼痛较甚。若经前疼痛，由气滞血瘀引起者，常伴有胸胁、两乳胀痛，经行不畅，经色紫黯或有块，脉沉弦等。若经后疼痛由虚寒引起者，常伴有面色苍白，神倦纳呆，形寒怯冷，腹痛得热则舒，月经色淡，量少质清，舌质淡，脉虚细等。

［治疗］

施治原则：疏通胞宫之气为主。

处方：三阴交透悬钟。

方义提要：三阴交为足三阴经之会穴，足三阴经皆循经小腹，"经脉所过，主治所及"，三阴交疏通三阴之经气，舒肝、健脾、益肾；悬钟属足少阳，三阴交透悬钟，针刺深，针感强，活血通滞止痛。

方法：经前1周进行针刺，捻转泻法，留针30分钟，期间行针2次；若痛甚，持续运针，强刺激，至痛缓解。虚寒者可加足三里，或可加灸。每日或隔日1次，1个月经周期为1个疗程。

［附注］

针灸治疗本病，镇痛效佳。引起痛经原因甚多，须做妇科检查，明确诊断，从发病原因进行治疗。

三、带下病（白带）

带下病是以妇女带下明显增多，色、质、气味异常为主症的病证。常与生殖器感染（如阴道炎、宫颈炎、盆腔炎、子宫内膜炎等）、肿瘤或身体虚弱等因素有关。至于行经前后、排卵期、妊娠期带下稍有增多而无明显不适者，属生理现象。

中医学认为其发生常与感受湿邪、饮食不节、劳倦体虚等因素有关。本病病位在胞宫，与带脉、任脉及脾、肾关系密切。基本病机是湿邪阻滞，任脉不固，带脉失约。临床上有白带、赤带、黄带之分。一般白带多由气血亏虚引起，黄、赤带由湿热下注所致。

［临床表现］

阴道分泌物增多，腰酸乏力。气血亏损者多伴头晕、肢倦，带下色白、稀薄；湿热下注者多伴心烦、口干，带下色黄或赤。妇科检查，可发现子宫颈炎、溃疡或盆腔、阴道炎。

［治疗］

施治原则：调节冲、任、带三脉。

处方：

①阴陵泉、阳陵泉。

②命门、神阙、中极。

方义提要：阴陵泉属足太阴脾经之合穴，健脾化湿；阳陵泉为足少阳胆经之合穴，利肝胆，清湿热；阴陵泉、阳陵泉对刺，平衡阴阳，利肝胆，清湿热，健脾利湿止带。命门属督脉，补肾强阳，调经止带；神阙属任脉，调理肠胃，补益下元。神阙、命门同用，一任一督，平衡阴阳，强阳补肾，益下元，固涩止带。

方法：针处方①泻法或平补平泻，中等刺激，留针30分钟；处方②用艾条温和灸，每穴10~15分钟。隔日1次，10次为1疗程。

[附注]

针灸治疗白带有一定功效。年龄在40岁以上者，若发现黄、赤带，需及时做妇科检查。

四、阴痒（外阴瘙痒症）

妇女外阴部或阴道内瘙痒，痒痛难忍，甚或坐卧不安，称阴痒或阴门瘙痒。多见于外阴炎、单纯性阴道炎、滴虫性阴道炎、外阴白斑等。其中以滴虫性阴道炎最为常见，其感染率均为18%~31.3%，容易造成感染，治愈后易复发。

中医学认为本病与肝脾有关，愤怒忧思，肝郁生热，郁热下注或脾虚肝郁，生湿化热，湿热蕴积，注于下焦，均可出现阴痒的症状。

[临床表现]

阴内或阴外奇痒，难以忍受。轻者表现为间歇性瘙痒，有的仅发生于就寝时，突然出现剧烈瘙痒；刺激性食物或注意力过于集中可使症状加剧。重者瘙痒持续难忍，用力搔抓、摩擦患处，有时仍不能减轻。患者常伴有精神疲惫、憔悴、情绪急躁和高度神经质。

[治疗]

施治原则：除湿清热。

处方：蠡沟透光明。

方义提要：蠡沟属足厥阴肝经之络穴，有疏肝清热的作用，为治疗阴痒的经验穴；光明属足少阳胆经之络穴，清胆火。蠡沟透光明，疏通肝胆表里二经经气，除湿清热。

方法：针尖微向上斜刺，使针感向股阴传导，施提插捻转之泻法，留针30分钟，间歇运针。每日或隔日1次。

五、不孕（输卵管阻塞）

输卵管阻塞是造成不孕症最常见的原因，多由于输卵管炎所继发。当输卵管发炎时，管壁变硬而增厚，有时呈结节状，管壁之渗出物蓄积于输卵管内，可使管壁粘连，造成完全或部分的阻塞不通。由于输卵管、卵巢、盆腔结缔组织的炎症常常同时或相继并发互相粘连，也可导致输卵管阻塞。其他如输卵管子宫内膜异位症、输卵管结核、子宫异位（使子宫峡部弯曲，输卵管折屈）、子宫肌瘤（瘤体压迫输卵管），亦可导致输卵管阻塞。

本病属中医学"不孕"范畴，可由于肝郁气滞，横克脾土，脾不化湿，湿聚成痰，痰湿流注于下焦，滞塞胞宫，冲任不调，而不能受孕。

[临床表现]

既往多有附件炎的病史，婚后性生活正常，未经避孕措施，而三年未怀孕。或正常产、流产后三年不孕，经输卵管通气术或碘油造影证实输卵管不通。

[治疗]

施治原则：利湿化痰，疏通经络。

处方：三阴交透悬钟、中极、归来、子宫。

方义提要：三阴交为足三阴之会穴，有健脾化湿，舒肝益肾的作用；三阴交透悬钟，从阴引阳，疏利肝胆，加强利湿清热作用。中极利湿清热，归来活血祛瘀，子宫属奇穴。

方法：三阴交直刺2寸透悬钟穴；中极、归来、子宫均针3寸，使小腹部有麻胀感向外阴部放射，只捻转不提插。诸穴均施捻转之平补平泻法，不留针。隔日1次，12次为1个疗程。

[附注]

针刺治疗本病确有良效。针刺1个疗程后，可在月经后3~7天内做输卵管碘造影或通气检查。

六、恶阻（妊娠呕吐）

妊娠呕吐是指怀孕后2~3个月出现恶心、呕吐、不能进食等症状。发病原因较为复杂，主要和精神、神经、内分泌等因素有关。

中医学称为"恶阻"，是受孕后月经停闭，血海不泻，其血中浊气挟肝胃之火上逆，或痰湿中阻，以致胃失和降而病。

[临床表现]

恶心、呕吐，不能进食，甚则呕出胃液、胆汁。肝胃之火上逆者，伴有脘闷胁痛，嗳气叹息等症；痰湿中阻者，伴有胸满纳呆，口淡无味，舌苔白腻，或兼心悸气促等症。

[治疗]

施治原则：和中利气。

处方：内关透外关。

随症配穴：食欲不佳者，配足三里。

方义提要：内关属手厥阴心包经之络穴，外关属手少阳三焦经之络穴，心包与三焦相表里，内关和胃降逆，宽胸理气，内关透外关，能从阴引阳，和解表里，达和中利气，降逆止呕之功。

方法：中刺激，留针20~30分钟，每日1次。

[附注]

如呕吐剧烈，应注意预防脱水、酸中毒。如体温升高，脉象数疾，或见黄疸等症状时为症情严重，应采取中西医结合的抢救措施。

七、小儿遗尿

遗尿症是指年满3周岁以上的儿童夜间不自主的排尿，以男孩居多。小儿遗尿多属功能性，其原因一部分是因尚未建立起排尿反射，功能发育尚不成熟（如膀胱肌肉控制排尿功能差，膀胱容量较小），另一部分由于情绪及体质上的影响如紧张受凉、病后体虚、白天疲劳过度和睡觉过深不易觉醒等。

中医学将其称作"遗溺"，认为与肾气不足，下元不能固摄，膀胱约束无权有关。其次如脾虚气陷，肺气不调，肺脾气虚，上虚不能制下，水液下输失其正常，也能引起此症。

[临床表现]

睡眠中遗尿。轻者隔日或数日1次，重者每夜1次或数次，遗尿时间多在半夜或清晨时，遗尿后患者能继续入睡。病程长的可达十余年，也可见于少数成人。

[治疗]

施治原则：温补脾肾，益气固涩。

处方：阴陵泉、阳陵泉、大敦、曲骨。

方义提要：阴陵泉除湿，通利小便；阳陵泉为筋会，能约束诸筋；阴、阳陵泉对刺，约束筋脉，除湿利尿，平衡阴阳。大敦为肝经井穴，清泄肝热，疏理肝气；曲骨位近膀胱，补肾利尿。

方法：阴陵泉、阳陵泉行泻法或平补平泻，大敦点刺出血；曲骨针前排尿，行捻转补法，诸穴针后加灸。均留针30分钟，每10分钟行针1次，每日1次，7次为1个疗程。

[附注]

应自幼培养儿童按时排尿的习惯，生活需有规律，勿使过度劳累。积极防治引起遗尿的原发疾病，临睡前先令患儿排空小便，培养每晚自行排尿的良好习惯。积极鼓励儿童消除顾虑，树立治愈疾病的信心。

八、耳鸣

耳鸣是听觉功能紊乱产生的一种症状。耳鸣可与耳聋同时发生，一般以神经性耳鸣、耳聋为多见。中医学认为耳鸣临床有虚实之分，由肝胆火旺，挟痰浊上扰所致的属实；因肾虚虚阳上潜所致的属虚。

[临床表现]

自觉耳内有各种不同的响声，如蝉鸣、放气声，环境安静时加剧，或耳内微鸣，或听力逐渐减退。肝胆火旺挟痰浊上扰者常伴有眩晕、升火、失眠、易怒等症。肾虚虚阳上潜者常伴有头目昏花、腰酸膝软等症。

[治疗]

施治原则：以育阴潜阳为主。

处方：外关透内关、听会。

辨证配穴：肝胆气郁、肝阳上亢者，加太冲；肾气亏虚，经络失养者加太溪。

方义提要：外关属手少阳之络穴，少阳经循耳之前后，外关疏通少阳经气，通经活络；内关属手厥阴之络穴；外关透内关，疏通表里二经经气，育阴潜阳。听会疏通少阳及局部经气。

方法：实证宜泻，虚证宜补。行捻转补泻，不提插，每隔10分钟捻转1次，留针30分钟。每日1次，10次为1个疗程。

[附注]

针刺治疗对神经性耳鸣、耳聋有一定疗效。

九、鼻衄（鼻出血）

鼻出血，是多种疾病的常见症状。病因有全身和局部因素两类。在局部病因方面有：擤鼻过重；鼻部或头部外伤；各种原因所致的鼻黏膜干燥和溃疡；肿瘤。另外，凡可引起动脉压或静脉压增高，出血、凝血功能障碍或血管张力改变的全身疾病，均可引起鼻出血。

中医学称为"鼻衄"，认为除外伤、肿瘤等局部疾患引起外，根据脏腑病变所致的鼻出血，有实证和虚证之分。实证多与肺热、肝火、肝胃积热等有关，虚证则与肝、肺、肾阴虚和气血两亏等相关。

[临床表现]

轻者仅鼻涕内带有血丝，重者血涌流而出，并可倒流入咽部由口内吐出。

1. 肺经热盛　鼻血点滴而出，色红量不多，鼻腔干燥焮热，舌边尖红，苔薄干，脉浮数。

2. 胃热炽盛　鼻血量多，色鲜红或深红，烦渴，小便黄，舌红苔黄厚，脉洪大而数。

3. 肝火上逆　出血量多，色深红，口苦咽干，舌红苔黄，脉弦数。

4. 阴虚火旺　血量不多，色红，时作时止，舌质嫩红或少津，苔少，脉细数。

5. 气血亏虚　血量少，色淡红，舌淡苔薄，脉缓弱。

[治疗]

施治原则：滋阴，清热泻火，止血。

处方：悬钟透三阴交。

方义提要：悬钟属足少阳经穴，泻阳热之邪；三阴交属足太阴经穴，足三阴之交会穴，调理肝、脾、肾，滋阴降火；悬钟透三阴交，一针双穴，清泻肝胆实热，滋阴降火。

方法：针刺得气后持续行针 1~2 分钟，留针，至血止出针。

十、天行赤眼（急性结膜炎）

急性结膜炎由细菌或病毒感染而成。多发生于春、夏季，具有传染性或流行性。本病有急性传染性结膜炎、流行性角膜结膜炎、流行性出血性结膜炎之分，其主要特征为明显的结膜充血和产生大量脓性或黏性分泌物，易造成暴发流行。

中医学称之为"天行赤眼""暴风客热"，系感受风热邪毒所致。若急性期失于治疗，邪毒未清，可转为慢性结膜炎。

[临床表现] 发病急骤，易于传染，发作时球结膜充血、水肿，眼睛红肿，分泌物多，灼热，畏光。

[临床表现]

发病急骤，易于传染，发作时球结膜充血、水肿，眼睛红肿，分泌物多，灼热，畏光。

[治疗]

施治原则：疏风清热，泻火解毒。

处方：陷谷透涌泉、耳尖放血。

方义提要：陷谷属足阳明经输穴，泻胃火；涌泉为足厥阴肾经井穴，滋阴平肝，引火下行；陷谷透涌泉疏风清热，泻火解毒。耳尖放血，泻头目壅滞之热邪。

方法：施捻转泻法，留针 30 分钟，间歇运针，每日 1 次。

[附注]

在针刺治疗急性结膜炎的同时，可配合冷盐水洗眼。眼部宜保持清洁。患者与健康人的洗脸用具分开使用，并宜煮沸消毒。

第四节　皮肤外伤科病证

一、瘾疹（荨麻疹）

荨麻疹俗称"风疹块"，是一种常见的以瘙痒性风团为主要表现的过敏性皮肤病。急性发作多可自行消退，慢性反复发作可历数月或经久不愈。常由虾蟹、药物、寄生虫、感染等多种原因引起。

属中医学"瘾疹"范畴，多由风、湿、热侵袭肌肤，或胃肠郁热，复感风邪，郁于皮毛腠理而成。临床上有风湿、风热之分。

[临床表现]

皮肤突然出现大小不等、形状不同的风团，呈鲜红色或苍白色，剧烈瘙痒。一般在半月内痊愈，但也有数月或数年不愈的。根据临床辨证，若皮疹色红者属风热；若皮疹色白或微红，兼有身重者属风湿。

[治疗]

施治原则：疏风利湿，清热凉血。

处方：曲池透少海、三阴交透悬钟、血海、足三里。

辨证配穴：风热甚加大椎；湿重加阴陵泉透阳陵泉。

方义提要：曲池属手阳明经合穴，能疏风散热，行气活血；少海属手少阴，宁心通络；曲池透少海，含从阳引阴之意。三阴交属足太阴脾经，为足三阴经交会穴，健脾祛湿；悬钟属足少阳，清肝胆，祛湿热；三阴交透悬钟，从阴引阳。"治风先治血，血行风自灭"，血海活血祛风；足三里健脾胃。

方法：刺用泻法，留针30分钟，间歇运针。

[附注]

针刺治疗本病效果良好。本病若出现腹痛、腹泻，有时见气闷、呼吸困难等症状时，当采取中西医综合治疗。注意寻找过敏原，进行病因治疗。

二、湿疹

湿疹系多种原因刺激于体质过敏患者所引起的一种常见皮肤病。其特点为阵发性奇痒，呈对称性分布。根据临床表现有急、慢性之分。

中医学记载的"奶癣""肾囊风""四弯风"等均属本病范畴。其发病原因是风、湿、热邪侵袭肌肤或血虚有热。急性湿疹多系风湿化热，慢性湿疹则系血虚有热。

[临床表现]

急性湿疹为红斑、丘疹、水疱、糜烂、渗液、结痂、落屑，脱落后无永久性痕迹遗留。慢性湿疹多由急性湿疹转变而来，皮肤增厚，皮沟加深，皮损边缘清晰，呈苔藓样，经久不愈，常可急性发作。

[治疗]

施治原则：以清热利湿为主。

处方：

大椎、曲池透少海、三阴交透悬钟、神门。

慢性湿疹：加血海、足三里。

方义提要：大椎、曲池透少海以泄风清火，三阴交透悬钟通调足三阴而利湿热，神门安心神以止痒。

方法：诸穴均施提插捻转之泻法，留针30分钟，每日或隔日1次。

[附注]

慢性湿疹用刺络拔罐法往往能取得较好的疗效。

三、牛皮癣（神经性皮炎）

神经性皮炎（牛皮癣）是一种慢性瘙痒性皮肤炎症。多发于颈部、肘、膝关节屈侧，会阴，大腿内侧等处，常对称分布。

中医学因其受损皮肤状如牛领之皮，厚而且坚，故名"牛皮癣"。认为因风、湿、热三邪蕴阻皮肤，皮肤失养，或营血不足，血燥不能润养皮肤，而致此病。若情志不遂，气血失调，血不能濡润皮肤，可使症状加剧。

［临床表现］

起初为扁平丘疹、干燥丘疹融合成片、皮肤增厚且脱屑。局部奇痒，入夜尤甚，搔之不知痛楚，而痒加剧，抓后呈丘疹状，日久皮肤苔藓样变。如遇情绪波动、郁闷急躁时，症情可加重，常反复发作，迁延难愈。

［治疗］

施治原则：以活血通络为主。

处方：曲池透少海、血海。

配穴：三阴交透悬钟、合谷、阿是穴。

方义提要：曲池透少海、合谷疏风清热，血海养血润燥。三阴交调补三阴，并养血、润燥、祛湿。阿是穴疏通血络。相对穴透刺，针刺深，针感强，加强上述作用。

方法：曲池透少海刺2寸，三阴交透悬钟刺2寸，合谷针1寸，血海针2寸。诸穴均施提插捻转之泻法，留针30分钟，隔日1次。局部阿是穴沿病灶基底部皮下从四方向中心横刺数针或用三棱针、皮肤针点刺局部。

［附注］

针灸治疗本病，近期疗效较佳。须宁静情志，不宜急躁。皮损处不宜搔抓和热水烫洗，以及用刺激性药物外涂。

四、痒风（皮肤瘙痒症）

本病指无原发性皮肤损害，而以全身泛发瘙痒为主的一种疾病。多见于老年人和多种慢性病患者，冬春季节易发，病因较复杂。常继发于某些系统性疾病如糖尿病、肝胆疾患、肠寄生虫与妇女妊娠后期等。通常与神经、精神因素、皮肤干燥、汗腺萎缩、皮脂腺分泌以及气候改变、衣物等方面有关。

中医学称之为"痒风""风瘙痒"，认为是由于素体表虚血热，风热侵袭，遏于肌表，不得疏泄，或血虚肝旺以致生风化燥、肌肤失养所致。

［临床表现］

瘙痒常发生于睡前，精神紧张或气候变化、饮酒或食辛辣刺激性食物后诱发或加重瘙痒，发作时难遏止，此起彼伏，甚至可遍及全身。轻者忍耐不抓，重者猛烈搔抓，甚则抓破皮肤出血疼痛为止。

1.风燥血热　青壮年多见，病程较短，睡前及被褥太暖则发瘙痒，皮肤干燥、脱屑。舌淡红，脉浮数或滑数。

2.血虚肝旺　老年人多见，病程较长，情绪波动或气候变更，易引发瘙痒。皮肤潮红、皲裂，可伴有头屑、大便秘结。舌质红，苔薄，脉细数或弦数。

［治疗］

施治原则：以养血祛风为主。

处方：曲池透少海。

辨证配穴：风燥血热者加三阴交透悬钟，血虚肝旺者加太冲。

方义提要：曲池透少海、三阴交透悬钟之意如前述。太冲通调肝经之气以舒肝。

方法：施较大幅度提插捻转泻法，留针30分钟，每10分钟行针1次。每日1次。

［附注］

针刺治疗皮肤瘙痒症，止痒效果明显。嘱患者忌食辛辣食物，多吃水果、蔬菜，避免搔抓，以防感染。

五、蛇串疮（带状疱疹）

带状疱疹是由病毒引起的急性、炎症性、神经性皮肤病。皮损表现为单侧成簇水疱，排列成带状，痛如火燎，痊愈后多不复发。本病之病原体为水痘–带状疱疹病毒，由呼吸道进入人体，多数人被感染后，并不发生临床症状，当某些传染病、恶性肿瘤、系统性红斑狼疮、创伤、放射治疗及过度疲劳等诱发因素存在的情况下，可以引起该神经区的带状疱疹。

属中医学"火带疮""蛇串疮""缠腰火丹""蛇丹""蜘蛛疮"等范畴。本病多因风火之邪客于少阳、厥阴经脉，郁于皮肤，或因湿热内蕴，外受毒邪，均可导致肌肤之营卫壅滞，发为本病。

[临床表现]

发病前常有轻度发热、疲倦不适等全身症状。发病时患部始有带索状刺痛，皮肤发红，继则出现密集成簇的绿豆至黄豆大小的丘状疱疹，迅速形成小水疱，疱液澄清，沿外周神经分布，三五成群，集聚一处或数处，排列成带状，疱疹之间皮肤正常。严重时可出现出血点、血疱。约经7~8天，部分水疱或破溃、糜烂、渗液、结痂。水疱常发生于身体之一侧，沿某一周围神经分布区排列，不超过正中线。以肋间神经、三叉神经分布区较多，故常见于腰肋部、胸部，面部次之。发于面部者，疼痛更为剧烈。

若发于腰肋部，兼见口苦，头痛，眩晕，心烦易怒，或目赤面红，小便短赤，苔黄或黄腻，脉弦数者，为风火郁于少阳、厥阴；若发于胸面部，兼见水疱溃破淋漓，疲乏无力，胃纳不佳，中脘痞闷，苔黄而腻，脉濡数者，为湿毒蕴于太阴、阳明。

[治疗]

施治原则：疏肝解郁，祛湿清热。

处方：肝俞、曲池透少海、支沟透间使、局部排刺。

方义提要：曲池为手阳明经合穴，有活血调气，清利湿热的作用；少海宁心通络；少阳布于胁肋，支沟为手少阳经穴，可治胁肋疼痛；间使清心安神；相对穴透刺，一针双穴，含从阳引阴之意。肝俞调节肝的气血；局部排刺可调理局部气血，以通经止痛。

方法：诸穴得气后均施捻转泻法。局部排刺可在疱疹堆的周围斜刺，由疱疹的末端向背部做迎头刺，每针均斜刺1寸。留针1~2小时。轻者每日1次，重者每日2次。

[附注]

针刺治疗本病镇痛效果明显，并可缩短病程，愈后多无后遗疼痛。也可用艾条沿皮损区熏灸治疗，约20~30分钟，每日1~3次。

六、手足癣

手足癣为手足部霉菌寄生性皮肤病，多生在手指、足趾及掌跖面。手癣属中医学"手气""鹅掌风"范畴，足癣属"脚气"范畴。

[临床表现]

在上述部位出现丘疹、小水疱、鳞屑、糜烂瘙痒，指趾甲可增厚变灰变脆。

[治疗]

施治原则：疏风活血散热，通阳除湿。

处方：

①手部：内关透外关、合谷透劳宫。

②足部：昆仑透太溪、涌泉、八风。

方义提要：内关透外关、昆仑透太溪，疏调手足表里二经之经气，通阳除湿，平衡阴阳。余穴，活血、疏风泄热。诸穴合力，疏调手、足部气机，泄热祛风。

方法：均用捻转刮针手法，起针后再用艾条灸30~60分钟，灸至不痒。

七、闪腰（急性腰扭伤）

急性腰扭伤，为腰部的肌肉、韧带、筋膜等软组织在活动时因用力不当而突然损伤，可伴椎间小关节的错位及其关节囊嵌顿，致使腰部疼痛并活动受限。

民间俗称此病谓"闪腰"，古代文献有称"概腰"。主要因外部暴力，以致筋脉损伤，瘀血阻滞，气机不通而痛。

[临床表现]

有明显的外伤、跌仆、闪腰史。腰部一侧或双侧扭伤时产生剧痛，也有在受伤后数小时或隔夜才出现疼痛者。严重者不能转侧。疼痛为持续性，活动时加重，休息后也不能消除。在咳嗽、喷嚏、大声说话或腹部用力情况下，均可使疼痛加剧。检查时腰部肌肉紧张，有明显压痛及牵涉痛，无震痛。压痛点对诊断损伤部位有定位意义。此外，无坐骨神经根性症状。X线片检查可排除骨折等其他疾病。

[治疗]

施治原则：通络，散瘀，止痛。

处方：

①内关透外关。

②昆仑、太溪。

③人中、风府。

方义提要：内关为手厥阴之络，外关为手少阳之络，内关透外关，一针两穴，能宣通上、中、下三焦气机，交通阴阳之气，畅通气血，通而不痛。取昆仑为上病下取，昆仑属足太阳，循经背腰部；太溪属足少阴，壮元阳，滋肾阴；二穴对刺，激发表里二经经气，通经络，行气血，太溪兼能滋肾。腰部属督脉，腰扭伤损伤督脉经气，人中、风府属督脉，针之通督脉，调气血，止疼痛。

方法：针内关透外关施提插捻转泻法，强刺激，使针感向胸胁部传导。昆仑穴施提插捻转泻法，强刺激，并使针感向上传导；太溪穴平补平泻。人中向上斜刺0.3~0.5寸，风府直刺1~1.5寸，针刺得气后持续行针约1分钟。均留针30分钟，每隔5~10分钟行针1次，每日1次。留针期间，嘱患者起身走动并缓缓活动腰部。

[附注]

针灸治疗急性腰扭伤，国内外普遍应用，其效果已被肯定。对急性腰扭伤属小关节错位或滑膜嵌顿者，可施与复位手法。指针疗法和热敷法对急性扭伤也有良效。治疗期间患者应卧硬板床，痛减后，可逐渐锻炼腰背肌，以促进血循环，促使早日康复。

八、膝副韧带损伤

膝关节内、外侧各有坚强的副韧带所附着，是稳定膝关节组织的重要部分。当膝伸直时，侧副韧带较紧张，此时如突然受到外翻或内翻应力，即可引起内侧或外侧副韧带损伤。由于膝关节呈轻度生理性外翻，且膝外侧容易受到外力的冲击，故临床上以内侧副韧带损伤居多。严重的侧副韧带损伤，可伴有膝关节囊、交叉韧带和半月板的损伤。

［临床表现］

多有明显外伤史，局部肿胀疼痛，有瘀斑，压痛明显，活动受限。内侧副韧带损伤时，压痛点在股骨内上髁，外侧副韧带损伤时，压痛点在腓骨小头或股骨外上髁。膝关节侧向试验有重要临床意义。若膝关节被动运动超过正常外翻范围，则应考虑侧副韧带完全断裂的可能。若有半月板损伤，常发现关节血肿。若合并十字韧带撕脱者，抽屉试验阳性。

［治疗］

施治原则：活血祛瘀，消肿止痛。

处方：阿是穴、阴陵泉、阳陵泉、地机。

方义提要：阴陵泉为足太阴经合穴，健脾，活血祛瘀；阳陵泉为足少阳经合穴，筋之会穴，疏通筋脉；二穴位居膝关节内、外侧，对刺，疏通筋脉，活血祛瘀，消肿止痛。地机为足太阴经郄穴，和脾，理血。阿是穴为局部取穴。

方法：在侧副韧带损伤压痛点处进针，沿韧带斜刺可用恢刺或齐刺法。内侧副韧带损伤配以阴陵泉、地机为主，外侧副韧带损伤配以阳陵泉为主，可配合温针灸加拔罐。

［附注］

侧副韧带完全断裂者，不属针灸适应范围。必要时行X线片检查，以明确是否合并其他损伤。

九、踝部软组织损伤

踝部软组织损伤系指踝关节韧带扭伤，常因足踝过度地向内或向外翻转所致，其中以外踝部韧带扭伤较为多见。

［临床表现］

扭伤后局部肿胀、疼痛，活动时痛甚。步行困难，损伤部位可出现压痛；如系外踝部韧带损伤，则足内翻动作时疼痛明显；若是内踝部韧带损伤，则足外翻动作时疼痛明显。

［治疗］

施治原则：舒筋活络，散瘀止痛。

处方：

①太溪透昆仑、丘墟透照海、解溪。

②悬钟、三阴交、阿是穴。

方义提要：太溪属足少阴，昆仑属足太阳，少阴与太阳相表里，二穴位居二踝边，太溪透昆仑，一针双穴，既能疏通肾与膀胱二经之经气，又能调节局部经气，舒筋活络。丘墟透照海、解溪疏通局部经气。悬钟疏通经络，三阴交活血散瘀，二穴位居二踝上，近踝，对刺，舒筋活络，散瘀止痛。

方法：针刺得气后施泻法，持续行针1~2分钟，患者局部酸胀感明显时，嘱带针活动患侧踝关节，间歇行针，疼痛缓解时出针，或留针30分钟。

［附注］

人体各关节中以踝关节扭伤最为多见。针刺治疗踝部软组织扭、挫伤疗效好。

十、血证（红斑性肢痛）

红斑性肢痛也称肢端红痛症，为局限性、阵发性肢端血管扩张，四肢部位出现红斑、灼痛为特征的皮肤病。西医学认为系自主神经性疾病，至今病因不明。任何年龄均可发病，以青年男性为多见。两侧足部为好发部位，其次为手部，严重的可累及整个肢体。

本病属中医学"血证""痹证"等范畴，是由血分有热，脉络闭塞不畅，气血运行失常所致。

[临床表现]

发作时患部嫩红灼热，疼痛剧烈，皮肤温度比正常增高2℃~3℃，出汗、局部动脉搏动、静脉扩张明显。局部因受热、站立、运动等可引起发作或病情加重，休息、冷敷、抬高患肢可使病情减轻或消失。

[治疗]

施治原则：养阴凉血清热，和营通络止痛。

处方：

①上肢：内关、外关、神门、合谷。

②下肢：三阴交、悬钟、委中、足三里；悬钟透三阴交、足三里。

③足底：商丘、丘墟、太冲、侠溪。

方义提要：内关属手厥阴，理气止痛；外关属手少阳，清热，通经活络；内关、外关对刺，疏通表里经气，通经活络，理气止痛。合神门、合谷行气活血化瘀。三阴交属足太阴，悬钟属足少阳，二穴对刺，调理气血，平衡阴阳；合委中、足三里共奏养阴凉血清热，和营通络止痛之目的。商丘属足太阴，健脾化湿；丘墟属足少阳，清肝，利胆；二穴对刺利湿通络。太冲、侠溪清热凉血。

方法：平补平泻或泻法，留针30分钟，间歇运针。每日1次，10次为1个疗程。

[附注]

本病治疗1~2个月可痊愈，但容易复发。忌酸、辣、酒等刺激性食物，注意休息。

十一、脉痹（血栓闭塞性脉管炎）

血栓闭塞性脉管炎是中、小动静脉的慢性闭塞性疾患，多见于20~40岁的男性。其发病原因多由于长期吸烟、肢体冷冻、潮湿或创伤等刺激，通过感受器作用于中枢神经系统逐渐引起对周围血管丧失调节作用，而致血管长期痉挛收缩，导致血管内膜上皮增生，使血管内腔变窄，逐渐血栓形成而闭塞所致。

本病早期症状，属中医学"脉痹"，晚期则称为"脱疽"。主要由于冷冻或感受潮湿，寒湿之邪侵袭经络，使气血瘀阻不通而成。也可由烟酒过度，火毒内生，情志怫郁，气滞血瘀或由外伤气血瘀滞等导致。

[临床表现]

常由一侧下肢开始，肢端冷麻，皮肤苍白或发紫，间歇性跛行（即走一段路后，觉腓肠肌麻木、抽痛，休息后可减轻，若再行走，痛麻又作），逐渐发展为肌肉萎缩，神经痛，最后肢端皮肤变黑、坏死、溃烂而脱落。疼痛日夜不停，尤以夜间为甚，病人常屈膝抱足或使肢体下垂，并有怕冷感；如果坏死兼有感染，则可有发热等全身症状。检查时，足背、胫后、腘、股等动脉搏动减弱或消失，抬高患肢时颜色变为苍白，下垂时变为青紫或紫红色，并可呈斑点状。如伴有静脉炎，则皮肤表面可出现红色条索状肿块，兼有压痛，并可摸到结节。脉象多濡细，或沉紧，苔薄白或厚腻，舌嫩胖；晚期有感染时，脉转弦数，苔常发黄。

[治疗]

施治原则：活血通络止痛。

处方：

①上肢：外关透内关、曲池透少海、C6~T3夹脊。

②下肢：阳陵泉透阴陵泉、悬钟透三阴交、L1~L3夹脊。指（趾）痛甚者加上八邪、上八风。

方义提要：本证治疗以活血通络为主，根据病变部位的经络循行，选取相应腧穴。外关、曲池是治疗上肢疾患的常用腧穴，阳陵泉、悬钟是治疗下肢疾患的常用腧穴。应用相对穴透刺，针刺深，针感强，气至速，增强活血通络的作用。

方法：强刺激，运针2~3分钟后，留针15~30分钟，亦可加用电针。每日1次，15~20次为1个疗程。

[附注]

针灸治疗以早期为宜，对止痛较为有效。晚期发生溃疡者，必须配合外科处理。平时应注意肢体保暖，防止外伤，并禁止吸烟。患肢要进行适当的运动锻炼。

十二、脉痹（血栓性静脉炎）

血栓性静脉炎是指静脉内腔壁的炎症，往往同时伴有血栓形成。临床有血栓性浅静脉炎和血栓性深静脉炎之分。血栓性浅静脉炎主要累及四肢浅静脉；深部静脉血栓形成则可见于任何部位，而以下肢深静脉为多见。血栓性浅静脉炎发生原因往往是反复静脉输液或静脉曲张引起静脉内血液瘀滞，使血管内膜变性发生炎症。深静脉炎多由创伤、烧伤、手术等所致。

中医学将本病分属于"脉痹""恶脉"等范畴。由于湿热之邪侵犯人体，导致气血瘀滞、脉络滞塞不通所致；或气血耗损，运行不畅，以致瘀阻络道，脉管滞塞不通而成病。

[临床表现]

血栓性浅静脉炎，可见病变静脉处的皮肤有发红、肿胀、疼痛等炎症反应，压痛明显，呈条索状，以后红肿消退留下较硬的索条物和皮肤色素沉着，局部常有牵掣隐痛麻胀感。急性期时，可有全身不适，轻度发热，怕冷，食欲不振等症。深静脉炎表现为患肢疼痛，步履时疼痛加重，局部压痛，肿胀，肌肤发热，浅静脉可见扩张。深压用力触摸时可有条索状物。

[治疗]

施治原则：清热化湿，活血通络为主。后期可见气血不足、寒湿痹阻之象，当温养气血，祛寒通络。

处方：

①上肢：曲池透少海、郄门透三阳络、太渊、列缺。

②下肢：阳陵泉透阴陵泉、悬钟透三阴交、昆仑透太溪、条口透承山、足三里。

方义提要：曲池清泻阳明湿热，活血通络；少海宁神，通络；郄门安神宁心，清营凉血；三阳络，疏通经络。阳陵泉、悬钟、昆仑疏通经络，阳陵泉为筋会，悬钟为髓会，有强壮筋脉，补精益髓作用；阴陵泉健脾化湿，三阴交补血活血，太溪滋阴清热。相对穴透刺，达一针双穴的作用，用穴少，针感强，气至速，加强上述作用。

方法：中、弱刺激，早期多以泻法为主，每穴针刺时，局部均要有酸胀感，或向上扩散，或麻电感向下扩散。后期见虚实夹杂症，宜平补平泻，并可用温针。每日治疗1次，10次为1个疗程。疗程之间休息1周。

[附注]

针灸治疗本病有一定疗效，浅静脉炎比深静脉炎效果明显。急性期适当卧床休息1~2周，抬高患肢，以利血液回流。患处热敷有助于血液循环。深静脉血栓如发生脱落，则可造成肺栓塞，应采用中西医急救治疗。

第五节 急证

一、闭证（昏迷）

闭证（昏迷）指在较长时间内神志不清。因脑组织发生障碍，高级神经活动受到严重抑制所致。导致昏迷的原因比较复杂，多由传染性疾病、颅脑疾病、代谢障碍、药物或化学品中毒、物理因素等引起。

中医学认为多因温邪内陷、热毒熏蒸、痰火堵阻等以致清窍被蒙，"神明"失其作用而成。昏迷初期，往往发现"闭证"，久则正不胜邪，可由虚转脱而致死亡。

[临床表现]

深度昏迷时，患者的意识、感光和随意活动完全消失，肌肉松弛，对光反射、角膜反射和吞咽反射均消失，二便失禁。浅度昏迷时，上述的反射仍然存在，常呈现四肢躁动、腱反射亢进等。

[治疗]

施治原则：闭证以开窍泻热为主。

处方：人中、内关透外关、十宣。

方义提要：人中通调督脉，开窍醒神。内关为心包经之络穴，心包络为心之外卫，既可代心受邪，也能代心行令，心藏神，主神明，内关调神开窍；内关透外关从阴引阳，振奋心阳。合十宣，有开窍醒神之效。

方法：中强刺激，间歇行针，十宣用三棱针点刺出血。

[附注]

应用相对穴治疗昏迷闭证。脱证宜加灸关元、气海等，至脉回汗止为度。

二、虚脱（休克）

虚脱（休克）是由多种原因引起的急性周围性循环衰竭的综合征，大出血、严重脱水（如大汗、大泻等）、严重外伤、剧烈疼痛、药物中毒、严重的过敏反应（如青霉素过敏、溶血反应）等原因均可引起。由于有效循环血量不足，心排血量骤然减少，全身组织器官乃出现严重缺氧。临床以神经反应迟钝、四肢逆冷、面色苍白、血压急剧下降和脉象细数为其特征。

本病与中医学的"厥证""脱证""亡阴""亡阳"之危重证候相类似。

[临床表现]

表情淡漠，精神萎靡，面色苍白，反应迟钝，汗出肢冷，血压下降（收缩压在80mmHg以下或低于基础血压25%以上），若伴有呼吸微弱、口唇发绀、舌质胖，脉细无力者为气脱；严重的称为亡阳。若伴有口渴、烦躁不安、舌质淡、脉微而数或芤大者为血脱，甚则亡阴。若神志不清转入昏迷，呼吸微弱，心音低钝，脉搏消失者为气血俱脱的重证。

[治疗]

施治原则：苏厥、回阳、开窍。

处方：素髎、内关透外关。

脱证配穴：艾炷间接灸关元、神阙。

方义提要：内关有强心、升压作用；内关透外关，从阴引阳，振奋心阳。针素髎有升高血压，兴奋呼吸的作用，穴属督脉，通调阳气。合之升阳救逆。休克以"亡阳"为主症，灸神阙、关元回阳救逆。

方法：持续运针，中强刺激，待血压回升稳定后，可间歇运针或留针。

[附注]

必须针对导致休克的原因，分别采取治疗方法，必要时需采取中西医综合抢救措施。据报道针灸对中毒性休克，临床上有显著效果。

三、晕厥

晕厥俗称"晕倒"，是指因血液循环紊乱（血压降低、脉搏变慢）引起脑组织暂时性缺血、缺氧所产生的急性而短暂的意识丧失。常因情绪激动、惊恐，或体弱疲劳、突然起立而诱发；其他如心血管方面疾病或血液成分的改变所致。

中医学认为本病的发生原因，多由于经气出现一时性紊乱，致十二经脉的气血不能上循于头，阳气不能通行于四末，营卫之气逆乱于经髓而引起。体质虚弱，情志变化及过度疲劳等则为诱发因素。

[临床表现]

突然昏倒，不省人事，面色苍白，四肢厥冷，脉搏缓慢，肌肉松弛，瞳孔缩小，收缩压下降，舒张压无变化或降低，短时间内能逐渐苏醒。

[治疗]

施治原则：苏厥、和中。

处方：

①人中、内关透外关、百会（灸）。

②人中、风府。

方义提要：人中、内关透外关之意如前述。百会为督脉与三阳经气的交会穴，灸能使阳气旺盛以回阳。人中、风府一前一后，双面夹击，直达病所，通调督脉，开窍醒神。

方法：先刺人中穴，用短促强刺激，然后刺余穴，百会用灸法。

[附注]

宜平卧或稍抬高下肢，同时松解衣扣并做好保暖。针灸对功能性晕厥有一定效果，心源性、低血糖、脑血管痉挛等引起的晕厥，应采取中西医结合治疗。

四、中暑

中暑，是在烈日之下或高热和热辐射的环境中长时间停留或工作，机体不能维持体热平衡而热量蓄积所致，常在体弱或过于疲劳的情况下发生。临床上有热射病、热痉挛、日射病等区别。

属中医学"中暍""伤暑""暑厥"等范畴，是感受暑热或暑湿秽浊之气，致邪热郁蒸，正气耗伤，甚则清窍被蒙，经络之气厥逆不通，而出现神昏痉厥，如津气耗散过甚，往往易致虚脱。

[临床表现]

根据中暑的程度不同，可分为轻证和重证两种。轻证可出现头痛、头昏、胸闷、恶心、口渴、汗闭高热、烦躁不安、全身疲乏和酸痛；重证除上述症状外，可出现汗多肢冷，面色苍白、心慌气短；甚则神志不清，猝然昏迷，四肢抽搐，腓肠肌痉挛以及周围循环衰竭等现象。

［治疗］

1.轻证

施治原则：清泄暑热，和中化湿。

处方：大椎、合谷透鱼际、内关透外关、内庭、足三里。

方义提要：大椎、合谷、内庭清泻暑热。鱼际属肺经荥穴；合谷透鱼际加强泻热作用。内关通阴维，阴维之脉行于腹里，分布于胃、心、胸，和胃止呕；内关透外关，从阴引阳，通阳宽胸，疏散阳邪。

方法：先针大椎，中强刺激，继则针四肢穴位，刺用泻法，留针20~30分钟，并间歇运针。

2.重证

施治原则：清泄暑热，宁心开窍。

处方：人中、内关透外关；曲泽、十宣、委中（出血）。

随症配穴：抽搐加阳陵泉透阴陵泉，汗出肢冷、脉微欲绝加灸关元、气海。

方义提要：人中、内关透外关之意如前述；十宣是阴阳经脉交通脉气之处，调节阴阳，开窍苏厥；曲泽、委中出血以泻阳热之邪。

方法：刺用泻法，曲泽、十宣、委中三棱针点刺放血。脱证宜加灸，回阳固脱。

［附注］

针灸对本病有效。本病发作较急，如处理不当或病情严重者，也有死亡的危险。故对危重中暑患者应采取中西医综合治疗。

五、溺水

溺水后大量水液吸入肺内，可引起窒息、缺氧，如不及时抢救，可导致死亡。

［临床表现］

面部青紫，肿胀，球结膜充血，口、鼻腔、气管充满泡沫，由于胃中充满积水而上腹胀大，肢体冰凉，不省人事；严重者出现呼吸和心跳停止，瞳孔散大。

［治疗］

施治原则：开窍苏厥。

处方：素髎、内关透外关、涌泉。

方义提要：素髎清神定志；内关其脉上系心包，透外关开窍启闭；涌泉开窍苏厥。

方法：首先迅速清除口腔污物，使呼吸道通畅后，再予针刺。素髎刺0.3寸，内关透外关刺1.5寸，涌泉刺1寸。均施强刺激手法，持续提插捻转之泻法，如仍不苏醒，用粗毫针刺会阴穴，直刺1.5寸，强度提插捻转。同时可给予肌肉注射呼吸兴奋剂和升压药物。

［附注］

采用适当体位迅速将胃内积水倒出，并立即持续行人工呼吸。若心跳已停，应用口对口呼吸和心脏按压抢救。

主要参考书目

［1］杨志新.相对穴及临床应用［M］.北京：人民卫生出版社，2005.

［2］黄龙祥.针灸甲乙经［M］.北京：中国医药科技出版社，1990.

［3］上海中医学院.针灸学［M］.北京：人民卫生出版社，1974.

［4］杨甲三.针灸腧穴学［M］.上海：上海科学技术出版社，1989.

［5］杨甲三.针灸学［M］.北京：人民卫生出版社，1989.

［6］李世珍.常用腧穴临床发挥［M］.北京：人民卫生出版社，1985.

［7］王新华.中医历代医论精选［M］.南京：江苏科学技术出版社，1998.

［8］田从豁.古代针灸医案释按［M］.上海：上海中医药大学出版社，1997.

［9］高忻洙，张载义.古今针灸医案医话荟萃［M］.合肥：安徽科学技术出版社，1990.

［10］裘沛然，陈汉平.新编中国针灸学［M］.上海：上海科学技术出版社，1992.

［11］陈佑邦，邓良月.当代中国针灸临证精要［M］.天津：天津科学技术出版社，1987.

［12］王雪苔，刘冠军.中国当代针灸名家医案［M］.长春：吉林科学技术出版社，1991.

［13］刘天成.针灸配穴［M］.天津：天津科学技术出版社，1982.

［14］刘冠军，王富春，李影，等.中国当代名医针方针术集成［M］.长春；吉林科学技术出版社，1994.

［15］刘冠军.现代针灸医案选［M］.北京：人民卫生出版社，1985.

［16］吕景山.针灸对穴临床经验集［M］.太原：山西科学教育出版社，1986.

［17］焦国瑞.针灸临床经验辑要［M］.北京：人民卫生出版社，1981.

［18］杨依方，徐明光，陈慰苍，等.杨永璇中医针灸经验选［M］.上海：上海科学术出版社，1984.

［19］高立山，高峰.针灸心扉［M］.北京：学苑出版社，1997.

［20］周楣声.灸绳［M］.青岛：青岛出版社，1998.